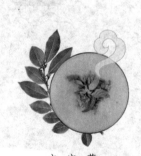

药粥在祖国食疗百草园中是一朵普通而又独特的奇葩。它集防病、治病、保健、养生于一体。上自达官贵族、文人学士，下至贩夫走卒、山野村民，莫不喜食。

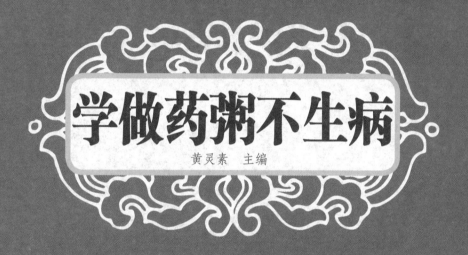

学做药粥不生病

黄灵素 主编

北京联合出版公司
Beijing United Publishing Co.,Ltd.

北京科学技术出版社

图书在版编目（CIP）数据

学做药粥不生病 / 黄灵素主编 . —北京：北京联合出版公司，2014.1
（2022.3 重印）

ISBN 978-7-5502-2420-9

Ⅰ . 学… Ⅱ . ①黄… Ⅲ . ①粥—食物疗法—食谱 Ⅳ . ① R247.1
② TS972.137

中国版本图书馆 CIP 数据核字（2013）第 293184 号

学做药粥不生病

主　　编：黄灵素
责任编辑：徐秀琴
封面设计：韩　立
内文排版：盛小云

北京联合出版公司
北京科学技术出版社　出版
（北京市西城区德外大街 83 号楼 9 层　100088）
三河市万龙印装有限公司印刷　新华书店经销
字数 400 千字　720 毫米 ×1020 毫米　1/16　20 印张
2014 年 1 月第 1 版　2022 年 3 月第 2 次印刷
ISBN 978-7-5502-2420-9
定价：68.00 元

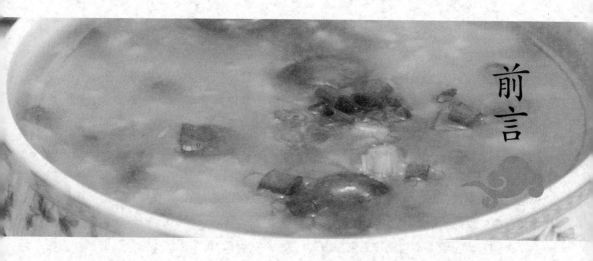

前言

　　古人称粥为"神仙粥"，为世间第一补人之物。而将药入粥，制成药粥食用，养生效果更佳，且有治病之功效，被称为药粥疗法。这是以药疗疾、以粥扶正的一种预防和治疗疾病的食疗方式，亦是药物疗法与食物疗法的有机结合。食用药粥，既可得粥之趣，又能收药之利。药粥的主要成分为粳米、糯米和粟米等，皆具有补中益气、健脾养胃的作用，在祛病除邪的同时，又能纠药之偏，保护胃气，达到治病与健体的统一。很多中药都有延年益寿、延缓衰老的功效，如人参、枸杞子、核桃仁等。熬成药粥，经常服用，可以抗衰老，延天年。

　　药粥疗法在我国历史悠久，最早见于春秋战国时期。《史记·扁鹊仓公列传》中记载有淳于意（仓公）用火齐粥为齐王治病。我国最早记载的食用药粥方，来自长沙马王堆汉墓出土的十四种医学方剂书，书中记载有服青粱米粥治疗蛇咬伤，用加热石块煮米汁内服治疗肛门痒痛等方。汉代医圣张仲景善用米与药同煮作为药方，开创了使用药粥之先驱。此后的医家如孙思邈、陈直、忽思慧、邹铉等在探索药粥疗法、收集粥方等方面做出了卓越贡献，为后世留下了宝贵财富，使得人们对药粥的益处也有了更加广泛深入的了解。目前，药粥作为一种治疗保健方法，正在为人类的健康长寿发挥着巨大的作用。

　　为帮助读者认识各种药粥的功效和适用病症，轻松学会制作药粥，对症选用，烹谷为粥，达到健康长寿的目的，编者参阅古今大量医药著作，并对民间药粥方进行收集整理，从浩如烟海的古今药粥方中，精心遴选，编写成这本《学做药粥不生病》，收入针对感冒、便秘、咳嗽、哮喘、高血压病、冠心病、肝炎、糖尿病、消化不良、腹泻、类风湿关节炎、胃痛、高脂血症、失眠、腹痛、痢疾、肾炎等50多种常见病的药粥方。

　　药粥用于治病养生，因而不同于普通的粥，其制作历来都很有讲究。如原材料、药物、水、火候、容器、煮粥方法的选择等。在选料上讲究合理搭配，各种食物都有不同的属性和作用，同米配伍的药物，则根据不同的对象和症状，辨证选用。药粥中所使用的中药，应按中医的传统要求，进行合理的加工制作，同时还要注意药物与药物之间、药物与食物之间的配伍禁忌，使它们之间的作用相互补充、协调一致，不至于出现差错或影响药效。药物的配伍禁忌一般参照"十八反""十九畏"，另外，还应特别注意有些剧毒药物不宜供内服食用。制作药粥的水要以富含矿物质的泉水为佳，但总的来说是越纯净、越甘美就越好。煮制药粥时应掌握好用水量，太多太少都会影响疗效。此外，火候、容器和煮粥方法都会对药粥的功效产生一定的影响。本书详尽介绍了每一种药粥的原料、做法、功效、性味归经、适用疗效、用法用量、食用禁忌及药粥解说等内容，普通读者能一看就懂、一学就会，做到因病施治，从而达到防病治病、健体强身的目的。

民间有云：若要不失眠，煮粥加白莲。要得皮肤好，粳米煮红枣。要得肝功好，枸杞煮粥妙。心虚气不足，粥加桂圆肉。夏令防中暑，粥同荷叶煮。欲得水肿消，赤豆煮粥好。……学会对症选用适合自己和家人食用的药粥，掌握制作药粥的方法，将药粥端上自己家的餐桌，轻松解决家人和自身的健康问题。

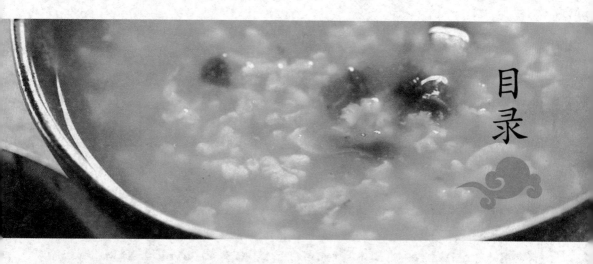

目录

##

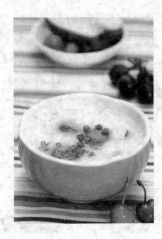

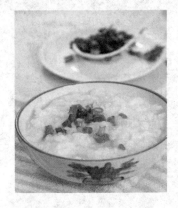

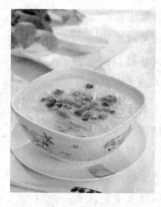

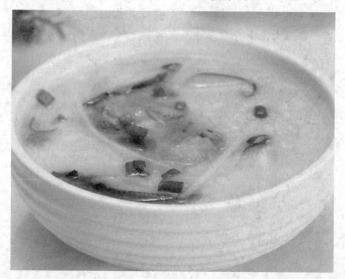

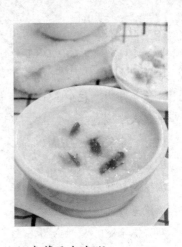

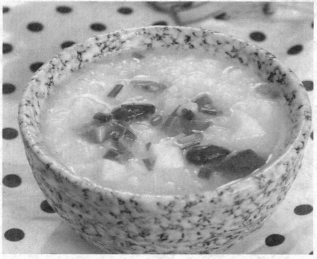

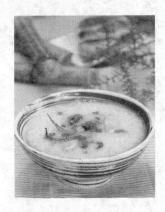

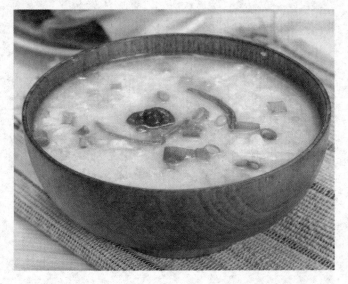

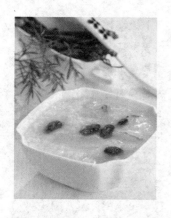

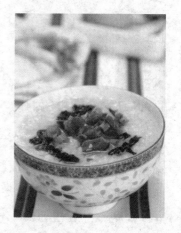

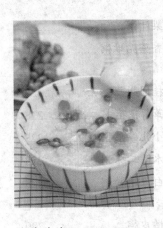

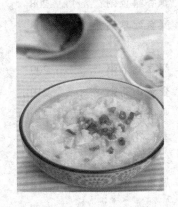

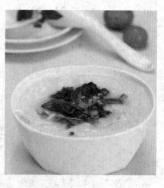

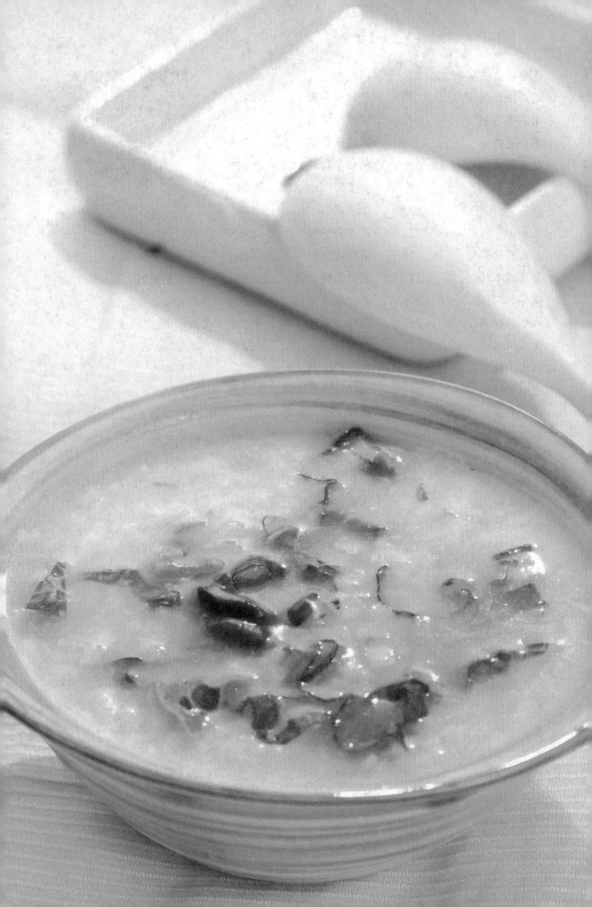

上 篇
中华药粥：
老祖宗留下的灵丹妙药

●药粥疗法在我国有着悠久的历史，早在数千年前，《周书》中就有"黄帝煮谷为粥"的记载。药粥疗法是中医中药宝库的重要组成部分，也是广大劳动人民和医药学家长期与疾病做斗争的食疗经验积累，对防病治病、增强人民体质做出了重大贡献。近年来，随着我国中医中药事业的迅速发展，人们的保健意识不断增强，药粥疗法也越来越受到人们的重视和欢迎。

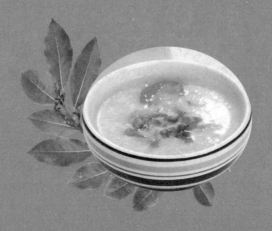

药粥的基础知识

1.药粥的起源

所谓药粥，即以药入粥，食用治疗病症。《史记·扁鹊仓公列传》中有对药粥最早的记载："臣意即以火齐粥且饮，六日气下；即令更服丸药，出入六日，病已。"我国最早记载的食用药粥方，来自长沙马王堆汉墓出土的14种医学方剂书。书中记载有服食青粱米粥治疗蛇咬伤，用加热石块煮米汁内服治疗肛门痒痛等药粥方。

2.药粥的发展演变

我国记载药粥疗法的书籍可以追溯到春秋战国时期。汉代医圣张仲景善用米与药同煮作为药方，开创了使用药粥之先河，在其著作《伤寒杂病论》中有记载。唐代药王孙思邈收集了众多民间药粥方，收录在其《千金方》和《千金翼方》两部著作中。到了宋代药粥疗法有了更大的发展，如官方编撰的《太平圣惠方》中收集了129个药粥方。《圣济总录》是宋代医学巨著之一，收集药粥方113个，并且还对药粥的类别进行了详细的介绍。宋朝陈直的《养老奉亲书》一书，开创了老年医学的先河。元朝宫廷饮膳太医忽思慧编著的《饮膳正要》一书，记载了众多保健防治药粥方。"脾胃论"创始人李东垣在他的《食物本草》卷五中，专门介绍了28个最常用的药粥方。明代大药学家李时珍的《本草纲目》一书，记载药粥方62个。明朝周定王朱橚等编撰的《普济方》是明初以前记载药粥最多的一本书。明初开国元勋刘伯温的《多能鄙事》，万历进士王象晋的《二如亭群芳谱》均记载了不同种类的药粥方。药粥疗法在明朝已得到了普遍发展。清代，药粥疗法又得到了进一步发展。费伯雄在其《食鉴本草》中按风、寒、暑、湿、燥、火、气、血、阴、阳、痰等项将药粥进行分类。直至近代，药粥疗法虽未能广泛应用于临床，但随着药膳制作水平的不断提高，人们对药粥的益处也有了更加广泛深入的了解。药粥作为目前最佳的治疗保健的方法，正在为人类的健康发挥着巨大的作用。

3.与普通粥的区别

普通粥只是将单一的食材，如小米、大米等粮食煮成黏稠的食物用来充饥；而药粥则是选用药材与粮食同煮，不仅可用于充饥，还可治疗病症，具有调理和保健的功效。

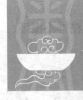

药粥常用食材和药材

1.药粥材料

（1）食材类

大米：补中益气，健脾养胃，通血脉，聪耳明目，止渴止泻。

粳米：养阴生津，除烦止渴，健脾胃，补肺气，固肠止泻，消食化积。

小米：健脾和胃，增强食欲，除烦安眠，缓解精神压力。

糯米：温补脾胃、益气养阴、固表敛汗，可辅助治疗气虚、自汗、盗汗、气短乏力等症状。

大麦：和胃宽肠，利水，回乳。对食滞泄泻、小便淋病、水肿、妇女回乳时乳房胀痛等有食疗作用。

绿豆：降压降脂，滋补强身，调和五脏，保肝，清热解毒，消暑止渴，利水消肿。

黑豆：祛风去湿，调中下气，活血补血，补肾乌发，解毒利尿，明目美容。

黄豆：健脾，益气，宽肠，润燥，补血，降低胆固醇，利水，抗癌。

扁豆：健脾和中、消暑清热、解毒消肿，对脾胃虚弱、便溏腹泻、体倦乏力等病症有调养作用。

芝麻：润肠，通乳，补肝，益肾，乌发，美颜，强身健体，抗衰老。

猪肉：滋阴润燥、补虚养血，对消渴羸瘦、热病伤津、便秘、燥咳等病症有食疗作用。

猪腰：补肾壮腰、益精固涩、利水消肿，可用于肾虚腰痛、遗精盗汗、产后虚弱、身面水肿等症。

猪肝：补气养血，养肝明目，增强免疫力，防衰老，抗氧化，抗肿瘤。

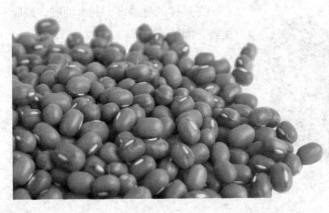

猪蹄：补气血、填肾精、下乳汁、美容颜，多食可改善贫血及神经衰弱等症。

猪肚：补虚损、健脾胃，对于脾虚腹泻、虚劳瘦弱、消渴、小儿疳积、尿频或遗尿等症有食疗效果。

猪心：补血养心、安神定惊，可辅助治疗心虚多汗、自汗、惊悸恍惚、怔忡、失眠多梦等症。

狗肉：补肾壮阳、温里散寒，可用于治疗老年人的虚弱症、四肢冰冷、精神不振等。

羊肉：益气补虚、散寒去湿，还可增加消化酶，保护胃壁、帮助消化。

羊肝：养肝、明目、补血、清虚热，可防治夜盲症和视力减退。

鸡肉：益气补虚，补精添髓，益五脏，健脾胃，强筋骨。

鸭肉：养胃滋阴，清肺解热，大补虚劳，利水消肿，平肝止眩。

牛肉：补脾胃、益气血、强筋骨，可用于虚损瘦弱、水肿、腰膝酸软等病症。

兔肉：兔肉富含卵磷脂、不饱和脂肪酸、多种维生素以及8种人体所必需的氨基酸。

鸡蛋：益精补气，润肺利咽，清热解毒，滋阴润燥，养血熄风，延缓衰老。

松花蛋：中和胃酸，清热泻火，养阴止血，止泻止痢，降压止晕。

虾：补肾壮阳，通乳，安神助眠，消炎解毒。

芹菜：清热除烦，平肝降压，利水消肿，凉血止血，燥湿止带。

马蹄：清热解毒，凉血生津，利尿降压，润肺化痰，消食除胀。

胡萝卜：健脾和胃，补肝明目，益气补虚，解毒透疹，降气止咳，降脂护心。

香菇：化痰理气，益胃和中，透疹解毒，益气补虚，降脂减肥。

豆腐：益气宽中，生津润燥，清热解毒，和脾胃，抗癌，降低胆固醇，保护肝脏。

菠菜：补血止血，利五脏，通血脉，消食滑肠，清热除烦，养肝明目。

芦笋：清凉降火，消暑止渴，降压降脂，保肝抗癌，抗疲劳，利尿通淋。

竹笋：清热化痰，利膈益胃，生津止渴，利尿通淋，消食通便，防癌抗癌。

红薯：补虚乏，益气力，健脾胃，补肝肾，利肠通便，防癌抗癌。

韭菜：温肾助阳，益脾健胃，行气理血，预防便秘，降压降脂。

马齿苋：清热解毒、消肿止痛、凉血止痢，常用来治疗急性肠炎、痢疾。

青椒：温中下气，开胃消食，散寒除湿，缓解疲劳，降脂减肥。

玉米：开胃益智，宁心活血，调理中气，降低血脂，防癌抗癌。

芋头：补脾益胃，润肠通便，消肿止痛，化痰散结，填精益髓。

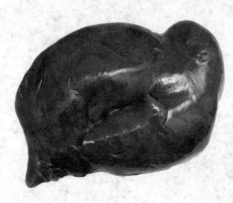

冬瓜：清热解毒，利水消肿，减肥美容，润肺止咳。

牛蒡：疏风散热，宣肺透疹，解毒利咽，美白消斑。

梨：止咳化痰，清热降火，养血生津，润肺去燥。

佛手柑：疏肝解郁，理气和中，化痰止咳。

香蕉：清热通便、解酒、降压、抗

癌，对便秘、痔疮、肠癌患者大有益处。

木瓜：和中祛湿，健脾消食，解毒消肿，平肝舒筋，清热解暑，降压，通乳。

甜瓜：清暑热，解烦渴，利小便，保护肝脏，防治肝炎。

（2）药材类

党参：补中益气，健脾益肺。用于劳倦乏力、气短心悸、食少、虚喘咳嗽、内热消渴等症。

山药：补脾养胃，生津益肺，补肾涩精。用于脾虚食少、久泻不止、肺虚喘咳、肾虚遗精、虚弱消渴等症。

大枣：补脾和胃，益气生津。常用于治疗胃虚食少，脾弱便溏，气血不足，心悸怔忡等病症。

甘草：补脾益气，清热解毒，祛痰止咳。用于脾胃虚弱、心悸气短、咳嗽痰多等症。

蜂蜜：调补脾胃，缓急止痛，润肺止咳，润肠通便，润肤生肌，解毒。主治肺燥咳嗽、肠燥便秘、目赤口疮、溃疡不敛、水火烫伤、手足皲裂等症。

核桃仁：温补肺肾，定喘润肠。可用于治疗腰腿酸软、筋骨疼痛、须发早白、虚劳咳嗽、小便频数、便秘等症。

当归：补血活血，调经止痛，润燥滑肠。多用于月经不调、经闭腹痛、瘀血、崩漏、血虚头痛、眩晕、跌打损伤等症。

何首乌：补肝益肾，养血祛风。治肝肾阴亏、发须早白、血虚头晕、腰膝酸软、筋骨酸痛、遗精、崩漏带下、久疟久痢、慢性肝炎等症。

阿胶：滋阴润燥，补血，止血，安胎。可用于治疗眩晕、心悸失眠、血虚、虚劳咳嗽、吐血、便秘等症。

龙眼肉：补益心脾，养血宁神，健脾止泻。适用于病后体虚、心悸怔忡、健忘失眠等症。

枸杞子：滋肾润肺，补肝明目。多用于治疗肝肾阴亏、腰膝酸软、头晕目眩、目昏多泪、虚劳咳嗽、消渴、遗精等症。

麦冬：养阴生津，润肺清心。常治疗肺燥干咳、虚劳咳嗽、心烦失眠、内热消渴、肠燥便秘等症。

百合：润肺止咳，清心安神。常用来治疗肺热久咳、痰中带血、热病后余热未清、虚烦惊悸、神志恍惚等症。

银耳：滋补生津，润肺养胃。主要用于治疗虚劳咳嗽、痰中带血、津少口渴、病后体虚、气短乏力等症。

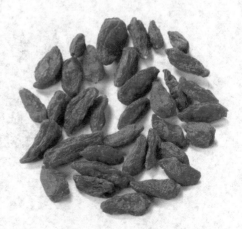

生姜：解表，散寒，止呕，开痰。常用

于脾胃虚寒、食欲减退、胃寒呕吐、风寒或寒痰咳嗽、恶风发热、鼻塞头痛等病症。

葱白：发汗解表，散寒祛风，通阳解毒。主治风寒感冒、寒热头痛、阴寒腹痛、虫积内阻、二便不通、痢疾痈肿等症。

薄荷：疏风散热，利咽透疹，清利头目。主治外感风热头痛、目赤、咽喉肿痛、食滞气胀等症。

菊花：疏风解散，清肝明目，清热解毒。常用于治疗肝阳上亢引起的头痛、眩晕、目赤、心胸烦热等症。

柴胡：和解表里，疏肝解郁，升阳举陷。主治寒热往来、胸满胁痛、头痛目眩、下利脱肛、子宫下垂等症。

栀子：泻火除烦，清热利湿，凉血解毒。常用于治疗热病、虚烦不眠、目赤等症。

莲子：清心安神，补脾止泻，涩精止遗。常用于治疗心烦失眠、脾虚久泻等症。

决明子：清肝明目，润肠通便。用于目赤涩痛、头痛眩晕、高血压、肝炎等症。

黄连：泻火燥湿，解毒杀虫。主治热盛心烦、消渴等症。

金银花：清热解毒。可治发热、热毒血痢、肿毒等热毒病症。

薏苡仁：健脾补肺，清热利湿。主要用于治疗泄泻、湿痹、水肿、脚气等症。

小茴香：开胃进食，理气散寒的功效。主要治疗脾胃虚寒、食欲减退、恶心呕吐等症。

陈皮：理气健脾，燥湿化痰。治疗脾胃气滞之脘腹胀满或疼痛、消化不良等症。

山楂：消食化积，行气散瘀。治疗肉食积滞、胃脘胀满、泻痢腹痛等症。

槟榔：驱虫消积，下气行水。治疗虫积疳疾、食滞不消、脘腹胀痛等症。

杏仁：祛痰，止咳，平喘，润肠。主要用于治疗外感咳嗽、便秘等症。

白果：敛肺气，定喘咳，缩小便。主要用于治疗哮喘、白带、遗精等病症。

天麻：熄风，定惊。主治眩晕、头风头痛、半身不遂、急慢惊风等症。

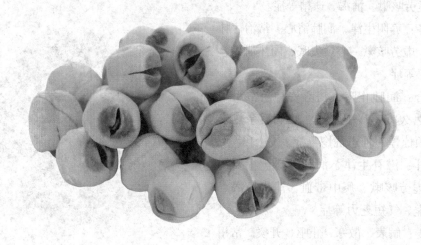

2.如何选购

大米：透明或半透明，腹白较小，硬质粒多，油性较大。

粳米：白色或蜡白色，腹白较小，硬质粒多。

小米：米粒大小、颜色均匀，乳白色、黄色或金黄色，有光泽。

糯米：乳白或蜡白色，不透明，形状长椭圆形，细长，硬度小。

大麦：颗粒饱满，无杂质。

绿豆：颜色鲜绿，大小均匀，无杂质。

黑豆：圆形或球形，黑色，颗粒均匀，坚硬，无杂质。

黄豆：颜色鲜艳，颗粒饱满，无杂质，有鲜香气。

扁豆：皮光亮，肉厚不显籽。

芝麻：颜色呈深灰色，无杂质，饱满，不褪色。

猪肉：色泽光亮，红色均匀，脂肪呈乳白色，不黏手，有韧性，按压后立即恢复原状，无异味。

猪腰：颜色正常，无血点。

猪肝：色泽光亮，呈紫红色，有弹性，无硬块水肿。

猪蹄：肉色，无臭味。

猪肺：有光泽，有弹性，呈粉红色，无异味。

猪肚：色泽正常，无血块，无臭味。

猪心：有弹性，质地坚韧，按压有鲜红血液渗出。

狗肉：颜色呈深红色，有弹性，有腥膻味。

羊肉：色泽光亮，鲜红，有弹性，无异味。

羊肝：色泽鲜红，有弹性，无污点。

鸡肉：颜色呈粉红色，有光泽，肉质紧密。

鸭肉：肉质呈玫瑰色，无异味。

牛肉：色泽光亮，红色均匀，有弹性，无异味。

兔肉：色泽光亮，红色均匀，有弹性，按压立即回复。

鸡蛋：透光度好，外表粗糙。摇动无声，哈气后有轻微生石灰味。

松花蛋：外壳呈灰白色，无黑

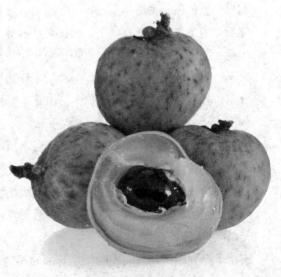

斑，颤动大，无声响。

虾：外壳清晰鲜明，虾体完整。

芹菜：平直，颜色不宜浓绿。

马蹄：颜色呈洋紫红，个大，新鲜。

胡萝卜：色泽鲜嫩，顺直，掐后水分多。

香菇：肉厚，菇面平滑，大小均匀，有香气。

豆腐：乳白色或淡黄色，稍有光泽。豆质细嫩，富有弹性，无杂质，有香味。

菠菜：菜梗红短，叶子新鲜，叶面宽，叶柄短。

芦笋：形状正直，嫩茎新鲜、质地细密，笋尖花苞紧密，无臭味。

竹笋：外壳色泽呈鲜黄色或淡黄略带粉红，笋壳完整，饱满光洁，肉色洁白如玉。

红薯：表皮光滑、发亮，坚硬。

韭菜：紫根，颜色较深，较短粗。

马齿苋：气味酸，有黏性，株小，质嫩，叶多，颜色呈青绿色。

青椒：颜色呈鲜绿色，肉厚，明亮，有弹性。

玉米：颗粒整齐，表面光滑，平整。

芋头：外皮无伤痕，有硬度，体型大。

冬瓜：外形光滑，无斑点，肉质较厚，瓜瓤少。

牛蒡：表面光滑，形态顺直，无杈根、无虫痕。

梨：个大适中，果皮薄细，光泽鲜艳，无虫眼。

佛手柑：果皮金黄，肉质白嫩。

香蕉：色泽新鲜、光亮，果皮呈鲜黄或青黄色，形大而均匀，果面光滑。

木瓜：表面斑点多，颜色刚刚发黄，摸起来不是很软。

甜瓜：蜡黄色，手感不要太软，闻起来有香味。

党参：山土色，表面有灰尘，闻起来是本香。

山药：茎干笔直、粗壮，表皮较光滑，颜色呈自然皮肤色。

大枣：皮色紫红，颗粒大而均匀，形短壮圆整，皱纹少，痕迹浅。

甘草：外皮细紧，颜色呈红棕色，根茎呈圆柱形。

蜂蜜：颜色呈浅淡色，起可见柔性长丝，不流断，有花香。

核桃仁：个大圆整，壳薄白净，色泽白净，果身干燥。

当归：土棕色或黑褐色，根略成圆柱形，根头略膨大，质较柔韧，有香味。

何首乌：外表面带红棕色，断面有云锦状花纹。

阿胶：棕褐色长方形或方形扁块，块形平整，表面光滑，边角齐整，有光泽。

龙眼肉：暗褐色，质地柔韧。

枸杞子：呈椭圆扁长而不圆，呈长形而不瘦，颜色柔和，有光泽、肉质饱满，呈暗红色。

麦冬：呈纺锤形半透明体，呈黄白色或淡白色，质地柔韧。

百合：颜色呈白色、稍带淡黄色或淡棕黄，质硬而脆。

银耳：呈白色或略带微黄，耳花大而松散，耳肉肥厚，干燥，无异味。

生姜：颜色发暗，较干，无异味。

葱：新鲜青绿，无枯、焦、烂叶，葱白长，管状叶短。

鲜薄荷：叶厚，颜色鲜绿。

菊花：有花萼，且颜色偏绿。

柴胡：北柴胡呈圆柱形或长圆锥形，表面黑褐色或浅棕色，质硬而韧，气微香。南柴胡根较细，呈圆锥，形表面红棕色或黑棕色，质稍软。

栀子：果实长圆形或椭圆形，呈橙红色、红黄色、淡红色、淡黄色。

莲子：呈椭圆形或类球形，表面呈浅黄棕色或红棕色，质硬。

决明子：呈不规则柱形，表面呈棕绿色或暗棕色，平滑，有光泽。

黄连：表面呈灰黄色或黄褐色，粗糙。多集聚成簇，常弯曲，形如鸡爪，质硬。

金银花：呈黄白色或绿白色，表面有毛或无毛，气清香。

薏苡仁：表面呈乳白色，光滑，粒大充实，无碎皮。

小茴香：颜色偏土黄色或者黄绿色，粒大而长，质地饱满，鲜艳光亮，有甘草味。

陈皮：呈橙黄色或红棕色，质稍硬而脆。

山楂：皮薄而大，皮色红艳，肉色嫩黄。

槟榔：表面呈淡黄棕色至暗棕色，质极坚硬，个大，无破裂。

杏仁：颗粒大、均匀、饱满、有光泽。

白果：外表洁白、无霉点，无声音。

天麻：表面呈黄白色或淡黄棕色，半透明，质坚硬。

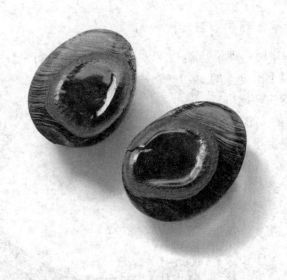

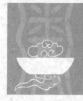

药粥的保健作用

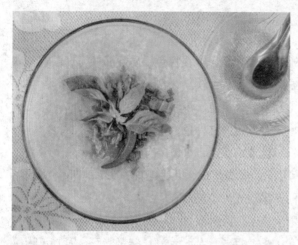

粥，俗称稀饭，是人们日常生活中再熟悉不过的饮食之一。药粥，就是中药和米共同煮成的粥。各种药粥均以粮食为主要成分，粮食是人类饮食的主要成分，为人体提供维持生命和活动的营养物质。古人之所以对粥如此偏爱，是因为粥可以治病养生。自古以来国人一直推崇食药同源，食物也是药物，药物也可食用，寓治疗于饮食之中，即食亦养、养亦治，这是中医学的一大特点。药粥疗法在我国有悠久的历史，早在数千年前的《周书》中就有"黄帝煮谷为粥"的记载。

粥之所以能起到养生和保健作用，是因为粥一般以五谷杂粮为原料，净水熬制而成，谷类含有人体必需的蛋白质、脂肪、糖类和多种维生素及矿物盐等营养物质，经慢火熬制之后，质地糜烂稀软，甘淡适口，容易消化吸收。在粥中加入一些药物称药粥，则治疗作用更强，效果更明显。

药粥的作用大致有以下几点。

1.增强体质，预防疾病

药粥是建立在中医药理论基础上，以中医学的阴阳五行、脏腑经络、辨证施治理论为基础，按照中医处方的原则和药物、食物的性能进行选配而组合成方的。俗话说"脾胃不和，百病由生"，脾胃功能的强盛与否与人体的健康状况密切相关。药粥中的主要成分粳米、糯米、粟米等，本来就是上好的健脾益胃佳品，再与黄芪、人参、枸杞子、山药、桂圆、芝麻、核桃

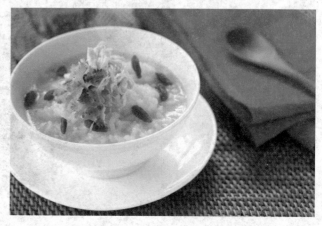

等共同熬成粥，其增强体质的效果甚佳。药粥通过调理脾胃，改善人体消化功能，对于增强体质、扶助正气具有重要作用。以药粥预防疾病，民间早有实践，如胡萝卜粥可以预防高血压，薏苡仁粥可以预防癌症、泄泻。

2.养生保健，益寿延年

药粥是药物疗法、食物疗法与营养疗法相结合的疗法，能收到药物与米谷的双重效果。关于药粥的养生保健作用，宋代著名诗人陆游曾作诗曰："世人个个学长年，不悟长年在目前。我得宛丘平易法，只将食粥致神仙。"的确，很多中药都有延年益寿、延缓衰老的功效，如人参、枸杞子、核桃仁等。熬成药粥，经常服用，可以抗衰老，延天年。

3.辅助治疗

一般情况下，药粥被作为病后调养的辅助治疗方法。例如，在急性黄疸型肝炎的治疗过程中，可以配合使用茵陈粥；在急性尿路感染的治疗过程中，可以配合使用车前子粥；在神经衰弱的治疗过程中，可以配合使用酸枣仁粥等。

药粥适合身体虚弱、需要补养的大病初愈患者或产后妇女。慢性久病患者，由于抗病能力低下，往往不能快速痊愈，长期采用中西药物治疗，不仅服用麻烦，而且有些药物还有不良反应。根据不同的病情加入不同的中药熬粥使用，既能健脾胃，又能治疗疾病。

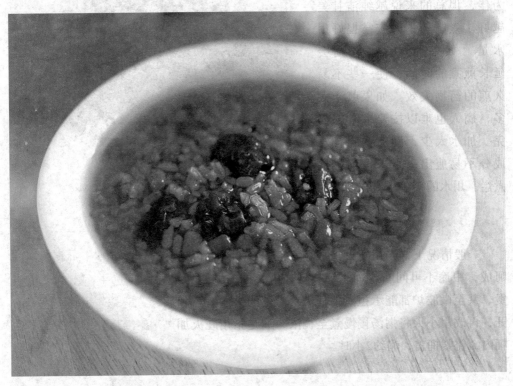

药粥制作方法及禁忌

药粥疗法历史悠久，影响极广，是我国饮食疗法百花园中一朵普通而又独特的奇葩。药粥的制作历来都很有讲究，如原材料、水、火候、容器、药物、煮粥方法的选择等。

1.食材

各种食物的合理搭配对人体健康有着十分重要的意义，"五谷为养，五果为助，五畜为益，五菜为充"。药粥一般采用粮食作为主料，供煮粥的粮食主要是米谷类，如粳米、糯米、粟米、小麦、大麦、荞麦、玉米等；还有豆类，如黄豆、黑豆、绿豆、蚕豆等；肉类有羊肉、羊肾、雀肉、鲤鱼、虾等。这些食物都有不同的属性和作用，同米配伍的药物，则根据不同的对象和症情，辨证、辨病地选用。

2.水

水要以富含矿物质的泉水为佳，但总的来说越纯洁甘美越好。煮制药粥时应掌握好用水量，如果加水太多，则会延长煎煮的时间，使一些不易久煎的药物失效。如果煎汁太多，病人也难以按要求全部喝完。加水太少，则药物的有效成分不易煎出，粥米也不容易煮烂。用水的多少应根据药物的种类和米谷的多少来确定。

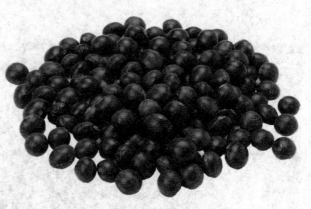

3.火候

一般情况下，先用旺火将水烧开，然后下米，再用文火煲透，整个过程要一气呵成，中途不可间断或加水等。现在煮粥的方式越来越多，家庭中高压锅、电饭煲、甚至微波炉都能承担煮粥任务。煮粥的方法有煮和焖，煮就是先用旺火煮至滚开，再改用小火将粥汤慢慢煮至稠浓，焖是指用旺火加热至滚沸后，倒入有盖的木桶内，盖紧桶盖，焖约2小时。

4.容器

能够煮粥的容器很多，如砂锅、搪瓷锅、铁锅、铝制锅等。中医的传统习惯是选用砂锅，因为砂锅可以使药粥中的中药成分充分熬制出来，并且避免因用金属锅煎熬引起的一些不良化学反应。所以，用砂锅煎煮最为合适，如无砂锅也可用搪瓷容器代替。新用的砂锅要用米汤水浸煮后再使用，防止煮药粥时有外渗现象。热粥锅不能放置在冰冷处，以免砂锅破裂。

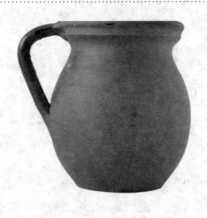

5.药材

药粥中所使用的中药，应按中医的传统要求进行合理的加工制作，同时还要注意药物与药物之间、药物与食物之间的配伍禁忌，使它们之间的作用相互补充、协调一致，不至于出现差错或影响药效。药物的配伍禁忌一般参照"十八反""十九畏"，还应特别注意有些剧毒药物不宜内服食用。

6.制作方法

煮药粥用的药材多为植物，根据药材的特性可分别使用以下几种方法：

（1）药物与米直接一起煮，即将药物直接和米谷同煮。既是食物、又是药物的中药，如红枣、山药、绿豆、扁豆、核桃仁、薏苡仁、羊肉、鲤鱼、鸭肉等均可采用此方法。

（2）药末与米同煮法。为了方便烹制和食用，先将药物研为细末，再与米同煮，如茯苓、贝母、山药、芡实、人参等可先研为细末。

（3）原汁同煮法。以食物原汁如牛奶、鸡汁、酸奶与米同煮，或等粥将熟时加入。

（4）药汁代水熬粥法。先将所选中药煎后去渣，再以药液与米谷一起熬粥，这种方法常用，如安神宁心的酸枣仁粥，补肝肾、益精血的何首乌粥。

（5）中药煎取浓汁后去渣，再与米谷同煮粥食，如黄芪粥、麦门冬粥、菟丝子粥等。

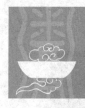

喝药粥的禁忌

（1）早餐不宜空腹喝粥

早餐最好不要空腹喝粥。特别是老年人，更应该避免在早餐空腹喝。早晨吃早餐时最好先吃一片面包或其他主食，然后再喝粥。

（2）粥不宜天天喝

粥毕竟以水为主，"干货"极少，在胃容量相同的情况下，同体积的粥在营养上与馒头、米饭还是有一些距离的。尤其是那种白粥，营养远远无法达到人体的需求。所以在饮用白粥时，最好加入一些菜或者肉，以达到营养均衡。

（3）喝粥的同时也应吃点干饭

天气炎热，人往往食欲不佳，一些肠胃不好的人则会选择粥作为主食。其实光喝粥并不一定利于消化，应该再吃点干饭。吃干饭的同时注意细嚼慢咽，让食物与唾液充分混合，唾液有利于人体的消化。

（4）老年人不宜长期喝粥

老年人若长期喝粥会导致营养缺乏，长期喝粥还会影响唾液的分泌，不利于保护自身的胃黏膜。此外喝粥缺少咀嚼，会加速器官退化。粥类中纤维含量较低，不利于老年人排便。

（5）婴儿不宜长期喝粥

粥的体积较大，营养价值却很低。以粥作为主要的固体食物喂给婴儿，会引起婴儿的营养物质缺乏，生长发育迟缓。

（6）八宝粥更适合成年人喝

八宝粥中各类坚果及营养物质不利于儿童消化，相反能够很好地满足成人身体的需求，因此八宝粥应当成为成人的日常保健饮品。

（7）胃病患者不宜天天喝粥

稀粥没有咀嚼就吞下，得不到唾液中淀粉酶的初步消化，同时稀粥含水分较多，进入胃内稀释了胃液，从消化的角度讲是不利的。稀粥容量大，热量少，加重胃部负担。因此胃病患者不适宜天天喝粥。

（8）夏季不宜喝冰粥

冰粥经过冰镇，和其他冷食一样，有可能促进胃肠血管的收缩，影响消化。因此在夏季应当尽量饮用温粥。

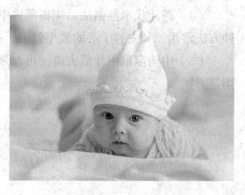

下篇
对症养生药粥大全

●本篇介绍了数百道对症养生药粥方，帮助读者对症选择，治疗各种常见病症如感冒、便秘、咳嗽、哮喘、高血压、冠心病、肝炎、糖尿病、消化不良、腹泻、类风湿关节炎、胃痛、高脂血症、失眠、腹痛、痢疾、肾炎等。每一种药粥的原料、做法、性味归经、适用疗效、用法用量、食用禁忌及药粥解说等内容都有详尽介绍，使读者一学就会，因病施治，从而达到防病治病、健体强身的目的。

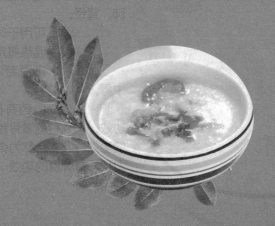

感冒

感冒是因风邪侵袭人体而引起的疾病，临床表现为鼻塞、咳嗽、头痛、恶寒发热、全身不适。全年均可发病，尤以春季多见。由于感邪之不同，体质强弱不一，征候可表现为风寒，风热两大类，并有夹湿，夹暑的兼症，以及体虚感冒的差别。西医的上呼吸道感染属中医的感冒范畴。西医认为当人体受凉、淋雨、过度疲劳时会使全身或呼吸系统局部防御功能降低，则原已存在于呼吸系统或从外界侵入的病毒、细菌可迅速繁殖，引起感冒，多以鼻咽部炎症为首要表现。中医将感冒分为风寒型感冒、风热型感冒、暑湿性感冒和时行感冒四种类型。致病病毒为冠状病毒和鼻病毒。风寒感冒者宜选用白芷、桑叶、葱白、姜、淡豆豉、辣椒、花椒等散寒发汗的药材和食材；风热感冒者应选用石膏、菊花、金银花、枇杷、豆腐等具有清热解表作用的药材和食材；暑湿性感冒患者应选择藿香、砂仁、白扁豆等药材和食材；流感患者宜选择板蓝根、柴胡等药材。

保健食疗 山药扁豆粥

【秘方来源】《中国益寿食谱》

【选取原料】鲜山药30克●白扁豆15克●粳米30克

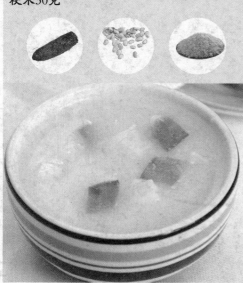

【制作方法】①粳米、扁豆和水共煮至八成熟。②山药捣成泥状加入继续煮成稀饭。③调入适量白糖。

【性味归经】山药性平，味甘。归脾、肺、肾经。

【疗　　效】可用于风寒引起的感冒。

【用法用量】温热服用，每日2次。

【食用禁忌】扁豆若没有煮熟，会发生中毒。

【药粥解说】山药有促进白细胞吞噬的功效。扁豆有刺激骨髓造血、提升白细胞的功效。几物合熬为粥，有增强人体免疫力和补益脾胃的功效，适宜风寒感冒患者服用。

保健食疗 芋头香菇粥

【秘方来源】经验方

【制作方法】①香菇用清水洗净，切片。猪肉洗净，切末。芋头洗净，去皮，切小块。海米用水稍泡洗净，捞出。大米淘净，泡好。②锅中注水，放入大米烧开，改中火，下入其余备好的原材料。③将粥熬好，加盐、鸡精调味，撒入芹菜粒即可。

【性味归经】芋头性平，味甘、辛。归肠、胃经。

【疗　　效】用于风寒感冒。

【用法用量】温热服用，早晚各1次。

【食用禁忌】不宜久服。

【药粥解说】芋头有益胃宽肠、散结、调节中气、化痰的功效。香菇可益气补虚、健脾和胃、降低血脂、改善食欲。此粥能治疗风寒感冒等症。

【选取原料】芋头35克●猪肉、香菇、海米、盐、鸡精、芹菜、米各适量

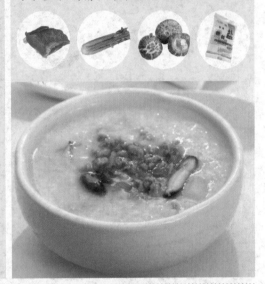

保健食疗 小白菜萝卜粥

【秘方来源】经验方

【制作方法】①小白菜洗净，切丝。胡萝卜洗净，切小块。大米泡发洗净。②锅置火上，注水后，放入大米，用大火煮至米粒绽开。③放入胡萝卜、小白菜，用小火煮至粥成，放入盐、味精，滴入香油即可食用。

【性味归经】白菜性味甘平。入胃、大肠经。

【疗　　效】用于风寒引起的鼻塞。

【用法用量】温热服用，每日1次。

【食用禁忌】脾胃虚寒者忌服。

【药粥解说】小白菜有通利肠胃、清热解毒、止咳化痰、利尿养胃的功效。胡萝卜能健脾、化滞，可治消化不良、久痢、咳嗽、眼疾等症。此粥能治疗风寒引起的鼻塞、咳嗽等症。

【选取原料】小白菜30克●胡萝卜、大米、盐、味精、香油各适量

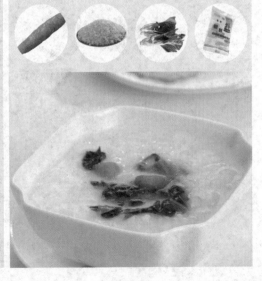

保健食疗 空心菜粥

【秘方来源】经验方

【选取原料】空心菜15克●大米100克●盐2克

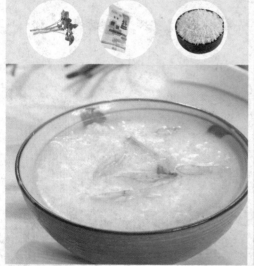

【制作方法】①大米洗净，泡发。空心菜洗净，切圈。②锅置火上，注水后放入大米，用旺火煮至米粒绽开。③放入空心菜，用文火煮至粥成，用盐调味，即可食用。

【性味归经】空心菜性微寒，味甘，归肝、心、大肠、小肠经。

【疗　　效】驱痛解毒。

【用法用量】温热服用，每日1次。

【药粥解说】空心菜有清热凉血、利尿、清热解毒、利湿止血等功效；大米是人类的主食之一，含有蛋白质、脂肪以及维生素B$_1$、维生素A、维生素E及多种矿物质。大米与空心菜合熬成粥，有驱痛解毒的功效。

保健食疗 南瓜红豆粥

【秘方来源】经验方

【选取原料】红豆、南瓜各适量●大米100克●白糖6克

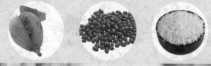

【制作方法】①大米泡发洗净。红豆泡发洗净。南瓜去皮洗净，切小块。②锅置火上，注入清水，放入大米、红豆、南瓜，用大火煮至米粒绽开。③再改用小火煮至粥成后，调入白糖即可。

【性味归经】红豆性平、味甘酸；入心、小肠经。

【疗　　效】散寒、增强抵抗力。

【用法用量】早晚餐各服用1次。

【食用禁忌】红豆不宜与羊肉同食。

【药粥解说】红豆有补血、利尿、消肿、清心养神、健脾益肾、强化体力、增强抵抗力等功效，南瓜有保护胃黏膜、助消化的功效。此粥香甜可口，能散寒，增强抵抗力。

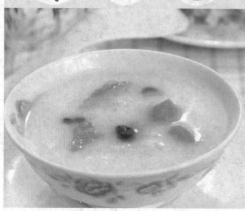

保健食疗 豆腐菠菜玉米粥

【秘方来源】经验方

【制作方法】①菠菜洗净。豆腐洗净，切块。②锅置火上，注水烧沸后放入玉米粉，用筷子搅匀。③放入菠菜、豆腐煮至粥成，调入盐、味精，滴入麻油即可食用。

【性味归经】玉米性味甘平；入肝、胆、膀胱经。

【疗　　效】用于风寒引起的头痛、咽痛等症。

【用法用量】温热服用，每日1次。

【药粥解说】豆腐有益气、和胃、健脾等功效。菠菜含有大量的胡萝卜素，能促进生长发育，增强抗病能力，也能促进人体新陈代谢，延缓衰老。此粥可治疗风寒引起的头痛等症。

【选取原料】玉米粉90克●菠菜10克●豆腐30克●盐2克●味精1克●麻油5克

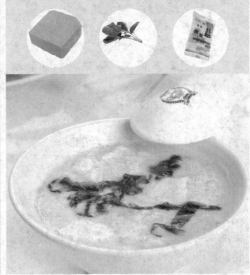

保健食疗 大蒜洋葱粥

【秘方来源】经验方

【制作方法】①大蒜去皮洗净，切块。洋葱洗净，切丝，生姜洗净，切丝。大米洗净，泡发。葱洗净，切花。②锅置火上，注水后放入大米用旺火煮至米粒绽开，放入大蒜、洋葱、姜丝。③用文火煮至粥成，加入盐、味精调味，撒上葱花即可。

【性味归经】洋葱性温，味甘辛。归肝、脾、胃、肺经。

【疗　　效】适用于风寒引起的头痛等症。

【用法用量】温热服用，每日1次。

【药粥解说】洋葱有杀菌作用。蒜能杀菌，促进食欲，保护胃黏膜。此粥能治疗由风寒引起的头痛等症。

【选取原料】大蒜、洋葱各15克●大米90克●盐、味精、葱、生姜各适量

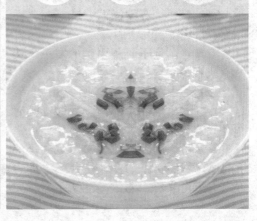

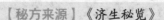

葱豉粥

【秘方来源】《太平圣惠方》

【选取原料】粳米50克●豆豉30克●葱白、盐、香油、胡椒粉、姜末各适量

【制作方法】①取粳米洗净加水熬煮，葱白洗净切段后加入粥中。②豆豉洗净油煎后取汁加入粥中。③粥将熟时加入盐、香油、胡椒粉、姜末，稍煮即可。

【性味归经】豆豉性平，味咸。归肺、胃经。

【疗　　效】用于风寒引起的感冒。

【用法用量】温热服用，每日2次。

【食用禁忌】多汗者忌服。

【药粥解说】葱白有散寒通阳、发汗祛风之效用；豆豉能解肌发表，可治寒热头痛、心烦、虚烦不眠等症。此粥服用后易发汗，发汗勿见风。

葱白粥

【秘方来源】《济生秘览》

【选取原料】粳米50克●葱白2～3根●醋少量

【制作方法】①取粳米洗净加水熬煮。②待粳米将熟时，把切成段的葱白放入粥中。③煮沸后加入醋即可。

【性味归经】葱白性温，味辛。归肺、胃经。

【疗　　效】用于风寒引起的感冒。

【用法用量】温热服用，每日1次。

【食用禁忌】忌同时服用蜂蜜。

【药粥解说】葱白有发汗解表、散寒祛风、通阳解毒的功效。粳米有健脾和胃、补中益气、除烦渴、止泻的功效。此粥可治疗风寒引起的感冒等症。

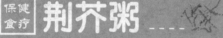

荆芥粥

【秘方来源】《饮膳正要》

【选取原料】粳米100克●豆豉30克●荆芥、薄荷各10克

【制作方法】①取粳米洗净加水熬煮。②荆芥、薄荷、豆豉洗净煮后取汁备用。③待粳米将熟时，加入药汁煮沸即可。

【性味归经】荆芥性微湿，味辛微苦。归肺、肝经。

【疗　　效】用于风寒引起的发热，头痛，失眠等症。

【用法用量】温热服用。

【食用禁忌】荆芥、薄荷、豆豉熬粥时间不宜太久。

【药粥解说】荆芥可解表祛风、透疹消疮，薄荷叶可用于感冒发热、头痛等症，豆豉可解表、除烦、发郁热。

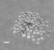

荜茇粥

【秘方来源】《食医心鉴》

【选取原料】粳米60克●荜茇、胡椒、肉桂各1克

【制作方法】①取粳米洗净加水熬煮。②胡椒，肉桂，荜茇磨粉。③待粥将熟时加入粉末至煮沸即可。

【性味归经】荜茇性热，味辛。归脾、胃经。

【疗　　效】用于胃痛、呕吐等症。

【用法用量】温热服用，早晚各1次。

【食用禁忌】胃热者忌服。

【药粥解说】荜茇有散寒、止痛、开胃等作用，胡椒有消炎、解毒等作用，肉桂有散寒、止痛等作用。此粥有散寒的功效。

保健食疗 防风粥

【秘方来源】《千金月令》

【选取原料】粳米50克●防风10克●葱白适量

【制作方法】①取粳米洗净加水熬煮。②防风、葱白洗净煎后取汁加入粥中。③待粥煮沸即可。

【性味归经】防风性温，味辛甘。归膀胱、肺、脾、肝经。

【疗　　效】用于风寒引起的发热、头痛、腹泻等症。

【用法用量】温热服用，早晚各1次。

【食用禁忌】虚热者忌服。

【药粥解说】防风根可用于感冒头痛、风疹瘙痒、破伤风等症，粳米可用于老年人体虚、高热等症。粳米与防风相配可发挥防风之药效，能治疗感冒等症。

保健食疗 淡豆豉粥

【秘方来源】《太平圣惠方》

【选取原料】粳米50克●淡豆豉20克●葱白茎5根●生姜4片

【制作方法】①取粳米洗净煮粥。②淡豆豉、葱白茎、生姜洗净切好煎后取汁。③待粳米将熟时加入粥中，煮沸即可。

【性味归经】淡豆豉性平，味辛、甘。归肺、胃经。

【疗　　效】用于风寒引起的头痛。

【用法用量】每日2~3次。

【食用禁忌】忌久煮，忌久服。

【药粥解说】淡豆豉能宣散郁热、解肌发表；葱白可驱寒解肌、通阳解毒；生姜可发汗解表、健脾养胃，治疗呕吐、胃痛、咳嗽、头痛等症。

保健食疗 辛夷粥

【秘方来源】经验方

【选取原料】粳米100克●辛夷15克●白糖少量

【制作方法】①取粳米洗净加水熬煮。②辛夷洗净煮后取汁。③待粳米将熟时，加入辛夷汁、白糖，煮沸即可。

【性味归经】辛夷性温，味辛。归肺、胃经。

【疗　　效】用于风寒引起的感冒、头痛等症。有驱寒散风、通气之功效。

【用法用量】温热服用。

【食用禁忌】阴虚者忌服。

【药粥解说】辛夷有降压、发散风寒、宣通鼻窍之功效，可用于风寒感冒、鼻渊、鼻塞等症。此粥治疗感冒鼻塞效果显著。

保健食疗 神仙发散粥

【秘方来源】《食物疗病常识》

【选取原料】糯米50克●葱白5根●生姜5克●醋适量

【制作方法】①取糯米洗净煮粥。②生姜、葱白洗净切后加入粥中同煮。③待粥将熟时，加入醋煮沸即可。

【性味归经】姜性微温，味辛。归肺、脾、胃经。

【疗　　效】用于风寒引起的感冒、头痛、鼻塞等症。有驱寒发散之功效。

【用法用量】每日1~2次。

【食用禁忌】姜、葱白忌久煮。

【药粥解说】糯米有补中益气、止泻、健脾养胃、止虚汗、安神益心的功效。本粥三药合用，发散风寒效力较强，适合治疗风寒感冒。

保健食疗 菊花粥

【秘方来源】《慈山粥谱》

【选取原料】粳米50克●干菊花20克●冰糖适量

【制作方法】①取粳米洗净加水熬煮。②菊花洗净研磨后取粉。③待粳米将熟时，加入菊花粉及冰糖煮沸即可。

【性味归经】菊花性凉，味甘、苦。入肺、脾、肝、肾经。

【疗　　效】用于风热引起的头痛。

【用法用量】温热服用，每日2次。

【食用禁忌】冬季忌服。

【药粥解说】菊花可用来治疗咳嗽及老年人常见的动脉硬化、高脂血症、高血压、冠心病、脑出血、脑血栓等心脑血管系统的疾病。此粥有散风热、清利头目的功效。

保健食疗 双花粥

【秘方来源】经验方

【选取原料】粳米30克●金银花30克

【制作方法】①取粳米洗净加水熬煮。②金银花洗净煎后取汁。③待粳米将熟时，加入金银花汁，煮沸即可。

【性味归经】金银花性寒，味甘。归肺、心、胃经。

【疗　　效】用于风热引起的感冒、咽喉痛等症，有清热解毒之功效。

【用法用量】温热服用，早晚各1次。

【药粥解说】金银花可用于治疗呼吸道感染、肺炎、冠心病、高脂血症等症。金银花与粳米同熬为粥，用于风热引起的感冒、咽喉痛等症。

保健食疗 生姜粥

【秘方来源】《饮食辨录》

【选取原料】粳米100克●葱白2根●生姜10克●大枣、醋各适量

【制作方法】①取粳米大枣洗净加水熬煮。②生姜洗净切后煮过取汁。③待粳米大枣将熟时，加入生姜汁、葱白、醋，稍煮即可。

【性味归经】生姜性微温，味辛。归肺、脾、胃经。

【疗　　效】用于风寒引起的感冒、头痛、鼻塞等症。有驱寒发散之功效。

【用法用量】每日1次。

【食用禁忌】风热感冒者忌服。

【药粥解说】大枣有健脾、益气、和中功效，生姜有解表散寒、温胃止呕的功效。此粥可治疗风寒引起的感冒。

保健食疗 黄芪姜枣粥

【秘方来源】民间方

【选取原料】黄芪20克●大枣10克●生姜3~4片

【制作方法】①黄芪洗净切片，大枣、生姜洗净。②锅中放入水、大枣、黄芪、生姜、粳米熬煮，待米烂开花即可。

【性味归经】黄芪性温，味甘。归脾、肺经。

【疗　　效】用于风寒引起的感冒。

【用法用量】温热服用。

【食用禁忌】急性病、热毒疮疡、食滞胸闷者忌服。

【药粥解说】生姜有散寒解表、降逆止呕、化痰止咳的功效，可治风寒感冒、恶寒发热、头痛、鼻塞等症。

保健食疗 石膏葛根粥

【秘方来源】经验方

【选取原料】粳米、鲜葛根各100克●生石膏45克●淡豆豉6克●生姜3片●葱白3根

【制作方法】①取粳米洗净加水熬煮。②生石膏、鲜葛根、生姜、淡豆豉洗净，煮后取汁。③待粳米将熟时，加入以上药汁和葱白煮沸即可。

【性味归经】葛根性凉，味甘、辛。归脾、胃经。

【疗　效】用于风热引起的感冒。

【用法用量】温热服用。

【食用禁忌】不宜长久服用。

【药粥解说】葛根有升阳止泻、解肌退热、透疹解毒、除烦止渴之功效。石膏有解热消炎的作用。

保健食疗 石膏豆豉粥

【秘方来源】《千家食疗妙方》

【选取原料】粳米100克●生石膏50克●葛根20克●荆芥、生姜各5克●淡豆豉、麻黄各1克●葱白3根

【制作方法】①取粳米洗净熬煮。②生石膏、葛根、淡豆豉、荆芥、麻黄、生姜洗净煮后取汁。③待粳米将熟时，加入以上药汁和葱白煮沸即可。

【性味归经】生石膏性微寒，味辛、甘。归肺、胃经。

【疗　效】用于风热引起的感冒。

【用法用量】温热服用。

【食用禁忌】忌煎过久。

【药粥解说】葛根有解肌退热、透发麻疹、升阳止泻等功效，生石膏有清热发汗的作用，荆芥有解热止痛的作用。

保健食疗 薄荷粥

【秘方来源】《民间方》

【选取原料】干薄荷30克●冰糖适量

【制作方法】①取粳米洗净加水熬煮。②薄荷洗净煮后取汁。③待粳米将熟时，加入薄荷汁及冰糖煮沸即可。

【性味归经】薄荷性凉，味辛。归肺、肝经。

【疗　效】用于风热引起的感冒、头痛等症。有清热解表之功效。

【用法用量】温热服用。

【食用禁忌】忌服用过多、过久。

【药粥解说】薄荷有疏散风热、清利头目、利咽、透疹、疏肝解郁的功效，适宜外感风热、头痛目赤等症。粳米含蛋白质、糖类等营养成分，合熬为粥可治疗由风热引起的感冒。

保健食疗 竹叶粥

【秘方来源】《食医心鉴》

【选取原料】粳米100克●鲜竹叶30克●石膏45克●砂糖适量

【制作方法】①取粳米洗净加水熬粥。②石膏、竹叶洗净煎后取汁。③待粳米将熟时，加入药汁和砂糖煮沸即可。

【性味归经】竹叶性寒，味甘。归心、肺、胆、胃经。

【疗　效】用于暑热引起的发热、心烦等症。有祛火清热之功效。

【用法用量】每日2～3次。

【食用禁忌】阴虚胃寒发热者忌服。

【药粥解说】竹叶有清热解烦、生津利尿的作用，可治疗胸中疾热、咳逆上气、吐血、热毒、热病烦咳等病症。生石膏可清热发汗。

便 秘

便秘是临床常见的复杂症状，不是一种疾病。排便次数减少、粪便干结、排便费力、粪便量减少等症状时，存在两种以上症状即为便秘。中医认为，便秘的病因可为燥热内结，或气滞不行、气虚传送无力、血虚肠道干涩以及阴寒凝结等。而西医认为，引起便秘的原因可能是疾病、药物以及精神、饮食等因素。便秘的主要症状是大便次数减少，一般2~3天或更长时间排便一次，或每周少于3次，间隔时间延长。或时间正常；或粪质不干但排出不畅。患者有腹胀、腹痛、食欲减退等症状，部分患者还伴有失眠、烦躁、多梦、抑郁、焦虑等精神心理障碍。中医将便秘分为燥热型、津枯型、气虚型、血虚型等多种证症。燥热型便秘多因上火引起，治疗应清热通便；津枯型便秘多因肠道干涩缺水所致，治疗应滋阴通便；气虚便秘多见于老年人或久病体虚者，治疗应补气通便；血虚便秘多见于产后妇女或贫血患者，治疗应以补血通便为主。便秘患者应选择具有润肠通便作用的食物，常吃富含粗纤维的各种蔬菜水果，如芝麻，南瓜等。

【保健食疗】大麻仁粥

【秘方来源】《济生秘览》

【选取原料】粳米50克●大麻仁5克

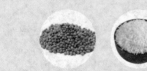

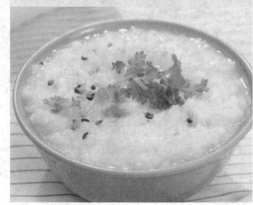

【制作方法】①取粳米洗净加水熬煮；②大麻仁洗净取汁；③待粳米将熟时加入大麻仁汁煮沸即可。

【性味归经】大麻仁性平，味甘。归脾、胃、大肠经。

【疗　效】用于小便不利、脾胃虚弱等症。

【用法用量】每日1次。

【食用禁忌】不宜过量服用。

【药粥解说】大麻仁有润燥、滑肠、通淋、活血的功效，可用来治疗体质虚弱、津血枯少的肠燥便秘，消渴、热淋、痢疾等病症。此粥适合于老人、产妇等体质虚弱者。

保健食疗 山楂苹果大米粥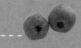

【秘方来源】经验方

【选取原料】山楂干20克●苹果50克●大米100克●冰糖5克●葱花少许

【制作方法】①大米淘洗干净，用清水浸泡；苹果洗净切小块；山楂干用温水稍泡后洗净。②锅置火上，放入大米，加适量清水煮至八成熟。③放入苹果、山楂干煮至米烂，放入冰糖熬融后调匀，撒上葱花便可。

【性味归经】山楂性温，味甘酸。归脾、胃、肝经。

【疗　　效】用于大便秘结等症。

【用法用量】需温热服用、空腹服用。

【药粥解说】山楂被人们视为"长寿食品"，有消食、调节血脂血压等功效，苹果有健脾养胃、润肺止咳、养心益气的功效。此粥有补心润肺、益气和胃、消食化积、润肠通便的功效。

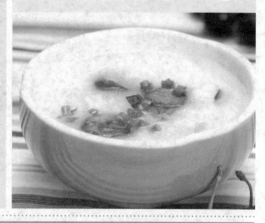

保健食疗 山药莴笋粥

【秘方来源】经验方

【选取原料】山药30克●莴笋20克●白菜15克●大米、盐、香油各适量

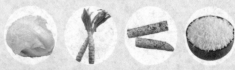

【制作方法】①山药去皮洗净，切块；白菜洗净，撕成小片；莴笋去皮洗净，切片；大米洗净，泡发半小时后捞起备用。②锅内注水，放入大米，用旺火煮至米粒开花，放入山药、莴笋同煮。③待煮至粥成闻见香味时，下入白菜再煮3分钟，调入盐、香油搅匀即可。

【性味归经】山药性平，味甘；归肺、脾、肾经。

【疗　　效】有润肠、通便之功效。

【用法用量】温热服用，每日1次。

【药粥解说】山药有补脾养胃、助消化的功效，莴笋有增进食欲、刺激消化液分泌、促进胃肠蠕动等功能。此粥有润肠通便的功效。

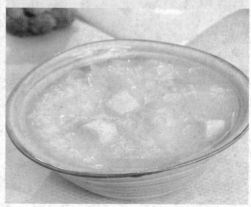

保健食疗 芹菜玉米粥

【秘方来源】经验方

【选取原料】大米100克●芹菜、玉米各30克●盐2克●味精1克

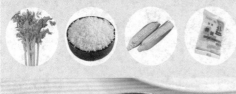

【制作方法】①芹菜洗净，玉米洗净，大米泡发洗净。②锅置火上，注水后放入大米用旺火煮至米粒绽开。③放入芹菜、玉米，改用小火焖煮至粥成，调入盐、味精即可食用。

【性味归经】芹菜性凉，味甘苦。归胃、肝经。

【疗　　效】用于大便秘结等症。

【用法用量】每日服用1次。

【药粥解说】芹菜又名香芹、药芹、水芹、旱芹，含有大量的粗纤维，可刺激胃肠蠕动，玉米中含有丰富的纤维素，可以帮助通便，有健胃、降血压、降血脂和胆固醇等功效。共熬为粥，能治疗大便秘结等症。

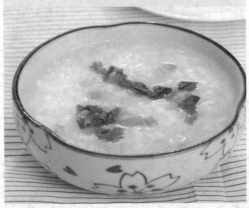

保健食疗 绿豆玉米粥

【秘方来源】民间方

【选取原料】大米、绿豆各40克●玉米粒、胡萝卜、百合各适量●白糖4克

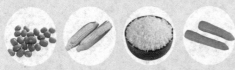

【制作方法】①大米、绿豆均泡发洗净，胡萝卜洗净、切丁，玉米粒洗净，百合洗净、切片。②锅置火上，倒入清水，放入大米、绿豆煮至开花。③加入胡萝卜、玉米、百合同煮至浓稠状，调入白糖拌匀即可。

【性味归经】绿豆性味甘寒，入心、胃经。

【疗　　效】用于大便秘结等症。

【用法用量】每日服用1次。

【食用禁忌】寒凉体质者不宜食用。

【药粥解说】玉米含有蛋白质、脂肪、维生素E、胡萝卜素、B族维生素等营养物质，有润肠通便的功效；绿豆有清热解毒、消暑除烦、利水消肿的功效。此粥有润肠通便、利尿的功效。

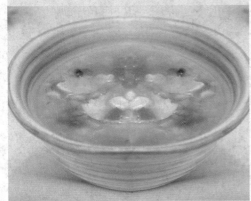

保健食疗 萝卜洋葱菠菜粥

【秘方来源】民间方

【制作方法】①胡萝卜洗净、切丁，洋葱洗净、切条，菠菜洗净、切成小段，大米洗净后泡发1小时后捞出沥干水分。②锅置火上，注入适量清水后放入大米，用大火煮至米粒开花，放入胡萝卜、洋葱。③用小火煮至粥成，再下入菠菜稍煮，放入盐、味精调味，即可食用。

【性味归经】胡萝卜性味甘平。入肝、肺、脾、胃经。

【疗　　效】有润肠通便的功效。

【用法用量】每日服用1次。

【食用禁忌】患有皮肤病者不宜食用。

【药粥解说】菠菜有养血、止血、平肝、润肠通便的功效，胡萝卜有利膈宽肠功效。此粥有润肠通便的功效。

【选取原料】胡萝卜、洋葱、菠菜各20克●大米100克●盐3克●味精1克

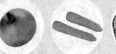

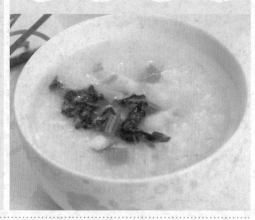

保健食疗 香菇红豆粥

【秘方来源】民间方

【制作方法】①大米、红豆洗净后一起下入冷水中浸泡半小时后捞出沥干水分；马蹄去皮洗净，切成小块备用；香菇泡发洗净，切丝。②锅置火上，倒入适量清水，放入大米、红豆，以大火煮开。③加入马蹄、香菇同煮至粥成浓稠状，调入盐、鸡精、胡椒粉拌匀即可。

【性味归经】马蹄味甘。入肺、肝、胃、大肠经。

【疗　　效】润肠通便。

【用法用量】每日服用1次。

【食用禁忌】尿多者忌食。

【药粥解说】马蹄有清热化痰、生津开胃、明目清音的功效，红豆有清心养神、润肠通便、健脾益肾的功效。此粥有润肠通便的功效。

【选取原料】大米100克●香菇、红豆、马蹄各适量

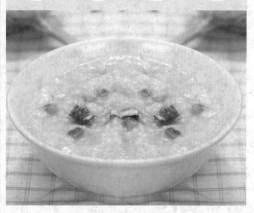

西蓝花香菇粥

保健食疗

【秘方来源】民间方

【选取原料】西蓝花35克●鲜香菇25克●胡萝卜20克●大米100克●盐、味精适量

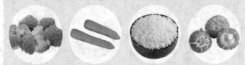

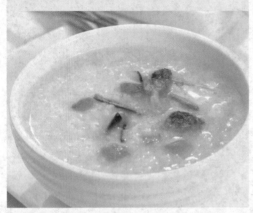

【制作方法】①大米洗净。西蓝花洗净，撕成小朵。胡萝卜洗净，切成小块。香菇泡发洗净，切条。②锅置火上，注入清水，放入大米用大火煮至米粒绽开后，放入西蓝花、胡萝卜、香菇。③改用小火煮至粥成后，加入盐、味精调味。

【性味归经】胡萝卜性平味甘。入肺、脾经。

【疗　　效】健脾消食、润肠通便。

【用法用量】每日早晚各1次温热服用。

【食用禁忌】不能过量食用胡萝卜。

【药粥解说】胡萝卜有益肝明目、利膈宽肠的功效。西蓝花有爽喉、开声、润肺、止咳的功效，长期食用可以降低乳腺癌、直肠癌及胃癌的发病概率。

萝卜猪肚大米粥

保健食疗

【秘方来源】民间方

【选取原料】猪肚100克●白萝卜110克●大米80克●姜末、盐、味精、胡椒粉、醋、麻油、葱花适量

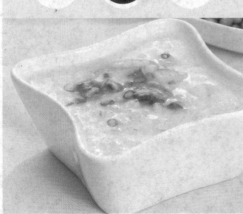

【制作方法】①白萝卜洗净，去皮切块。大米淘净，浸泡半小时。猪肚洗净，切条，用盐、料酒腌渍。②锅内放入清水、大米，旺火烧沸，下入腌好的猪肚、姜末，滴入醋，转中火熬煮。③下入白萝卜，慢熬成粥，调入盐、味精、胡椒粉，淋麻油，撒上葱花。

【性味归经】猪肚性温，味甘酸。归脾、胃经。

【性味归经】消积导滞、清热化痰。

【用法用量】温热服用。每日服用1次。

【药粥解说】猪肚能健脾胃，可治疗虚劳羸弱等症；白萝卜能止咳化痰、清热生津、促进消化、增强食欲。此粥能健脾和胃、润肠通便。

保健食疗 松仁粥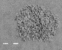

【秘方来源】《本草纲目》

【选取原料】粳米50克●松子仁20克

【制作方法】①取粳米洗净煮粥。②加入洗净的松子仁一起熬煮即可。

【性味归经】松子仁性温，味甘。归肺、肝、大肠经。

【疗　效】用于大便秘结、咳嗽等症。有润肠通便之功效。

【用法用量】每日3次。

【食用禁忌】体虚者忌服。

【药粥解说】松子含有丰富的维生素E和铁质，可以减轻疲劳、改善贫血，适合妊娠期、更年期或皮肤粗糙的女性食用。此粥可润肠增液、滑肠通便，对妇女产后便秘极为有效。

保健食疗 五仁粥

【秘方来源】经验方

【选取原料】粳米150克●芝麻、甜杏仁、松子仁、桃仁、胡桃仁各10克

【制作方法】①取粳米洗净加水熬煮。②加入五仁与粳米同煮即可。

【性味归经】松子仁性温，味甘。归肺、肝、大肠经。

【疗　效】用于大便不畅等症。

【用法用量】温热服用，早晚各1次。

【药粥解说】核桃有润肺、补肾、壮阳、健肾等功效，是温补肺肾的理想滋补食品和良药。杏仁能够降低人体内胆固醇的含量。五仁合用，不仅能增强润肠泻下的功效，还能延缓衰老。

保健食疗 甜瓜粥

【秘方来源】经验方

【选取原料】甜瓜100克●糯米50克●白糖适量

【制作方法】①取糯米洗净加水熬煮。②取甜瓜瓢切丁加入粥中。③待粥将熟时，加入白糖煮沸即可。

【性味归经】甜瓜性寒，味甘。归心、胃经。

【疗　效】润肠通便。

【用法用量】温热服用。

【食用禁忌】体虚者忌服。

【药粥解说】甜瓜含有大量的碳水化合物、柠檬酸、胡萝卜素、B族维生素、维生素C等，且水分充沛，可消暑清热、生津解渴、除烦等。甜瓜与糯米合熬为粥，有润肠通便的功效。

保健食疗 蜂蜜粥

【秘方来源】经验方

【选取原料】粳米50克●蜂蜜30克●枸杞子10克

【制作方法】①取粳米洗净加水熬煮。②待粳米将熟时，加入枸杞子、蜂蜜煮沸即可。

【性味归经】蜂蜜性平，味甘。归脾、胃、肺、大肠经。

【疗　效】用于大便不畅、咳嗽等症。有润肠通便、润肺止咳之功效。

【用法用量】温热服用。

【食用禁忌】糖尿病者忌服。

【药粥解说】蜂蜜有补虚、润燥、解毒、保护肝脏、营养心肌、降血压、防止动脉硬化等功效。常食用此粥可治脘腹虚痛、肺燥干咳、肠燥便秘等症。

咳嗽

　　咳嗽是呼吸系统最常见的刺激反应之一，是人体自身的一种保护措施，对机体是有益的。当呼吸道黏膜受到异物、病毒、分泌物或过敏性因素等刺激时，即反射性地引起咳嗽，以排除自外界侵入呼吸道的异物或分泌物，消除呼吸道刺激因子。但咳嗽也有不利的一面，剧烈咳嗽可导致呼吸道出血，长期、频繁的剧烈咳嗽会影响工作、休息，甚至引起喉痛、音哑和呼吸肌痛，这已发展为病理现象。呼吸道感染、支气管扩张、肺炎、咽喉炎等都会引起咳嗽，治疗方法主要以抗感染、止咳为主。中医认为，外邪侵袭和内伤皆可引起咳嗽。外邪侵袭所致的咳嗽又称为外感咳嗽，有寒热之分，其主要特征是发病急、病程短，并常并发感冒。风寒咳嗽的临床症状为咳嗽声重、气急、咳痰稀薄色白等，风热咳嗽的临床症状则为咳嗽频剧、气粗、咽痛痰稠等。内伤咳嗽主要特征是病情缓、病程长，皆由五脏功能失常所致。

保健食疗 枇杷叶冰糖粥

【秘方来源】《老老恒言》

【选取原料】枇杷叶适量●大米100克●冰糖4克

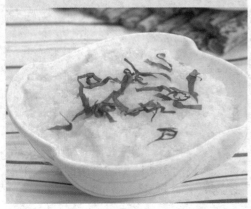

【制作方法】①大米洗净，泡发半小时后捞出沥干水分。枇杷叶刷洗干净，切成细丝。②锅置火上，倒入清水，放入大米，以大火煮至米粒开花。③加入枇杷叶丝，以小火煮至粥呈浓稠状，下入冰糖煮至融化即可。

【性味归经】枇杷性平，味甘、酸。归肺、胃经。

【疗　　效】用于肺热咳喘等症。

【用法用量】温热服用，早晚各1次。

【食用禁忌】寒凉者忌服。

【药粥解说】枇杷叶能化痰止咳、和胃止呕，为清解肺热和胃热的常用药，主治肺热咳喘、咯血、胃热呕吐等症。枇杷叶中含有种类丰富的熊果酸等物质和维生素等。此粥治疗咳嗽效果显著。

保健食疗 红豆枇杷粥

【秘方来源】民间方

【制作方法】①大米泡发洗净。枇杷叶刷洗净绒毛，切丝。红豆泡发洗净。②锅置火上，倒入清水，放入大米、红豆，以大火煮至米粒开花。③下入枇杷叶，再转小火煮至粥呈浓稠状，调入盐拌匀即可。

【性味归经】红豆性平，味甘酸。入心、小肠经。

【疗　　效】有润肺化痰之功效。

【用法用量】每日服用两次。

【食用禁忌】寒凉者忌服。

【药粥解说】红豆有健脾生津、祛湿益气、清心养神、强化体力、增强抵抗力等功效。枇杷叶有化痰止咳、和胃止呕的功效。红豆、枇杷、大米合熬为粥，有润肺止咳的功效。

【选取原料】红豆80克●枇杷叶15克●大米100克●盐2克

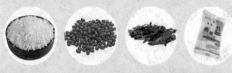

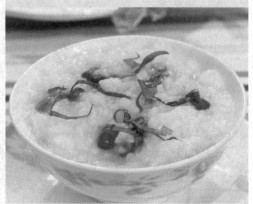

保健食疗 枸杞牛肉粥

【秘方来源】民间方

【制作方法】①大米淘净，浸泡半小时。牛肉洗净，切片。枸杞子洗净。②大米、枸杞子入锅，加适量清水，旺火烧沸，下入牛肉、姜丝。③慢火熬煮成粥，加盐、鸡精调味即可。

【性味归经】枸杞子性味甘平。入肝、肾、肺经。

【疗　　效】用于咳嗽等症。

【用法用量】每日服用1次。

【食用禁忌】患有皮肤病者不宜食用。

【药粥解说】枸杞子有滋肾润肺、补肝明目的作用。《本草纲目》中说："久服坚筋骨，轻身不老，耐寒暑。"多用于治疗虚劳咳嗽等症。牛肉有温胃、滋养、益补、强健筋骨等功效。牛肉、枸杞子、大米合熬为粥，有润肺止咳的功效。

【选取原料】牛肉100克●枸杞子50克●大米80克●姜丝、盐、鸡精各适量

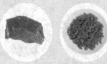

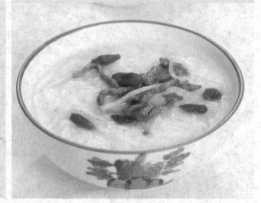

保健食疗 牛肉南瓜粥

【秘方来源】民间方

【选取原料】牛肉120克●南瓜100克●大米、盐、味精、生抽、葱花各适量

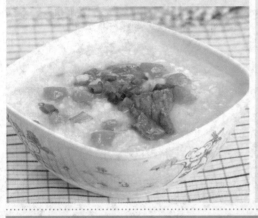

【制作方法】①南瓜洗净，去皮，切丁。大米淘净，泡好。牛肉洗净，切片，用盐、味精、生抽腌制。②锅中注水，放入大米、南瓜，旺火烧沸，转中火熬煮至米粒软散。③下入牛肉片，转小火待粥熬出香味，加盐调味，撒上葱花即可。

【性味归经】南瓜性温味甘。入脾、胃经。

【疗　效】用于咳嗽，口干等症。

【用法用量】每日服用1次。

【食用禁忌】患有皮肤病者不宜食用。

【药粥解说】南瓜有调整糖代谢、增强肌体免疫力的功效。牛肉有强健筋骨的功效。大米有补中养胃、益精强志、和五脏等功效。此粥有润肺止咳的功效。

保健食疗 鸭肉玉米粥

【秘方来源】民间方

【选取原料】红枣、鸭肉、玉米粒、大米、料酒、姜末、盐、葱花各适量

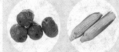

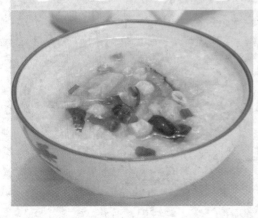

【制作方法】①红枣洗净，去核，切成小块。大米、玉米粒淘净，泡好。鸭肉洗净，切块，用料酒腌渍片刻。②油锅烧热，放入鸭肉过油，倒入鲜汤，放入大米、玉米粒，旺火煮沸，下入红枣、姜末熬煮。③改小火，待粥熬出香味，加盐调味，淋入麻油，撒入葱花即可。

【性味归经】鸭肉性寒，味甘咸。归脾、胃、肺、肾经。

【疗　效】有润肺止咳的功效。

【用法用量】每日服用1次。

【食用禁忌】胃肠寒湿之气重者不宜食。

【药粥解说】鸭肉可用于营养不良、水肿、低热、虚弱等症。玉米能调中和胃。此粥能治疗咳嗽等症。

保健食疗 鸭腿萝卜粥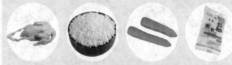

【秘方来源】民间方

【制作方法】①胡萝卜洗净，切丁。大米淘净，浸泡半小时后捞出沥干水分。鸭腿肉洗净，切块。②油锅烧热，下入鸭腿肉过油，倒入鲜汤，放入大米，旺火煮沸后转中火熬煮。③下入胡萝卜，改小火慢熬成粥，加盐、味精调味，淋麻油，撒入葱花即可。

【性味归经】胡萝卜性味甘平。入肝、肺、脾、胃经。

【疗　　效】用于咳嗽等症。

【用法用量】温热服用，每日1次。

【食用禁忌】胃肠寒湿之气重者不宜食。

【药粥解说】胡萝卜有明目、加强肠蠕动、增强免疫力的功效。鸭肉有利水消肿、滋阴养胃、清肺补血等功效。

【选取原料】鸭腿肉150克●胡萝卜、大米、鲜汤、盐、味精、麻油、葱花各适量

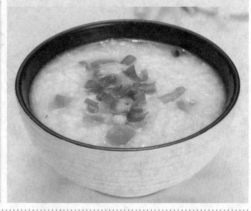

保健食疗 鲫鱼玉米粥

【秘方来源】经验方

【制作方法】①大米淘净，再用清水浸泡。鲫鱼洗净后切小片，用料酒腌渍。玉米粒洗净备用。②锅置火上，放入大米，加适量清水煮至五成熟。③放入鱼肉、玉米、姜丝煮至米粒开花，加盐、味精、麻油、香醋调匀，放入葱白丝、葱花便可。

【性味归经】鲫鱼性味甘。入肺、脾、肾经。

【疗　　效】用于咳嗽、痰多等症。

【用法用量】每日早晚温热服用。

【食用禁忌】消化不良者慎用。

【药粥解说】鲫鱼有健脾开胃、利尿消肿、止咳平喘、清热解毒的功效。玉米有益肺宁心、清湿热、利肝胆的功效。此粥可用于咳嗽等症的治疗。

【选取原料】大米80克●鲫鱼、玉米粒、盐、味精、姜丝、葱白丝、葱花、麻油、香醋各适量

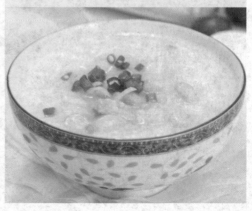

保健食疗 青鱼芹菜粥

【秘方来源】民间方

【选取原料】大米、青鱼肉、芹菜、盐、味精、香油、料酒、枸杞、姜丝各适量

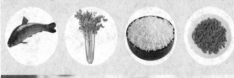

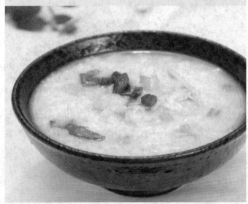

【制作方法】①大米淘洗干净，放入清水中浸泡。青鱼肉洗净，用料酒腌渍。芹菜洗净切好。②锅置火上，注入清水，放入大米煮至五成熟。③放入鱼肉、姜丝、枸杞煮至粥将成，放入芹菜稍煮后加盐、味精、香油调匀便可。

【性味归经】芹菜性味甘凉。入肺、胃、肝经。

【疗　　效】有润肺止咳之功效。

【用法用量】温热服用，每日1次。

【食用禁忌】血压偏低者慎食。

【药粥解说】芹菜有利咽喉、养精益气、补血健脾、降压镇静等功效。芹菜中所含的矿物质能够促进骨骼的发育，加速人体的新陈代谢和增强机体的造血功能。

保健食疗 花生粥

【秘方来源】《粥谱》

【选取原料】粳米100克●花生仁30克●红枣10枚

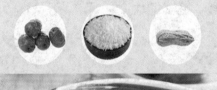

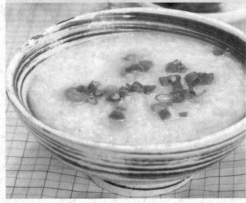

【制作方法】①粳米、大枣分别洗净，花生仁洗净碾碎。②锅中加入水、粳米和大枣一起熬煮，熬煮成粥时加入花生末。

【性味归经】花生性平，味甘。入脾、肺经。

【疗　　效】用于咳嗽、痰少等症。有润肺止咳之功效。

【用法用量】温热服用，早晚各1次。

【食用禁忌】高脂血症、腹泻者忌服。

【药粥解说】花生具有健脾和胃、润肺化痰、清喉补气、理气化痰、通乳、利肾去水、降压止血之功效，可用于治疗因阴虚阳亢而导致的高血压。红枣有健脾和胃、益气生津的功效。此粥有润肺止咳的功效。

保健食疗 贝母粥

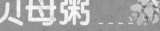

【秘方来源】《资生录》

【选取原料】粳米30克●贝母粉5克●冰糖适量

【制作方法】①取粳米洗净熬煮。②贝母洗净磨粉加入粥中。③待粥将熟时，加入冰糖即可。

【性味归经】贝母性微寒，味甘、苦。归肺、心经。

【疗　　效】用于咳嗽、肺气肿等症。

【用法用量】早晚各1次。

【食用禁忌】咳嗽痰寒者忌服。

【药粥解说】贝母有川贝母、浙贝母和土贝母三种。川贝母止咳、化痰、润肺功效最强。川贝母富含贝母碱、去氢贝母碱及多种生物碱等成分，有润肺、止咳、化痰的作用。此粥可治疗肺气肿等症。

保健食疗 松子粥

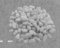

【秘方来源】民间方

【选取原料】粳米180克●松子90克●盐4克

【制作方法】①取粳米洗净煮粥。②水沸后加入松子。③粥将熟时加入盐，稍煮即可。

【性味归经】松子性温，味甘。归肝、肺、大肠经。

【疗　　效】润肺止咳。

【用法用量】温热服用。

【食用禁忌】大便溏泄者忌服。

【药粥解说】松子含有丰富的维生素E和铁，因而不仅可以润肺止咳、减轻疲劳，还能延缓细胞老化、保持青春美丽、改善贫血等。此粥有润肺止咳的功效。

保健食疗 真君粥

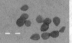

【秘方来源】《山家清供》

【选取原料】粳米50克●成熟杏子5枚●冰糖适量

【制作方法】①取粳米洗净熬煮。②杏子洗净煮后去核，加入粳米中。③待粳米将熟时，加入冰糖即可。

【性味归经】杏子性热，味酸。归肺、心经。

【疗　　效】用于咳嗽、口干等症。

【用法用量】温热服用，每日1次。

【食用禁忌】肺热者忌服。

【药粥解说】杏的果肉中含胡萝卜素和维生素较多，其中尤以维生素C和维生素A的含量最高。此外，还含有钙、磷、铁等无机物，是一种低热量的水果。此粥有润肺止咳的功效。

保健食疗 苏子粥

【秘方来源】《本草纲目》

【选取原料】粳米50克●苏子5克●红糖适量

【制作方法】取苏子碎泥后同粳米、红糖一起煮即可。

【性味归经】苏子性温，味辛。归肺经。

【疗　　效】用于急慢性支气管炎等症。有止咳祛痰之功效。

【用法用量】温热服用，早晚各1次。

【食用禁忌】腹泻及便稀者忌服。

【药粥解说】苏子有降气消痰、和胃润肠的功效，用于咳嗽气喘、肠燥便秘、妊娠呕吐、胎动不安等症。此粥具有保健作用，口感甜蜜。尤其适宜老人和小孩服用。

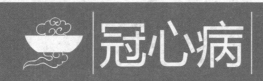

冠心病

冠状动脉粥样硬化性心脏病，简称冠心病，是冠状动脉粥样硬化病变导致心肌缺血、缺氧而形成的一种心脏病。冠心病可分为隐匿性冠心病、心绞痛型冠心病、心肌梗死型冠心病和猝死型冠心病四种类型。冠心病是多种致病因素长期综合作用的结果，不良的生活方式在其中起了非常大的作用。当人精神紧张或激动发怒时容易导致冠心病；肥胖者容易患冠心病；吸烟是引发冠心病的重要因素。临床症状有胸痛，其疼痛的部位主要在心前区，常放射至左肩、左臂内侧达无名指和小指，常为压迫、发闷或紧缩性，也可有烧灼感。其发作常由体力劳动或情绪激动所激发，饱食、寒冷、吸烟、心动过速等亦可诱发。疼痛一般持续3～5分钟后逐渐缓解，舌下含服硝酸甘油也能在几分钟内使之缓解。自发性心绞痛病人要多注意休息，不宜外出。劳累性心绞痛病人不宜做体力活动，急性发作期应绝对卧床，并应避免情绪激动。恢复期患者不宜长期卧床，应经常进行活动。

保健食疗 菠菜玉米枸杞粥

【秘方来源】民间方

【选取原料】菠菜、玉米粒、枸杞子各15克●大米100克●盐3克●味精1克

【制作方法】①大米泡发洗净。枸杞子、玉米粒洗净。菠菜择去根，洗净，切成碎末。②锅置火上，注入清水后放入大米、玉米、枸杞子用大火煮至米粒开花。③放入菠菜，用小火煮至粥成，调入盐、味精即可。

【性味归经】玉米性平，味甘。归肝、胆、膀胱经。

【疗　效】用于冠心病等症。

【用法用量】需温热服用，早晚各1次。

【药粥解说】菠菜能滋阴润燥，通利肠胃，对津液不足、肠燥便秘、高血压等症有一定的疗效。玉米有调中和胃、利尿、降血脂、降血压的功效。此粥具有保健作用，适合各类人群。

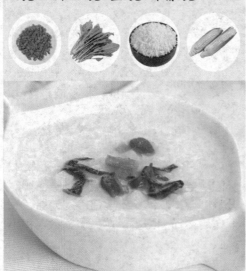

保健食疗 油菜枸杞粥

【秘方来源】经验方

【制作方法】①油菜叶洗净，切碎。枸杞洗净。大米泡发洗净。②锅置火上，注入清水，放入大米，用旺火煮至米粒绽开。③放入油菜叶、枸杞子，用文火慢慢煮至粥浓稠时，加入盐、味精调味即可。

【性味归经】枸杞子性味甘平。入肝、肾、肺经。

【疗　　效】适用于治疗冠心病、高血压等症。

【用法用量】温热服用。每日服用1次。

【药粥解说】油菜有散血、消肿的功效。枸杞子有养肝补肾、润肺止咳等作用，可治疗肝肾阴亏、腰膝酸软、头晕等症。此粥可用于治疗冠心病、高血压等症。

【选取原料】鲜油菜叶、枸杞子各适量●大米100克●盐2克●味精1克

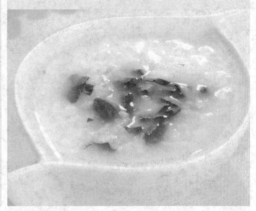

保健食疗 枸杞木瓜粥

【秘方来源】经验方

【制作方法】①糯米洗净，用清水浸泡。枸杞子洗净。木瓜切开取果肉，切成小块。②锅置火上，放入糯米，加适量清水煮至八成熟。③放入木瓜、枸杞子煮至米烂，加白糖调匀，撒葱花便可。

【性味归经】木瓜性平、微寒，味甘。归肝、脾经。

【疗　　效】用于治疗冠心病。

【用法用量】每日2次。

【食用禁忌】此粥忌长久服用。

【药粥解说】木瓜，别名木瓜实、乳瓜等，其汁水丰多，甜美可口，营养丰富。有理脾和胃、平肝舒筋的功效。枸杞子有养肝补肾、润肺止咳的功效。木瓜、枸杞子、糯米合熬为粥，可治疗冠心病等症。

【选取原料】枸杞子10克●木瓜50克●糯米100克●白糖5克●葱花少许

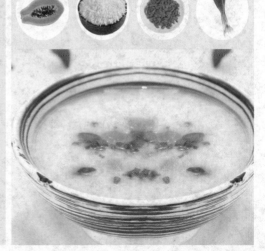

保健食疗 木耳枣杞粥

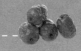

【秘方来源】经验方

【选取原料】黑木耳、红枣、枸杞子各15克●糯米80克●盐2克●葱少许

   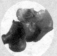

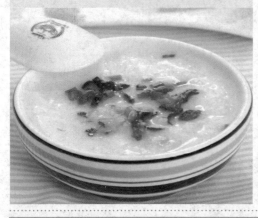

【制作方法】①糯米洗净。黑木耳泡发洗净，切成细丝。红枣去核洗净，切块。枸杞子洗净。葱洗净，切花。②锅置火上，注入清水，放入糯米煮至米粒绽开，放入黑木耳、红枣、枸杞子。③用小火煮至粥成时，加入盐调味，撒上葱花即可。

【性味归经】黑木耳性平，味甘。归胃、大肠经。

【疗　效】用于冠心病、心肌梗死。

【用法用量】温热服用。每日2次。

【药粥解说】常吃黑木耳可抑制血小板凝聚，降低血液中胆固醇的含量，对冠心病、动脉血管硬化、心脑血管病颇为有益，并有一定的抗癌作用。

保健食疗 西红柿桂圆粥

【秘方来源】民间方

【选取原料】西红柿、桂圆肉各20克●糯米100克●青菜少许●盐3克

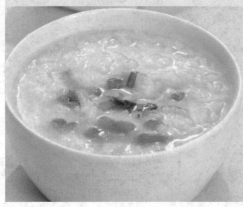

【制作方法】①西红柿洗净，切丁。桂圆肉洗净。糯米洗净，泡发半小时。青菜洗净，切碎。②锅置火上，注入清水，放入糯米、桂圆，用旺火煮至绽开。③再放入西红柿，改用小火煮至浓稠时，下入青菜稍煮，再加入盐调味即可。

【性味归经】桂圆性温，味甘。归心、肝、脾、肾经。

【疗　效】可用于治疗冠心病。

【用法用量】需温热服用，每日2次。

【药粥解说】桂圆对中老年人而言，有保护血管、防止血管硬化和脆化的作用。西红柿有清热解毒、生津止渴、健胃消食等作用。

保健食疗 西红柿海带粥

【秘方来源】民间方

【制作方法】①西红柿洗净，切丁。葱洗净，切花。②锅置火上，注入海带清汤后，放入米饭煮至沸时。③放入西红柿，用小火煮至粥成，加入盐调味，撒上葱花即可。

【性味归经】海带性寒味咸。归肝、脾经。

【疗　效】预防心血管疾病。

【用法用量】温热服用，每日2次。

【食用禁忌】患有严重痤疮的人不宜食用。

【药粥解说】海带中含有大量的不饱和脂肪酸EPA，能使血液的黏度降低，预防血管硬化疾病。因此，常吃海带能够预防心血管方面的疾病。

【选取原料】西红柿15克●海带清汤适量●米饭一碗●盐3克●葱少许

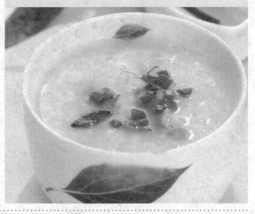

保健食疗 豆芽玉米粥

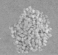

【秘方来源】民间方

【制作方法】①玉米粒洗净。豆芽洗净，摘去根部。大米洗净，泡发半小时。②锅置火上，倒入清水，放入大米、玉米粒用旺火煮至玉米粒开花。③放入黄豆芽，改用小火煮至粥成，调入盐、香油搅匀即可。

【性味归经】豆芽性寒，味甘。归心、胃经。

【疗　效】可治疗冠心病，预防高血压。

【用法用量】需温热服用，每日2次。

【药粥解说】黄豆芽不仅有滋润清热、利尿解毒的功效，还有保护皮肤和毛细血管，防止小动脉硬化、防治老年高血压的功效。

【选取原料】黄豆芽、玉米粒各20克●大米100克●盐3克●香油5克

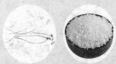

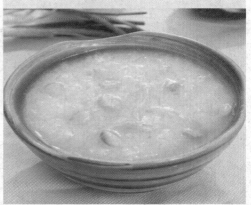

保健食疗 豆浆玉米粥 -----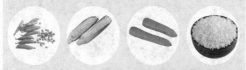

【秘方来源】民间方

【选取原料】鲜豆浆120克●玉米、豌豆、胡萝卜、大米、冰糖、葱各适量

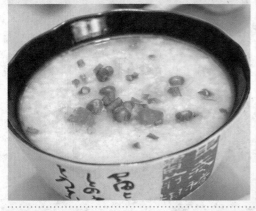

【制作方法】①大米泡发洗净。玉米粒、豌豆均洗净。胡萝卜洗净，切丁。葱洗净，切花。②锅置火上，倒入清水，放入大米煮至开花，再放入玉米、豌豆、胡萝卜同煮至熟。③注入鲜豆浆，放入冰糖，同煮至浓稠状，撒上葱花即可。

【性味归经】豆浆性平，味甘。入脾、胃经。

【疗　　效】用于治疗冠心病，高血压。有补虚益胃之功效。

【用法用量】温热服用，早晚各1次。

【食用禁忌】现煮现服，忌隔夜服用。

【药粥解说】豆浆在欧美享有"植物奶"的美誉。经常饮用，对高血压、冠心病、动脉粥样硬化等患者大有益处。

保健食疗 玉米山药粥 -----

【秘方来源】民间方

【选取原料】玉米粒、山药、黄芪各20克●大米100克●盐2克

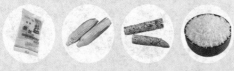

【制作方法】①玉米粒洗净。山药去皮洗净，切块。黄芪洗净，切片。大米泡发洗净。②锅置火上，注入清水，放入大米，用大火煮至米粒绽开，放入玉米、山药、黄芪。③改用小火煮至粥成，加入盐调味，即可食用。

【性味归经】山药性平，味甘。归肺、脾、肾经。

【疗　　效】有补虚益胃之功效。

【用法用量】需温热服用，早晚各1次。

【药粥解说】山药是虚弱、疲劳或病愈者恢复体力的最佳食品，不但可以抗癌，对于癌症患者治疗后的调理也极具疗效，经常食用能提高免疫力、预防高血压。常喝此粥可治疗冠心病等症。

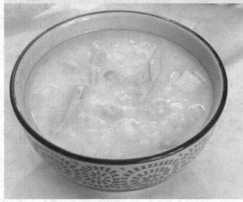

保健食疗 桂圆银耳粥

【秘方来源】经验方

【制作方法】①大米洗净备用。银耳泡发洗净，切碎。桂圆肉洗净备用。②锅置火上，放入大米，倒入清水煮至米粒开花。③待粥至浓稠状时，放入银耳、桂圆同煮片刻，调入白糖拌匀即可。

【选取原料】银耳、桂圆肉各适量●大米100克●白糖5克

【性味归经】银耳性味甘平，入心、肺、肾、胃经。

【疗　效】可用于治疗冠心病等症。

【用法用量】温热服用，每日1次。

【食用禁忌】忌隔夜服用。

【药粥解说】桂圆含有蛋白质、脂肪、碳水化合物、粗纤维等营养物质。银耳富含维生素、天然植物性胶质等营养物质，能滋阴润燥、益气养胃。此粥可用于治疗冠心病等症。

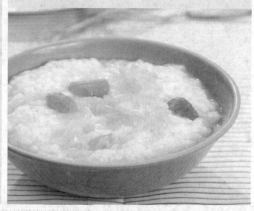

保健食疗 木瓜葡萄粥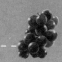

【秘方来源】经验方

【制作方法】①大米淘洗干净，放入清水中浸泡。木瓜切开取果肉，切成小块。葡萄去皮、去核，洗净。②锅置火上，注入清水，放入大米煮至八成熟。③放入木瓜、葡萄煮至米烂，放入白糖稍煮后调匀，撒上葱花便可。

【选取原料】木瓜30克●葡萄20克●大米100克●白糖5克●葱花少许

【性味归经】葡萄性平,味甘酸；入肺、脾、肾经。

【疗　效】可用于冠心病等症。

【用法用量】每日服用1次。

【食用禁忌】忌长久食用。

【药粥解说】葡萄含有糖类、蛋白质、脂肪等营养成分，舒筋活血、开脾健胃、助消化、提神。葡萄根及藤叶有祛风湿、利小便、镇静止痛功效。木瓜有理脾和胃、平肝舒筋等功效。

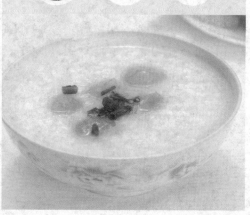

保健食疗 木瓜大米粥

【秘方来源】《太平圣惠方》

【选取原料】大米80克●木瓜适量●盐2克●葱少许

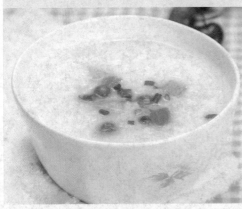

【制作方法】①大米泡发洗净。木瓜去皮洗净，切小块。葱洗净，切花。②锅置火上，注水烧开后，放入大米，用大火煮至熟后，加入木瓜用小火焖煮。③煮至粥浓稠时，加入盐调味，撒上葱花即可食用。

【性味归经】木瓜性平，微寒，味甘。归肝、脾经。

【疗　　效】用于治疗冠心病，高血压。

【用法用量】温热服用，每日2次。

【食用禁忌】此粥忌长久服用。

【药粥解说】木瓜果皮光滑美观，果肉厚实细致，香气浓郁，汁水丰多，甜美可口，营养丰富。木瓜、大米合熬为粥，可治疗冠心病。

保健食疗 莴笋粥

【秘方来源】经验方

【选取原料】莴笋20克●大米100克●盐2克●味精1克●香油5克●葱少许

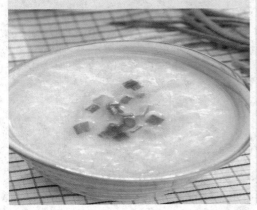

【制作方法】①莴笋去皮洗净，切丝。大米洗净，泡发。葱洗净，切花。②锅置火上，倒入清水后，放入大米用旺火煮至米粒绽开。③放入莴笋丝，改用文火煮至粥成，调入盐、味精、香油，撒上葱花即可。

【性味归经】莴笋性凉，味甘苦。归脾、小肠经。

【疗　　效】适用于治疗冠心病、高血压。

【用法用量】每日1次。

【食用禁忌】不宜过量服用。

【药粥解说】莴笋能调节体内盐的平衡、增进食欲、刺激消化液分泌、促进胃肠蠕动。对于高血压、心脏病等患者，具有降低血压的效果。

保健食疗 玉米粉粥

【秘方来源】《食物疗法》

【选取原料】粳米、玉米粉各适量

【制作方法】粳米洗净加玉米粉同煮粥即可。

【性味归经】玉米性平，味甘。入肝、膀胱经。

【疗　效】用于冠心病、心肌梗塞等症。有降低血压血脂之功效。

【用法用量】温热服用，早晚各1次。

【药粥解说】玉米含有丰富的纤维素，健胃，润肠通便，能降低血压、血脂、胆固醇。此粥具有保健作用，适合各类人群。

保健食疗 豆腐浆粥

【秘方来源】《本草纲目拾遗》

【选取原料】粳米50克●豆浆汁100克●盐适量

【制作方法】①取粳米洗净熬煮。②加入豆浆汁与粳米同煮。③待粥将熟时加入盐，煮沸即可。

【性味归经】豆浆性平，味甘。入脾、胃经。

【疗　效】用于治疗冠心病、高血压。有补虚益胃之功效。

【用法用量】温热服用，早晚各1次。

【食用禁忌】现煮现服，忌隔夜服用。

【药粥解说】鲜豆浆的营养易于消化吸收，经常饮用，对高血压、冠心病、动脉粥样硬化及糖尿病、骨质疏松等症大有益处。常喝此粥可保健身体。

保健食疗 黑豆红糖粥

【秘方来源】《粥谱》

【选取原料】大米60克●黑豆、红糖各30克

【制作方法】①取大米洗净熬煮；②黑豆洗净泡软后同大米一起煮粥；③待粥将熟时加入红糖煮沸即可。

【性味归经】黑豆性平，味甘。归脾、肾经。

【疗　效】用于冠心病、心脏病等症。有补肾健脾之功效。

【用法用量】温热服用，每日2次。

【食用禁忌】不宜服用过量。

【药粥解说】黑豆有祛风除湿、调中下气、活血、解毒、利尿、明目等功效，对糖尿病、小便频数等症有一定的疗效。此粥可用于治疗冠心病等症。

保健食疗 薤白粥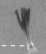

【秘方来源】《普济方》

【选取原料】粳米100克●薤白20克●葱白5克

【制作方法】薤白、葱白洗净，切碎，与粳米同煮即可。

【性味归经】薤白性温，味辛。归肺、心、胃、大肠经。

【疗　效】用于冠心病、肠炎等症。

【用法用量】温热服用。

【食用禁忌】发热阴虚者忌食。

【药粥解说】薤白可通阳散结，行气导滞。主治胸痹心痛彻背、胸脘痞闷、咳嗽痰多、脘腹疼痛、泻痢后重、白带等症。服用此粥可以舒缓胸闷、心绞痛等症。但此粥不宜长久服用。

哮喘

哮喘是一种慢性支气管疾病，患者的气管因为发炎而肿胀，呼吸道变狭窄，导致呼吸困难。哮喘分为内源性哮喘和外源性哮喘。哮喘病的发病原因很多，猫狗的皮垢，真菌等变应原的侵入，微生物感染，过度疲劳，情绪波动大，气候寒冷导致呼吸道感染，天气突然变化或气压降低都可能导致哮喘病发作，发作前或有鼻痒、咽痒、打喷嚏、流涕、咳嗽、胸闷等先兆症状。发作时病人突感胸闷窒息，咳嗽，迅即气促呼吸困难，呼气延长，伴有喘鸣，发作可持续数分钟、几小时或更长。患者在接触烟雾、香水、油漆、灰尘、宠物、花粉等刺激性气体或变应原之后容易发作，夜间或清晨症状也容易发生或加剧。哮喘患者宜选用麻黄、桔梗、紫菀、陈皮、佛手、香附、木香、款冬花等能松弛气管平滑肌的药材。当患者呼吸困难时，宜取半卧位。患者平时应保持房间的安静和整洁，居室内禁放花草、地毯等；生活中不仅要避免刺激性气体，如烟雾、灰尘和油烟等，还要避免精神紧张和剧烈运动。

保健食疗 核桃乌鸡粥

【秘方来源】经验方

【选取原料】乌鸡肉200克●核桃、大米、枸杞子、姜末、鲜汤、盐、葱花各适量

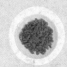

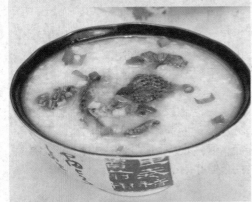

【制作方法】①核桃去壳，取肉。大米淘净。枸杞子洗净。乌鸡肉洗净，切块。②油锅烧热，爆香姜末，下入乌鸡肉过油，倒入鲜汤，放入大米烧沸，下核桃肉和枸杞子，熬煮。③文火将粥焖煮好，加入盐调味，撒上葱花即可。

【性味归经】核桃性温，味甘。归肺、肾经。

【疗　　效】有润肺平喘之功效。

【用法用量】需温热服用，早晚各1次。

【药粥解说】乌鸡有滋阴、补肾、养血、添精、益肝、退热、补虚的作用，能调节人体免疫功能和抗衰老。乌鸡、核桃、大米合熬为粥，有润肺平喘的功效。

保健食疗 莲子葡萄萝卜粥

【秘方来源】经验方

【制作方法】①大米、莲子洗干净，放入清水中浸泡。胡萝卜洗净，切丁。葡萄去皮，去核，洗净。②锅置火上，放入大米、莲子煮至七成熟。③放入葡萄、胡萝卜丁煮至粥将成，加白糖调匀便可。

【性味归经】莲子性平，味甘，涩。归心、脾、肾、胃、膀胱经。

【疗　　效】用于咳嗽等症。

【用法用量】温热服用，每日1次。

【食用禁忌】阴虚内热、年老体弱者不宜食用。

【药粥解说】莲子是常见的滋补之品，有很好的滋补作用。莲子中的钙、磷和钾含量非常丰富，有养心安神的功效。胡萝卜含较多的胡萝卜素、糖、钙等营养物质，能健脾、化带，可治消化不良、久痢、咳嗽、眼疾等。

【选取原料】莲子、葡萄各25克●胡萝卜丁少许●大米100克●白糖5克●葱花少许

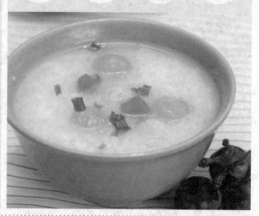

保健食疗 瘦肉豌豆粥

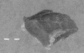

【秘方来源】经验方

【制作方法】①豌豆洗净。瘦肉洗净，剁成末。大米用清水淘净，用水浸泡半小时。②大米入锅，加清水烧开，改中火，放姜末、豌豆煮至米粒开花。③再放入猪肉，改小火熬至粥浓稠，放入色拉油、盐、鸡精、料酒、酱油调味，撒上葱花即可。

【性味归经】瘦肉甘咸，入脾、胃、肾三经。

【疗　　效】用于咳嗽、口干等症。

【用法用量】温热食用，每日1次。

【药粥解说】猪肉中含有蛋白质、脂肪、碳水化合物等营养成分，可以滋阴、润燥、补虚养血，对热病伤津、便秘、咳嗽等病症有食疗的作用。豌豆有补中益气、利小便的功效，合熬为粥，可治疗咳嗽等症。

【选取原料】瘦肉、豌豆、大米、盐、鸡精、葱花、姜末、料酒、酱油、色拉油各适量

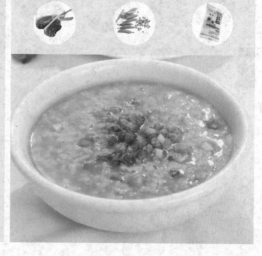

保健食疗 山药冬菇瘦肉粥

【秘方来源】民间方

【选取原料】山药、冬菇、猪肉各100克 ●大米80克●盐3克●味精1克●葱花5克

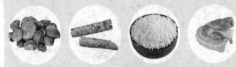

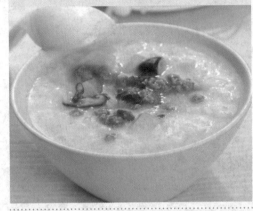

【制作方法】①冬菇用温水泡发，切片。山药洗净，去皮，切块。猪肉洗净，切末。大米淘净，浸泡半小时后，捞出沥干水分。②锅中注水，下入大米、山药，武火烧开至粥冒气泡时，下入猪肉、冬菇煮至猪肉变熟。③再改文火将粥熬好，放入盐、味精调味，撒上葱花即可。

【性味归经】山药性平，味甘。归肺、脾、肾经。

【疗　　效】用于咳嗽、口干等症。

【用法用量】温热食用，每日1次。

【药粥解说】山药有补脾养胃、助消化的功效。冬菇有补肝肾、健脾胃、益气血、益智安神的功效，可用来治疗食欲缺乏等症。猪肉有补肾养血、滋阴润燥的功效，对热病伤津、咳嗽等病有食疗作用。

保健食疗 白果瘦肉粥

【秘方来源】民间方

【选取原料】白果20克●瘦肉50克●玉米粒、红枣、大米、盐、味精、葱花各少许

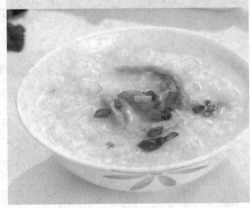

【制作方法】①玉米粒洗净。瘦肉洗净，切丝。红枣洗净，切碎。大米淘净，泡好。白果去外壳，取心。②锅中注水，下入大米、玉米、白果、红枣，旺火烧开，改中火，下入猪肉煮至猪肉变熟。③改小火熬煮成粥，加盐、味精调味，撒上葱花即可。

【性味归经】白果性味甘、苦、涩、平，有小毒。归肺经。

【疗　　效】用于咳嗽、气喘等症。

【用法用量】每日温热食用1次。

【食用禁忌】外感咳嗽者忌食。

【药粥解说】白果具有敛肺气、定喘咳的功效，对于肺病咳嗽、老人虚弱体质的哮喘及各种哮喘痰多者，均有辅助食疗作用。瘦肉有滋阴润燥、补肾养血的功效，对咳嗽等病有食疗作用，合熬为粥，有润肺平喘的功效。

保健食疗 黑豆瘦肉粥

【秘方来源】民间方

【制作方法】①大米、黑豆洗净，放入清水中浸泡。猪瘦肉洗净切片。皮蛋去壳，洗净切丁。②锅置火上，注入清水，放入大米、黑豆煮至五成熟。③再放入猪肉、皮蛋煮至粥将成，加盐、味精、胡椒粉、香油调匀，撒上葱花即可。

【选取原料】大米、黑豆、猪瘦肉、皮蛋、盐、味精、胡椒粉、香油、葱花各适量

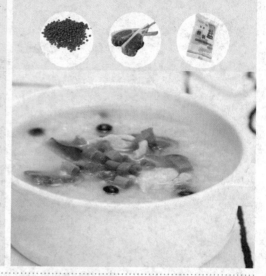

【性味归经】黑豆性平，味甘。归脾、胃经。

【疗　　效】用于咳嗽等症。

【用法用量】温热食用，每日1次。

【药粥解说】黑豆具有祛风除湿、调中下气、活血、解毒、利尿、明目等功效。猪瘦肉中含有蛋白质、脂肪、碳水化合物以及磷、钙、铁、维生素等营养成分，可以滋阴、润燥，对热病伤津、咳嗽等症有食疗作用。

保健食疗 瘦肉西红柿粥

【秘方来源】民间方

【制作方法】①西红柿洗净，切成小块。猪瘦肉洗净切丝。大米淘净，泡半小时。②锅中放入大米，加适量清水，大火烧开后改用中火，下入猪肉，煮至猪肉变熟。③改小火，放入西红柿，慢煮成粥，下入盐、味精调味，淋上香油，撒上葱花即可。

【选取原料】西红柿100克●瘦肉100克●大米80克●盐、味精、葱花、香油各少许

【性味归经】瘦肉甘咸，入脾、胃、肾三经。

【疗　　效】有润肺平喘的功效。

【用法用量】温热食用，每日1次。

【药粥解说】猪瘦肉中含有蛋白质、脂肪、碳水化合物以及磷、钙、铁、维生素等营养成分，有滋阴润燥的功效。西红柿有清热解毒、生津止渴、养阴凉血、健胃消食的功效。西红柿、瘦肉、大米合熬为粥，有止咳、润肺平喘的功效。

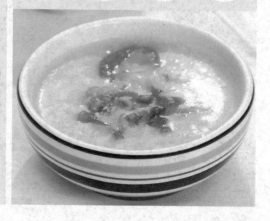

香菇白菜肉粥

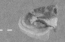

【秘方来源】民间方

【选取原料】香菇20克●白菜、猪肉、枸杞子、米、盐、味精、色拉油各适量

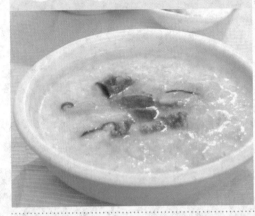

【制作方法】①香菇用清水洗净，对切。白菜洗净，切碎。猪肉洗净，切末。大米淘净泡好。枸杞子洗净。②锅中注水，下入大米，大火烧开后改中火，下入猪肉、香菇、白菜、枸杞子煮至猪肉变熟。③小火将粥熬好，放入盐、味精及少许色拉油调味即可。

【性味归经】香菇性平，味甘。归脾、胃经。

【疗　　效】有润肺平喘的功效。

【用法用量】每日食用1次。

【食用禁忌】顽固性皮肤瘙痒症患者忌食用。

【药粥解说】香菇有补肝肾、健脾胃、益智安神的功效。白菜能润肠、排毒、预防肠癌。经常食用此粥能润肺平喘。

 白菜鸡肉粥

【秘方来源】民间方

【选取原料】鸡肉120克●白菜50克●大米粥、料酒、鸡高汤、盐、葱花各适量

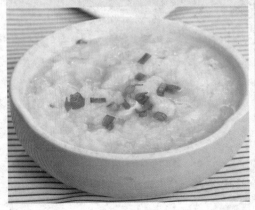

【制作方法】①鸡肉洗净，切丁，用料酒腌渍。白菜洗净，切丝。②锅中加油烧热，下入鸡肉丁炒至发白后，再加入白菜炒熟，加盐调味。③将大米粥倒入锅中，再加入鸡汤一起煮沸，下入炒好的鸡肉和白菜，加盐搅匀，撒上葱花即可食用。

【性味归经】鸡肉性味甘平，入脾、胃经。

【疗　　效】用于咳嗽、口干等症。

【用法用量】需温热食用，每日1次。

【药粥解说】鸡肉有温中益气、补精填髓、益五脏、补虚损的功效。白菜有通利肠胃、清热解毒、止咳化痰、利尿养胃的功效，是营养极为丰富的蔬菜。

保健食疗 杏仁粥

【秘方来源】《食医心鉴》

【选取原料】粳米60克●杏仁20克

【制作方法】①取粳米洗净熬煮；②杏仁洗净煮后取汁；③待粥将熟时加入杏仁汁煮沸即可。

【性味归经】杏仁性温，味苦。归肺、脾、大肠经。

【疗　　效】用于咳嗽、气喘等症，有润肺平喘之功效。

【用法用量】温热服用，早晚各1次。

【食用禁忌】阴虚、大便溏泄者忌用。

【药粥解说】杏仁适用于干咳无痰、肺虚久咳及便秘者，因伤风感冒引起的多痰、咳嗽气喘、大便燥结等症。

保健食疗 蔗浆粥

【秘方来源】《采珍集》

【选取原料】粳米50克●甘蔗500克

【制作方法】①取粳米洗净熬煮。②甘蔗洗净碾碎后取汁。③待粥将熟时，加入甘蔗汁煮沸即可。

【性味归经】甘蔗性微寒，味甘。归肺、脾、胃经。

【疗　　效】用于咳嗽、口干等症，有润肺止咳之功效。

【用法用量】温热服用。

【食用禁忌】糖尿病患者忌服。

【药粥解说】甘蔗可治热病津伤、心烦口渴、反胃呕吐、肺燥咳嗽、大便燥结、醉酒等病症。此粥味道甘甜，还可解酒毒，具有很好的保健效用。

保健食疗 半夏山药粥

【秘方来源】《药性论》

【选取原料】山药40克●半夏20克

【制作方法】①取半夏洗净，煮后取汁。②山药洗净碾成粉加入半夏汁一同煮沸即可。

【性味归经】半夏性温，味辛。归脾、胃、肺经。

【疗　　效】用于咳嗽、痰湿等症。有润肺化痰之功效。

【用法用量】温热服用，早晚各1次。

【食用禁忌】半夏应煎煮长久。

【药粥解说】半夏有化痰、益脾胃气、消肿散结、除胸中痰涎的功效。口干舌麻、胃部不适者忌服。山药与半夏结合可润肺健脾，燥热化痰。

保健食疗 石菖蒲猪肾粥

【秘方来源】《圣济总录》

【选取原料】粳米50克●石菖蒲25克●猪肾1枚●葱白适量

【制作方法】①取粳米洗净熬煮。猪肾、葱白洗净切好后与粳米同煮。②石菖蒲洗净煎后取汁。③待粳米将熟时，加入石菖蒲汁一同煮沸即可。

【性味归经】石菖蒲性温，味辛，苦。归心、胃经。

【疗　　效】润肺化痰。

【用法用量】温热服用，每日2次。

【食用禁忌】血虚、多汗者忌服。

【药粥解说】猪肾有健肾补腰、和肾理气之功效。此粥可用于治疗神志不清、热病神昏、癫痫等症。

高血压

　　高血压为静息状态下动脉收缩压和舒张压增高的病症（一般正常血压为18.6/12.0千帕左右），常伴有心、脑、肾、视网膜等器官功能性或者器质性改变以及脂肪和糖代谢紊乱等现象。高血压可分为原发性高血压和继发性高血压。高血压的发生不仅与遗传因素有关，还可由后天的环境、饮食、药物等因素使高级神经中枢调节血压功能紊乱所引起。早期症状为头晕、头痛、心悸、烦躁、失眠等，严重者不但头痛还伴有恶心、呕吐、眩晕、耳鸣、心悸、气短、肢体麻木等症状。引起高血压的主要原因之一是胆固醇摄入过多，体内胆固醇合成过多以及胆固醇代谢紊乱，因此降低胆固醇含量可适当改善高血压症状。人的血压高低由前列腺素来调节，若前列腺素受到氧自由基的损害而降低活力就会出现高血压，因此通过清除氧自由基可以适当预防和改善高血压症状。此外，还可通过防止血液黏稠来改善高血压症状。平时应合理安排作息时间，生活有规律，避免过度劳累和精神刺激。

保健食疗　燕麦核桃仁粥

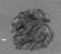

【秘方来源】民间方

【选取原料】燕麦50克●白糖3克●核桃仁、玉米粒、鲜奶各适量

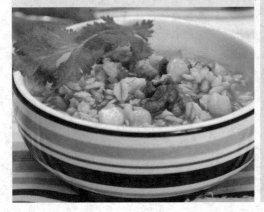

【制作方法】燕麦与核桃仁、玉米粒、鲜奶同煮，加入白糖煮沸即可。

【性味归经】燕麦性平，味甘。归肝、脾、胃经。

【疗　　效】用于高血压等症。有降低血压之功效。

【用法用量】每日1次。

【食用禁忌】阴虚痰热者忌服。

【药粥解说】燕麦含有亚油酸、蛋白质、脂肪、人体必需的八种氨基酸、维生素E及钙、磷、铁等营养成分，有降低血压、血脂，润肠通便等功效。脂肪肝、糖尿病、水肿、习惯性便秘、高血压、高脂血症、动脉硬化等患者宜服用。

保健食疗 槐花大米粥

【秘方来源】民间方

【选取原料】大米80克●白糖3克●槐花适量

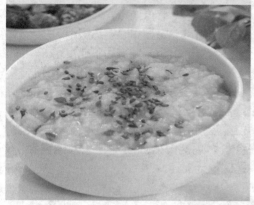

【制作方法】①取大米洗净熬煮。②槐花洗净煮后取汁。③槐花汁加入大米中与大米同煮，加入白糖煮沸即可。

【性味归经】槐花性寒，味苦。归大肠、肝经。

【疗　　效】用于高血压等症，有降低血压之功效。

【用法用量】每日2次。

【食用禁忌】脾胃虚寒、阴虚发热者忌服。

【药粥解说】槐花有保持毛细血管正常抵抗力、凉血止血，清肝泻火、降血压、润肺止咳、清热解毒、预防中风的功效。大米、白糖、槐花合熬为粥，不仅香甜可口，还有降血压的功效，可用于高血压及高脂血症。

保健食疗 干贝鸭粥

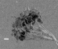

【秘方来源】民间方

【选取原料】大米120克●鸭肉80克●干贝120克●盐3克●味精1克●香菜、枸杞子、香油各少量

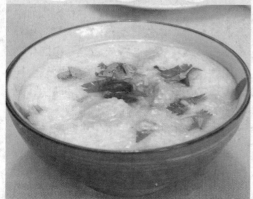

【制作方法】①取大米洗净备用。②过油好的鸭肉与大米一同煮粥。③粥将熟时加入干贝、盐、味精、香菜、枸杞子、香油，煮沸即可。

【性味归经】干贝性平，味甘咸。归肾、脾经。

【疗　　效】用于高血压等症，有降低血压之功效。

【用法用量】需温热食用，每日1次。

【药粥解说】干贝适用于高脂血症、动脉硬化、冠心病患者。鸭肉有滋五脏之阴、清虚劳之热、补血行水、养胃生津、止咳息惊等功效。合熬为粥，有降低血压的功效。

玉米核桃粥

【秘方来源】经验方

【选取原料】核桃仁20克●玉米粒30克●大米80克

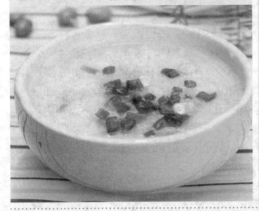

【制作方法】①大米泡发，玉米粒、核桃仁洗净，葱洗净切花。②大米与玉米一同煮开。③加入核桃仁同煮至浓稠状，调入白糖拌匀，撒上葱花即可。

【性味归经】核桃仁性温味甘；归肾、肺、大肠经。

【疗　　效】降低血压。

【用法用量】每日早晚温热服用。

【食用禁忌】玉米发霉后不能食用。

【药粥解说】玉米含有丰富的蛋白质、脂肪、维生素、纤维素及多糖等，能开胃益智、宁心活血、增强记忆力。核桃仁能温肺定喘，润肠通便。玉米与核桃合煮为粥能降低血压，延缓人体衰老，是保健佳品。

陈皮黄芪粥

【秘方来源】民间方

【选取原料】大米100克●陈皮末15克●生黄芪20克●白糖10克●山楂适量

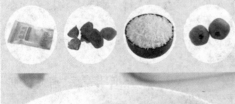

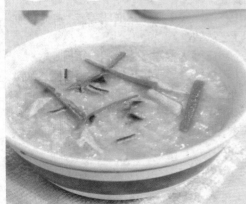

【制作方法】①取大米洗净备用。②锅中加入陈皮末、生黄芪、山楂、大米、水同煮粥。③待粥将熟时加入白糖，稍煮即可。

【性味归经】陈皮性温，味辛，苦。归脾、胃、肺经。

【疗　　效】用于高血压等症。

【用法用量】每日食用1次。

【食用禁忌】不宜长久食用。

【药粥解说】陈皮有理气健脾、燥湿化痰的功效。黄芪有补中益气、敛汗固表、托毒敛疮之功效。山楂有强心、降血脂、降血压的功效。陈皮、黄芪、山楂、大米合熬为粥，能扩张血管、持久降血压。

保健食疗 红枣杏仁粥

【秘方来源】民间方

【选取原料】大米100克●红枣15克●杏仁10克●盐2克

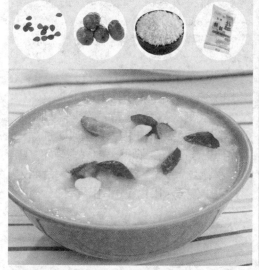

【制作方法】大米与红枣、杏仁洗净后一同煮粥，加入盐煮沸即可。

【性味归经】红枣性温，味甘。归脾、胃经。

【疗　效】用于高血压等症。有降低血压等功效。

【用法用量】温热食用，每日1次。

【药粥解说】红枣有补脾和胃、益气生津、调营卫、解毒的功效。常用于治疗胃虚食少、脾弱便溏、气血不足、心悸怔忡等病症。杏仁有祛痰、止咳、平喘、润肠的效用。此粥具有降低血压的功效。

保健食疗 山药山楂黄豆粥

【秘方来源】民间方

【选取原料】大米90克●山药30克●盐2克●味精、黄豆、山楂、豌豆各适量

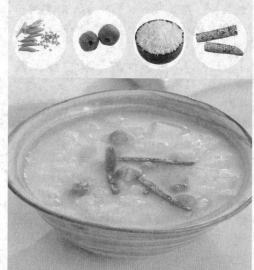

【制作方法】①先取大米洗净备用。②锅中加入山药、黄豆、山楂、豌豆、大米、适量水，共熬粥。③粥将熟时加入盐，味精，稍煮即可。

【性味归经】山药性平，味甘。归肺、脾、肾经。

【疗　效】用于高血压等症。有降低血压之功效。

【用法用量】温热食用，每日1次。

【药粥解说】黄豆有保持血管弹性、健脑和防止脂肪肝形成的作用。常食豆制品不仅可防肠癌、胃癌，还因为维生素E、胡萝卜素、磷脂的含量丰富，可防治老年斑、老年夜盲症、高血压，增强老人记忆力，是延年益寿的最佳食品。

保健食疗 鳕鱼蘑菇粥

【秘方来源】民间方

【选取原料】大米80克●鳕鱼肉50克●蘑菇、青豆各20克●枸杞子、盐、姜丝、香油各适量

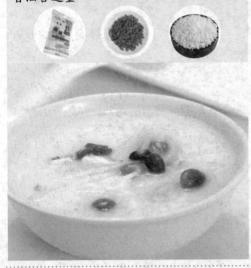

【制作方法】①取大米洗净备用。②鳕鱼用盐腌制后与大米一同煮粥。③粥将熟时加入洗好的香菇、青豆、枸杞子、盐、姜丝、香油，煮沸即可。

【性味归经】蘑菇性平，味甘。归肝、胃经。

【疗　　效】用于高血压等症。

【用法用量】温热食用，每日1次。

【药粥解说】鳕鱼具有高营养、降血压、降胆固醇、易于被人体吸收等优点，可用于跌打损伤、脚气、糖尿病等症。鳕鱼、蘑菇、青豆、枸杞子、大米合熬为粥，不仅味美可口，还可用于降血压。

保健食疗 田螺芹菜咸蛋粥

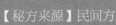

【秘方来源】民间方

【选取原料】大米80克●田螺30克●咸鸭蛋1个●芹菜少量●盐2克●料酒●香油●胡椒粉●葱花各适量

【制作方法】①大米洗净备用。田螺洗净炒后备用。②锅中注入适量清水，加入咸鸭蛋、芹菜、田螺、大米，同煮粥。③粥将熟时加入盐、料酒、香油、胡椒粉、葱花，稍煮即可。

【性味归经】田螺性寒，味甘咸。归肝、脾、膀胱经。

【疗　　效】用于高血压等症。有降低血压之功效。

【用法用量】每日1次。

【食用禁忌】脾胃虚寒者忌服。

【药粥解说】田螺具有清热、明目、利尿、通淋等功效，主治中耳炎、脱肛、全身水肿、湿热黄疸、胃痛反酸等症。田螺、咸鸭蛋、大米合熬为粥，能共奏降压之效。

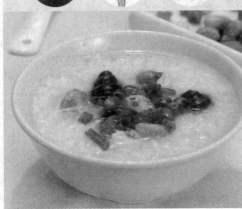

保健食疗 香菇枸杞养生粥

【秘方来源】民间方

【选取原料】粳米80克●枸杞子10克●红枣、水发香菇各20克●盐2克

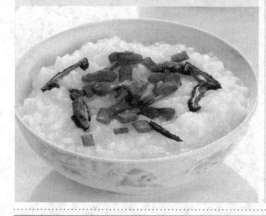

【制作方法】①取粳米洗净，泡发熬煮。②枸杞子、红枣、香菇洗净，加入粥中同煮。③粥将熟时，调入盐即可。

【性味归经】香菇性平，味甘。归脾、胃经。

【疗　　效】用于高血压等症。有降低血压、血脂之功效。

【用法用量】每日1次。

【食用禁忌】脾胃寒湿者忌服。

【药粥解说】香菇不仅有益气补虚、健脾和胃、降低血脂、改善食欲、利尿通便的效用，还可预防癌症、延缓衰老。枸杞子有养肝补肾、润肺止咳等作用。红枣有健脾和胃、保护肝脏、养血安神等效用。合熬为粥，有降血压的功效。

保健食疗 淡菜芹菜鸡蛋粥

【秘方来源】民间方

【选取原料】大米、淡菜、鸡蛋、盐、味精、芹菜、香油、胡椒粉、枸杞子各适量

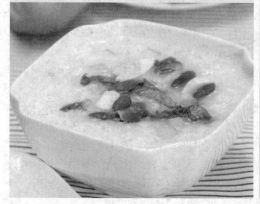

【制作方法】①大米洗净。②锅中加入水、鸡蛋、淡菜、芹菜、大米，同煮。③粥将熟时加入盐、味精、香油、胡椒粉、枸杞子，稍煮即可。

【性味归经】淡菜性温，味咸。归肝、肾经。

【疗　　效】用于高血压等症。

【用法用量】温热食用，每日1次。

【药粥解说】芹菜含蛋白质、甘露醇、食物纤维，含有丰富的维生素A、维生素C、维生素P、钙、铁、磷等，不仅有健胃护肝、清热除湿等作用，还有降低血压、血脂的作用，适用于高血压患者、动脉硬化患者、缺铁性贫血者及经期妇女。

保健食疗 鸡肉芹菜芝麻粥

【秘方来源】民间方

【选取原料】大米、芹菜、芝麻、鸡肉、鸡蛋清、姜末、盐、葱花各适量

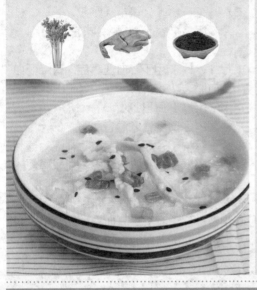

【制作方法】①取大米洗净备用。芹菜洗净。用鸡蛋清、料酒将鸡肉腌制备用。②锅中注入适量清水，加入大米、腌制后的鸡肉，同煮粥。③粥将熟时加入芹菜、芝麻、姜末、盐、葱花，稍煮即可。

【性味归经】芹菜性凉，味甘苦。归胃、肝经。

【疗　　效】用于高血压等症，有降低血压之功效。

【用法用量】每日1次。

【食用禁忌】血压偏低者忌服。

【药粥解说】鸡肉营养丰富，是高蛋白、低脂肪的健康食品，有清热除烦、平肝降压、利水消肿、凉血止血、燥湿止带的功效。

保健食疗 冬瓜竹笋粥

【秘方来源】民间方

【选取原料】大米100克●盐2克●葱少量●山药、冬瓜、竹笋各适量

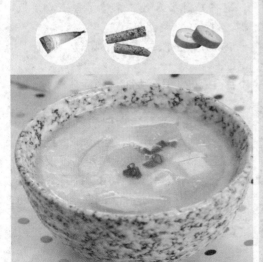

【制作方法】①大米洗净备用。山药、冬瓜、竹笋分别洗净切块备用。②锅中注入适量清水，山药块、冬瓜块、竹笋块、大米，同煮粥。③粥将熟时加入盐、葱，稍煮即可。

【性味归经】冬瓜性寒，味甘。归肺、肾经。

【疗　　效】用于高血压等症，有降低血压之功效。

【用法用量】温热服用。

【食用禁忌】脾胃虚弱者忌服。

【药粥解说】竹笋有"素菜第一品"等美誉，长期食用还有降血糖、降血压、防止动脉硬化等功效，适用于肥胖者、冠心病、高血压等患者。山药、冬瓜、竹笋、大米合熬为粥，有降血压的功效。

保健食疗 黑枣玉米粥

【秘方来源】经验方

【选取原料】玉米、黑枣各20克●大米100克●白糖6克

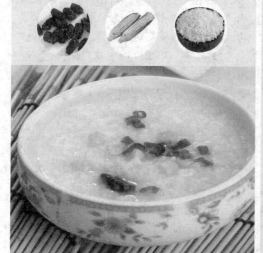

【制作方法】①大米泡发洗净。玉米洗净。黑枣去核洗净。葱洗净切花。②锅置火上，注水后，放入大米，用大火煮至米粒绽开。③放入黑枣、玉米，用小火煮至粥成，调入白糖即成。

【性味归经】玉米性平，味甘。归肝、胆、膀胱经。

【疗　效】用于高血压等症。有降低血压、血脂之功效。

【用法用量】温热食用，每日1次。

【食用禁忌】便秘者忌食。

【药粥解说】黑枣有补血的功效。玉米中含有丰富的纤维素，有通便、健胃、降低血压、血脂、胆固醇等作用。黑枣、玉米、大米合熬为粥，香甜可口，有降血压的功效。

保健食疗 菠菜芹菜萝卜粥

【秘方来源】经验方

【选取原料】芹菜、菠菜各20克●大米100克●胡萝卜少许●盐2克●味精1克

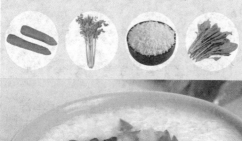

【制作方法】①芹菜、菠菜洗净，均切碎。胡萝卜洗净切丁。大米淘洗干净，用冷水浸泡1小时备用。②锅置火上，注入清水后，放入大米，用大火煮至米粒绽开。③放胡萝卜、菠菜、芹菜，煮至粥成，调入盐、味精即可。

【性味归经】胡萝卜性平，味甘。归肺、脾经。

【疗　效】用于高血压等症。

【用法用量】温热服用，早晚各1次。

【食用禁忌】不宜长时间存放。

【药粥解说】芹菜是治疗高血压病及其并发症的首选之品，对于血管硬化、神经衰弱患者亦有辅助治疗作用。胡萝卜对人体具有多方面的保健功能，被誉为"小人参"。此粥有清热降血压的功效。

保健食疗 桃仁粥

【秘方来源】民间方

【选取原料】粳米100克●桃仁20克

【制作方法】①取粳米洗净，锅中加适量清水、粳米，共煮粥。②桃仁洗净煮后取汁。③粥将熟时，加入桃仁汁即可食用。

【性味归经】桃仁性平，味甘苦。归心、肝、大肠经。

【疗　　效】适用于高血压等症。有降血压、止痛之功效。

【用法用量】温热服用，每日1次。

【食用禁忌】孕妇忌服。

【药粥解说】桃仁含有丰富的营养物，有润肠通便、活血化瘀的作用。此粥适合各类人群，高血压、糖尿病患者尤其适用。

保健食疗 芹菜粥

【秘方来源】《本草纲目》

【选取原料】粳米50克●鲜芹菜60克

【制作方法】①取粳米洗净，芹菜洗净切碎备用。②锅中加适量清水、粳米，共煮粥。③粥将熟时加入芹菜末即可。

【性味归经】芹菜性凉，味甘辛。归肺、胃、肝经。

【疗　　效】用于高血压等症。有清热、降血压之功效。

【用法用量】温热服用，早晚各1次。

【食用禁忌】不宜长时间存放。

【药粥解说】芹菜含有大量的粗纤维，有降血压、降血糖、促进排便作用，故血压偏低者少食。此粥对于高血压患者是很好的辅助食疗品。

保健食疗 葛根粉粥

【秘方来源】《太平圣惠方》

【选取原料】粳米70克●葛根粉25克

【制作方法】①取粳米洗净加水熬煮。②加入葛根粉与粳米同煮沸即可。

【性味归经】葛根性凉，味甘，辛。归肺、胃经。

【疗　　效】用于高血压、糖尿病等症。有清热解烦、降低血压之功效。

【用法用量】每日食用1次。

【食用禁忌】脾胃虚寒者忌服。

【药粥解说】葛根有解肌发表、辛凉透疹、退热生津、止渴止泻、升举阳气的功效，主治麻疹初起、疹出不畅、温病、消渴病、泄泻、痢疾、高血压、冠心病等症。此粥患有高血压、糖尿病者可长期服用。

保健食疗 莲肉粥

【秘方来源】民间方

【选取原料】粳米50克●莲子粉20克●红糖适量

【制作方法】粳米洗净与莲子粉、红糖一同煮沸即可。

【性味归经】莲子性平，味甘。归心、脾、肾、胃、肝、膀胱经。

【疗　　效】用于高血压、心悸等症。有清心安神之功效。

【用法用量】每日食用1次。

【食用禁忌】外感实热者忌服。

【药粥解说】莲子有养心安神的功效。中老年人、脑力劳动者经常食用，可以健脑、增强记忆力、提高工作效率，并能预防老年痴呆，高血压患者可长期服用此粥。

肝炎

肝炎是常见的严重传染病之一，既包括一组病毒性疾病，即通常所说的甲、乙、丙、丁、戊等型肝炎；也包括由于滥用酒精、药物或摄入毒素引起的肝炎。肝炎急性发作期如果食量正常、无恶心呕吐，可进清淡饮食，争取每日每千克体重给予蛋白质1~1.5克。脂肪可按平时的量供给，在不影响食欲和消化的原则下，不必限制脂肪的供给量。适当补充一些糖、B族维生素和维生素C。糖不宜给予太多，给予大量的糖不但没有好处，反而有害。急性发作期消化道症状明显、有恶心呕吐者，黄疸明显或不断加重者，可由静脉补充葡萄糖、维生素及其他营养物质和药物。慢性肝炎病人可进食较多蛋白质，但病情反复或加重者，应限制蛋白质的摄入量。慢性肝炎患者不宜摄入高热量饮食及摄入过量的糖，以免导致脂肪肝的发生及并发糖尿病。肝炎病人应忌酒，即使少量饮酒对肝炎病人也是不适宜的。肥胖者在疑有脂肪肝时尤其不宜吃或应少吃甜食，并应限制食量，且不应进食高脂肪及富含胆固醇的饮食。疑有并发糖尿病的肝炎病人，应在医生指导下调配饮食。

保健食疗 刺五加粥

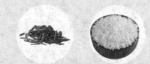

【秘方来源】民间方

【选取原料】大米80克●白糖3克●刺五加适量

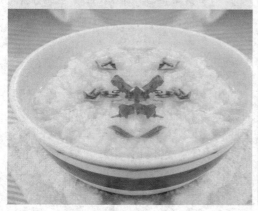

【制作方法】①取大米洗净备用。②锅中加入适量清水、大米、刺五加同煮。③粥将熟时调入白糖，稍煮即可。

【性味归经】刺五加性温，味辛苦。归脾、肾、心经。

【疗　　效】适用于肝炎等症。有疏肝理气之功效。

【用法用量】温热服用。

【食用禁忌】高血压、动脉硬化、神经衰弱、阴虚火旺者忌服。

【药粥解说】刺五加可治风湿痹痛、筋骨痿软、小儿行迟、体虚乏力、水肿、脚气等症。大米有补中益气、益精强志、和五脏的功效。刺五加、大米合熬为粥，有疏肝理气的功效。

保健食疗 天冬米粥

【秘方来源】民间方

【选取原料】大米100克●天冬适量●白糖3克●葱5克

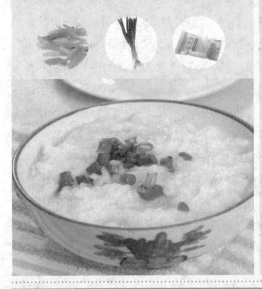

【制作方法】①取大米洗净备用。②锅中加入适量清水、天冬、大米，共熬煮。③粥将熟时调入白糖、葱，稍煮即可。

【性味归经】天冬性寒，味甘。归肺、肾经。

【疗　　效】适用于肝炎等症。有疏肝理气之功效。

【用法用量】每日1次。

【食用禁忌】风寒者忌服。

【药粥解说】天冬有润肺、疏肝理气、滋阴、生津止渴、润肠通便的功效。天冬、大米、白糖、葱合熬为粥，有疏肝理气的功效，适用于肝炎等患者食用。

保健食疗 板栗枸杞粥

【秘方来源】民间方

【选取原料】大米60克●板栗100克●枸杞子25克●冰糖10克

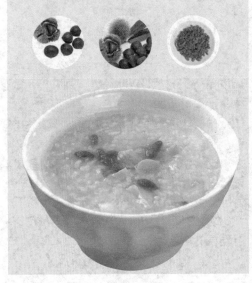

【制作方法】①大米洗净备用。②锅中加入清水、板栗、枸杞子、大米，共煮粥。③粥将熟时加入冰糖即可。

【性味归经】板栗性温，味甘。归脾、胃、肾经。

【疗　　效】适用于肝炎等症。有疏肝理气之功效。

【用法用量】每日1次。

【食用禁忌】脾胃虚弱、消化不良或患有风湿病者忌服。

【药粥解说】板栗有预防癌症、降低胆固醇、防止血栓，防止病毒、细菌侵袭，健脾补肝等作用。枸杞子适用于肝肾阴虚、血虚及慢性肝炎患者。经常食用此粥，可治疗肝炎等症。

保健食疗 覆盆子米粥 - - - - -

【秘方来源】民间方

【选取原料】大米100克●覆盆子适量●盐2克

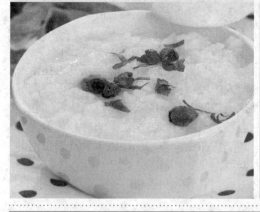

【制作方法】①取大米并将其洗净。②覆盆子煎取汁，汁与大米同煮。③粥将熟时调入盐即可。

【性味归经】覆盆子性温，味甘酸。归肝、肾经。

【疗　　效】适用于肝炎等症。有疏肝理气之功效。

【用法用量】每日1次。

【食用禁忌】肾虚火旺、小便短赤者及孕妇忌服。

【药粥解说】覆盆子别名为覆盆、黑刺莓等，含有机酸、糖类及少量维生素C，有补肝益肾、固精缩尿、明目等功效，可用于肝炎、须发早白等症。

保健食疗 鹿茸大米粥 - - - -

【秘方来源】民间方

【选取原料】大米100克●鹿茸适量●盐2克●葱花适量

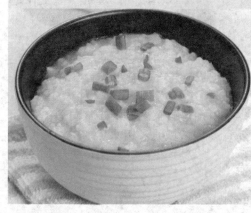

【制作方法】①大米洗净备用。②锅中加入清水、大米、鹿茸，共熬粥。③粥将熟时调入盐、葱花，稍煮即可。

【性味归经】鹿茸性温，味甘咸。归肝、肾经。

【疗　　效】适用于肝炎等症。有疏肝理气之功效。

【用法用量】每日1次。

【食用禁忌】内火旺盛者忌服。

【药粥解说】鹿茸可以提高机体的抗氧化能力，其所含的多胺是促进蛋白质合成的有效成分，可使血压降低、心脏收缩振幅变小、心律减慢、外周血管扩张，适用于肝炎等症。此粥尤其适合老年人食用。

保健食疗 黄花菜瘦肉枸杞粥

【秘方来源】民间方

【选取原料】大米80克●瘦猪肉、干黄花菜、枸杞子、盐、味精、葱花各适量

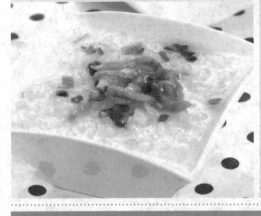

【制作方法】①取大米洗净。猪肉切末备用。②锅中加入水、大米、猪肉、干黄花菜，一同煮粥。③加入枸杞子、盐、味精、葱花，煮沸即可。

【性味归经】枸杞子性平，味甘。归肝、肾、肺经。

【疗　　效】适用于肝炎等症。有疏肝理气之功效。

【用法用量】需温热食用，每日1次。

【药粥解说】枸杞中含有丰富的维生素，对人体具有良好的保健作用，不仅有润肺止咳、保护肝肾的作用，还可降低血脂、血糖。猪肉可以滋阴、润燥、补虚养血，对热病伤津、便秘、咳嗽等病症有食疗的作用。

保健食疗 猪腰大米粥

【秘方来源】民间方

【选取原料】大米、猪腰、白茅根、盐、鸡精、葱花各适量

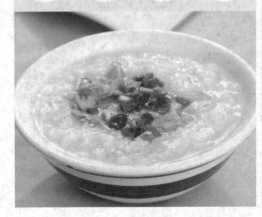

【制作方法】①取大米洗净。猪腰洗净切片。②锅中加入猪腰、白茅根、大米，同煮粥。③粥将熟时加入盐、鸡精、葱花，煮沸即可。

【性味归经】猪腰性平，味咸。归肾经。

【疗　　效】适用于肝炎等症。有疏肝理气之功效。

【用法用量】每日1次。

【食用禁忌】血脂、胆固醇高者忌服。

【药粥解说】猪腰有理肾气、疏肝脏、通膀胱等功效，适宜肾虚、腰酸腰痛、遗精、盗汗者食用。白茅根有清热、利尿、凉血、止血之功效，适用于吐血、尿血、热淋、水肿、黄疸、胃热呕哕、咳嗽等症。

保健食疗 猪腰黑米花生粥 - - -

【秘方来源】民间方

【选取原料】黑米30克●猪腰50克●花生米、薏苡仁、红豆、绿豆各20克●盐3克●葱花5克

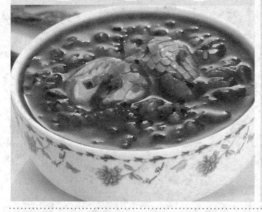

【制作方法】①黑米洗净泡发。猪腰洗净切片。花生米、薏苡仁、红豆、绿豆分别洗净。②锅中注入适量清水，加入猪腰、黑米，共熬煮粥。③粥煮沸后加入花生米、薏苡仁、红豆、绿豆、盐、葱花，煮至米熟时即可。

【性味归经】猪腰性平，味咸。归肾经。

【疗　　效】适用于肝炎等症。有疏肝理气之功效。

【用法用量】每日1次。

【食用禁忌】血脂高、胆固醇高者忌用。

【药粥解说】猪腰有健肾补腰、和肾理气之功效。花生有健脾和胃、润肺化痰、清喉补气、理气化痰、通乳、利肾去水、降压止血之功效。

保健食疗 板栗花生猪腰粥 - - -

【秘方来源】民间方

【选取原料】糯米80克●猪腰50克●板栗45克●花生米30克●盐3克●鸡精1克●葱花少量

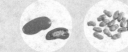

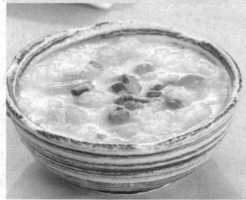

【制作方法】①糯米洗净。猪腰洗净切片。板栗、花生分别洗净。②锅中注入适量清水，加入猪腰、板栗、花生、糯米，共熬煮粥。③粥将熟时，加入盐、鸡精、葱花，稍煮即可。

【性味归经】板栗性温，味甘。归脾、胃、肾经。

【疗　　效】适用于肝炎等症。有疏肝理气之功效。

【用法用量】每日1次。

【食用禁忌】脾胃虚弱者忌服。

【药粥解说】板栗不仅可以治疗动脉硬化、高血压、心脏病等心血管疾病，还能预防衰老。糯米、猪腰、板栗、花生米合熬为粥，有疏肝理气的功效。

保健食疗 鸡蛋枸杞猪肝粥 --

【秘方来源】民间方

【制作方法】①大米洗净。猪肝洗净切块。②锅中注入适量清水，加入猪肝、枸杞子、鸡蛋、大米，共煮粥。③粥将熟时加入盐、枸杞子、葱花、麻油，稍煮即可。

【性味归经】鸡蛋性凉，味甘。归大肠、胃经。

【疗　　效】适用于肝炎等症。有疏肝理气之功效。

【用法用量】每日1次。

【食用禁忌】胆结石者忌服。

【药粥解说】鸡蛋适宜体质虚弱、营养不良、贫血、女性产后病后以及老年高血压、高血脂、冠心病等患者食用。猪肝可用于血虚萎黄、水肿、脚气、夜盲、目赤等症。

【选取原料】大米80克●猪肝100克●鸡蛋、枸杞子、盐、葱花、麻油各适量

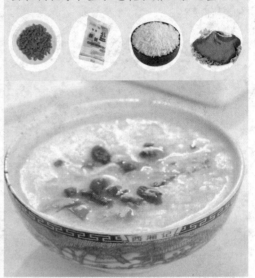

保健食疗 白菜薏苡仁粥 --

【秘方来源】民间方

【制作方法】①大米洗净。②锅中注入适量清水，加入薏苡仁、芹菜、白菜、大米，共煮粥。③粥将熟时加入盐，稍煮即可。

【性味归经】白菜性平，味甘。归肠、胃经。

【疗　　效】适用于肝炎等症。

【用法用量】每日1次。

【食用禁忌】脾胃虚寒者忌服。

【药粥解说】白菜含蛋白质、脂肪、多种维生素、粗纤维、钙、磷、铁、锌等营养成分，有补肝、通利肠胃、清热解毒、止咳化痰、利尿养胃的功效。薏苡仁适合风湿性关节痛、尿路感染、白带过多、癌症患者食用。此粥适用于肝炎患者食用。

【选取原料】大米、薏苡仁各40克●芹菜、白菜各适量●盐2克

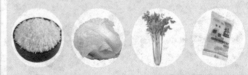

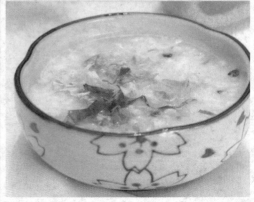

保健食疗 黑豆玉米粥

【秘方来源】民间方

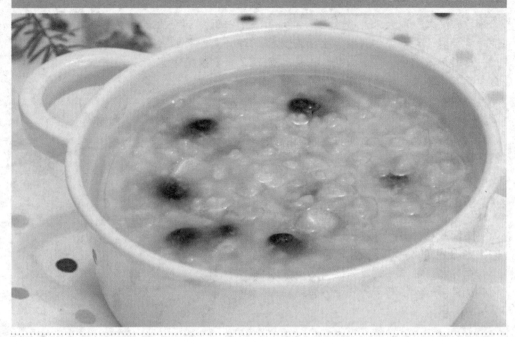

【选取原料】大米70克●黑豆、玉米各30克●白糖3克

【制作方法】①取大米仔细淘2次，淘净，放入锅中用中火熬煮。②将黑豆、玉米放入锅中，与大米同煮粥。③加入白糖煮沸即可。

【性味归经】黑豆性平，味甘。归脾、胃经。

【疗　　效】适用于肝炎等症。有疏肝理气之功效。

【用法用量】温热服用，每日1次。

【药粥解说】黑豆具有祛风除湿、调中下气、活血、解毒、利尿、明目等功效。黑豆可作药物外用，能治疗湿疹、神经性皮炎、白癜风、肾虚阴亏、肾气不足等症，也用于补虚损、生肌肉和消水肿，对于糖尿病、小便频数、头晕目眩、视力模糊，或须发早白、脚气水肿、腰痛、贫血等病症亦有功效。黑豆还可减少皮肤皱纹，养颜美容，促进肠胃蠕动，预防便秘。适宜体虚、脾虚水肿、脚气水肿、小儿盗汗、自汗、热病后出汗、小儿夜间遗尿、妊娠腰痛、腰膝酸软、老人肾虚耳聋、白带频多、产后中风、四肢麻痹者。

玉米含有丰富的纤维素，可以通便、健胃，降低血压、血脂、胆固醇等，对于高血脂、动脉硬化、心脏病的患者有助益，并可延缓人体衰老、预防脑功能退化、增强记忆力。

保健食疗 羊骨杜仲粥

【秘方来源】民间方

【制作方法】①取大米洗净熬煮。②杜仲洗净煮后取汁，羊骨用料酒，生抽腌制后切好一起加入粥中。③加入盐、味精、葱白、葱花、姜末，煮沸即可。

【性味归经】杜仲性温，味甘。归肝、肾经。

【疗　　效】适用于肝炎等症。有疏肝理气之功效。

【用法用量】每日1次。

【食用禁忌】阴虚火旺者忌服。

【药粥解说】杜仲富含木脂素、维生素C、杜仲胶等，用于肾虚腰痛、筋骨无力、妊娠漏血、胎动不安、高血压等症。羊骨有补肾、益气、强壮骨骼等效用。羊骨中的营养成分，对于骨质十分有益。

【选取原料】大米80克●羊骨250克●杜仲60克●料酒、生抽、盐、味精、葱白、姜末、葱花适量

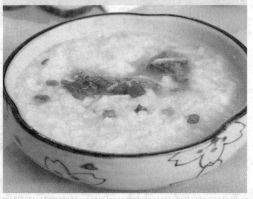

保健食疗 鹌鹑瘦肉粥

【秘方来源】民间方

【制作方法】①取大米洗净熬煮。②加入料酒、煮后的鹌鹑与大米同煮粥。③再加入猪肉、盐、味精、姜丝、胡椒粉煮沸即可。

【性味归经】鹌鹑性平，味甘。归大肠、心、肝、脾、肺、肾经。

【疗　　效】适用于肝炎等症。有疏肝理气之功效。

【用法用量】温热服用，每日1次。

【药粥解说】鹌鹑含有高蛋白、低脂肪、低胆固醇、多种无机盐、卵磷脂、激素和多种人体必需的氨基酸，有补五脏、益精血、温肾助阳、增力气、壮筋骨、防治高血压及动脉硬化等功效，对于贫血、头晕、高血压等效果较佳。

【选取原料】大米80克●鹌鹑1只●猪肉80克●料酒、盐、味精、姜丝、胡椒粉，香油适量

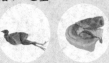

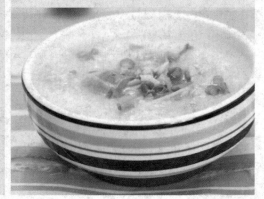

猪肝黄豆粥

【秘方来源】民间方

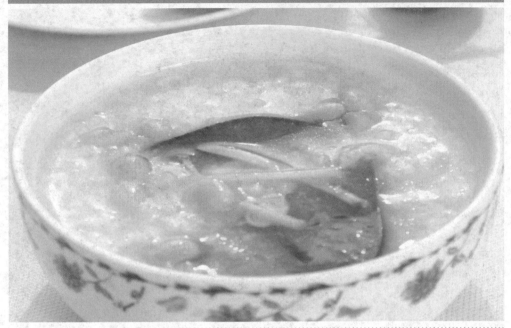

【选取原料】大米80克●猪肝、黄豆各100克●姜丝、盐、鸡精各适量

【制作方法】①取大米洗净，放入锅中熬煮。②将猪肝、黄豆一起放入锅中，与大米同煮粥。③加入姜丝、盐、鸡精，待其煮沸即可食用。

【性味归经】性温，味甘。归肝经。

【疗　　效】适用于肝炎等症。有疏肝理气之功效。

【用法用量】温热服用，每日1次。

【药粥解说】猪肝含有多种营养物质，尤其富含维生素A和微量元素铁、锌、铜等营养成分，而且鲜嫩可口，同时它还是最理想的补血佳品之一。气血虚弱、面色萎黄、缺铁者，电脑工作者以及癌症患者尤其适用。中医认为，猪肝味甘、性温，入肝经，有补血健脾、养肝明目的功效。猪肝中铁的含量是猪肉的18倍，人体的吸收利用率也很高，是天然的补血妙品，对于贫血、头昏、目眩、视力模糊、两目干涩、夜盲及目赤等均有较好的效果。猪肝中还具有一般肉类食品中缺乏的维生素C和微量元素硒，能增强人体的免疫反应，抗氧化、防衰老，并能抑制肿瘤细胞的产生。

黄豆富含蛋白质、钙、锌、铁、磷、糖类、膳食纤维、卵磷脂、异黄酮素、维生素B_1和维生素E等。可明显改善和降低血脂和胆固醇，从而降低患心血管疾病的概率，还能保持血管弹性、健脑和防止脂肪肝形成。

【保健食疗】**黑米花生粥**

【秘方来源】民间方

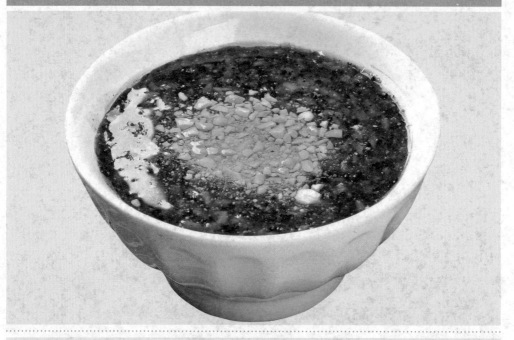

【选取原料】大米20克●黑米100克●熟花生米、白糖、黑芝麻各适量

【制作方法】①大米洗净。②黑米泡后与大米同煮。③加入花生米、黑芝麻、白糖即可。

【性味归经】黑米性平，味甘。归脾、胃经。

【疗　效】适用于肝炎等症。有疏肝理气之功效。

【用法用量】温热服用，每日1次。

【药粥解说】黑米含蛋白质、糖类、维生素B₁和维生素C、钙、铁、磷等矿物质。黑米所含蛋白质是大米的0.5～1倍，所含锰、锌、铜等无机盐都较大米高出1～3倍，更含有大米所缺乏的维生素C、叶绿素、花青素、胡萝卜素及强心苷等特殊成分，因而比大米更有营养。多食黑米具有开胃益中、暖脾暖肝、明目活血、滑涩补精之功，对于少年白发、妇女产后虚弱、病后体虚以及贫血、肾虚均有很好的补养作用。花生含有大量的碳水化合物、多种维生素以及卵磷脂和钙、铁等20多种微量元素，对儿童、少年提高记忆力有益，对老年人有滋养保健之功。花生加工而成的花生油中，35%左右为多不饱和亚油酸，使食用者其排泄亢进，不但可降低胆固醇，同时对防止动脉粥样硬化和冠心病的发生均有效。中医认为，花生具有健脾和胃、润肺化痰、清喉补气、理气化痰、通乳、利肾去水、降压止血之功效，可用于治疗因阴虚阳亢而导致的高血压。

保健食疗 茵陈粥

【秘方来源】《粥谱》
【选取原料】粳米100克●茵陈30~60克●白糖适量
【制作方法】①取粳米洗净煮粥。②茵陈洗净煎后取汁，与粳米同煮粥。③待粥将熟时，加入白糖煮沸即可。
【性味归经】茵陈性凉，味苦辛。归肝、脾、膀胱经。
【疗　　效】用于肝炎等症。有清热利湿之功效。
【用法用量】温热服用，每日2次。
【食用禁忌】无湿气者忌服。
【药粥解说】茵陈有清热利湿、利胆、退黄、保护肝脏、解毒作用。主治黄疸、湿疮瘙痒等症。粳米有补气功效，适用于胆囊、肝脏不佳患者。

保健食疗 茯苓粥

【秘方来源】《本草纲目》
【选取原料】粳米100克●茯苓粉30克●红枣10枚
【制作方法】①取粳米、红枣洗净同煮粥。②加茯苓粉及红糖煮沸即可。
【性味归经】茯苓性平，味甘。入心、肺、脾、肾经。
【疗　　效】用于肝炎等症。有健脾安神之功效。
【用法用量】温热服用，每日2次。
【食用禁忌】肾虚者忌服。
【药粥解说】茯苓有健脾利水、和胃益气等作用。主治痰饮眩悸、心神不安、惊悸失眠、水肿尿少、脾虚食少及便溏者。阴虚而无湿热、虚寒滑精者忌服。常服此粥可以预防疾病。

保健食疗 蒲公英粥

【秘方来源】《粥谱》
【选取原料】粳米10克●蒲公英35克
【制作方法】蒲公英洗净煎后取汁，粳米洗净一同煮粥即可。
【性味归经】蒲公英性寒，味甘苦。归肝、胃经。
【疗　　效】用于肝炎、胆囊炎等症。有清热解毒之功效。
【用法用量】温热服用，每日2~3次。
【食用禁忌】脾虚者忌服。
【药粥解说】蒲公英含有维生素A、B族维生素、维生素C等。主治疔疮肿毒、乳痈瘰疬、肺痈肠痈、热淋涩痛等症。阳虚外寒、脾胃虚弱者忌用。有除湿排毒、利尿等效。此粥治疗、保健皆可。

保健食疗 栀子仁粥

【秘方来源】《太平圣惠方》
【选取原料】粳米50克●栀子10克●冰糖适量
【制作方法】①取粳米洗净熬煮。②栀子洗净碾碎，取末。③待粥将熟时加入栀子末煮沸即可。
【性味归经】栀子性寒，味苦。归心、肝、肺、胃、三焦经。
【疗　　效】用于胆囊炎、肝炎等症。有清热解毒之功效。
【用法用量】温热服用，每日2次。
【食用禁忌】脾胃虚寒者忌服。
【药粥解说】栀子不仅有清热解毒、保护肝脏、抑菌止痛等作用，还有健胃的作用。此粥对于治疗肝胆不佳的患者具有很好的效果。

保健食疗 悦肝粥

【秘方来源】经验方

【选取原料】粳米200克●甘草3克●柴胡6克●牛膝、麦芽各10克●党参、丹参各15克●虎杖30克●白糖适量

【制作方法】将诸药材泡后洗净煎煮取汁与粳米同煮，将熟时加入白糖即可。

【性味归经】柴胡性微寒，味苦辛。归肝、胆经。

【疗　　效】用于肝炎等症。有清热解毒之功效。

【用法用量】温热服用，每日2次。

【食用禁忌】孕妇忌服。

【药粥解说】丹参含脂溶液性非醌类，能增加冠脉流量，扩张周围血管，降低血压，改善心肌缺血状况。主治月经不调、痛经、痹痛、疮疡肿痛、失眠等。

保健食疗 枸杞鸡肾粥

【秘方来源】民间方

【选取原料】粳米100克●枸杞子30克●陈皮1片●鲜鸡肾1个●盐、生姜各适量

【制作方法】①取粳米洗净煮粥。②枸杞子、鸡肾、生姜洗净切好后与粳米同煮。③加入盐、陈皮煮沸即可。

【性味归经】枸杞性平，味甘。归肝、肾、肺经。

【疗　　效】用于肝炎等症。有补肝益肾之功效。

【用法用量】每日1次。

【食用禁忌】脾胃虚弱者忌服。

【药粥解说】枸杞有滋肾润肺、补肝明目的作用。多用于治疗肝肾阴亏、腰膝酸软、头晕目眩、目昏多泪、虚劳咳嗽、消渴、遗精等症。

保健食疗 双耳粥

【秘方来源】经验方

【选取原料】粳米50克●黑、白木耳各5克●大枣5个●冰糖适量

【制作方法】粳米、大枣、黑白木耳洗净一同煮粥，加入冰糖煮沸即可。

【性味归经】黑木耳性平，味甘。归胃、大肠经。

【疗　　效】用于肝炎等症。有补气养血之功效。

【用法用量】温热服用，每日2次。

【食用禁忌】风热咳嗽者忌服。

【药粥解说】银耳是一种含膳食纤维的减肥食品，它的膳食纤维可助胃肠蠕动，加速脂肪的分解。能提高肝脏解毒能力，保护肝脏功能，此粥适合肝炎患者食用。

保健食疗 柴胡疏肝粥

【秘方来源】传统方

【选取原料】粳米200克●甘草、麦芽各2克●柴胡、陈皮各6克●川芎、香附子、枳壳、白芍各5克●冰糖适量

【制作方法】上述药材洗净泡制后与粳米一同煮粥，加入冰糖煮沸后即可。

【性味归经】柴胡性微寒，味苦辛。归肝、胆经。

【疗　　效】适用于肝炎等症。有疏肝理气之功效。

【用法用量】温热服用，每日2次。

【食用禁忌】不宜冷服。

【药粥解说】柴胡有疏肝解郁、健脾和胃等功效。白芍具有抗氧化、镇痛、抗惊厥等药理作用。主治头晕、胁腹痛、血虚萎黄、月经不调、自汗盗汗等。

糖尿病

糖尿病是因遗传因素、免疫功能紊乱、微生物感染及其毒素、自由基毒素、精神因素等致病因子作用于机体，导致胰岛功能减退、胰岛素抵抗等而引发的糖、蛋白质、脂肪、水和电解质等一系列代谢紊乱综合征，临床上以血糖高为主要特点，典型病例可出现多尿、多饮、多食、消瘦等表现，即"三多一少"症状。导致糖尿病的原因有很多，除了遗传因素以外，大多数都是由不良的生活和饮食习惯造成的，如饮食习惯的变化、肥胖、体力活动过少和紧张焦虑都是糖尿病的致病原因。研究表明，粗粮的血糖指数要比精制的米面低；要适量食用瘦肉；要常吃富含矿物质、维生素、膳食纤维的蔬菜，如白菜、菠菜、西红柿、冬瓜等；要少食糖，严重的可用木糖醇等代替；动物内脏和其他胆固醇含量较高的食物应忌食；要谨慎食用水果，如果病情较轻，可在两餐之间或临睡觉前适量食用。

保健食疗 党参百合冰糖粥

【秘方来源】民间方

【选取原料】大米100克●党参、百合各20克●冰糖8克

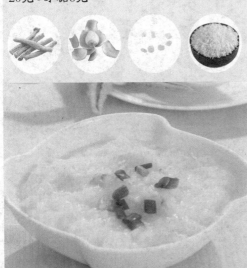

【制作方法】①取大米洗净，放入锅中熬煮。②将洗净的党参、百合一起放入锅中，与大米同煮粥。③加入冰糖，待粥熟后即可食用。

【性味归经】党参性平，味甘。归脾，肺经。

【疗　　效】用于糖尿病等症。有降低血糖之功效。

【用法用量】温热服用，每日1次。

【药粥解说】党参有补脾益肺、养血生津的作用，还有扩张血管、降低血压血糖等功效。百合有润肺清心、定心安神的作用。此粥尤其适合老年人服用。

保健食疗 大米高良姜粥

【秘方来源】民间方

【制作方法】①取大米洗净，放入锅中熬煮。②将洗净切好的高良姜放入锅中，与大米同煮粥。③将盐、葱一起放入锅中，煮沸即可。

【性味归经】高良姜性热，味辛。归脾、胃经。

【疗　　效】用于糖尿病等症。有降低血糖之功效。

【用法用量】温热服用，每日1次。

【药粥解说】高良姜具有散寒止痛、健胃消食、降糖等效用，适用于脘腹冷痛、胃寒呕吐、嗳气吞酸等症。脾胃寒冷、腹中疼痛者应常服用，但阴虚有热者禁服。胃热者忌服。此粥适合各类人群，尤其是女性食用。

【选取原料】大米110克●高良姜15克●盐3克●葱少许

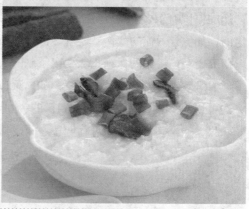

保健食疗 肉桂米粥

【秘方来源】民间方

【制作方法】①取大米洗净，放入锅中熬煮。②将洗净的肉桂放入锅中，与大米同煮。③加入白糖、葱花，待其煮沸即可食用。

【性味归经】肉桂性大热，味辛甘。归脾、肾、心、肝经。

【疗　　效】用于糖尿病等症。有降低血糖之功效。

【用法用量】温热服用，每日1次。

【药粥解说】肉桂可以活血、散寒、止痛，具有发汗解肌、温通经脉的功效，还能降低血糖血压，帮助消化、祛痰止咳。此粥适合各类人群，尤其适用于阳痿、宫冷、心腹冷痛、虚寒吐泻、经闭、痛经、温经通脉。

【选取原料】大米100克●肉桂适量●白糖3克●葱花适量

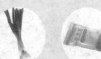

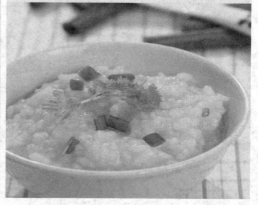

枸杞麦冬花生粥

保健食疗

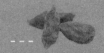

【秘方来源】民间方

【选取原料】大米80克●枸杞子、麦冬各适量●花生米30克

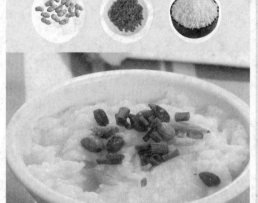

【制作方法】①取大米洗净熬煮。②加入枸杞子、麦冬、花生米与大米同煮。③加入白糖煮沸即可。

【性味归经】枸杞子性平、味甘。归肝、肾、肺经。

【疗　　效】用于糖尿病等症。有降低血糖之功效。

【用法用量】温热服用，每日1次。

【药粥解说】枸杞子有润肺止咳、保护肝肾等作用。枸杞子还可降低血脂、血糖。枸杞子中含有丰富的维生素，对人体具有良好的保健作用。麦冬有滋阴润肺的作用。花生有健脾和胃、润肺止咳的作用。花生中含有各种维生素，花生中的微量元素可帮助软化血管。

龙荔红枣糯米粥

保健食疗

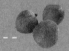

【秘方来源】民间方

【选取原料】桂圆、荔枝各20克●红枣10克●糯米100克

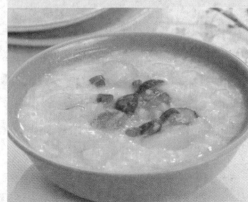

【制作方法】①将糯米洗净，放入锅中。②将桂圆、荔枝去壳取肉，红枣去核，一起放入锅中，煮至米粒开花。③加入冰糖熬融后调匀即可。

【性味归经】桂圆性温，味甘。归心、肝、脾、肾经。

【疗　　效】用于糖尿病等症，有开胃健脾之功效。

【用法用量】每日1次。

【食用禁忌】阴虚火旺者忌食。

【药粥解说】桂圆有补益心脾、养血宁神的功效，对中老年人而言，有保护血管、防治血管硬化和脆化的作用。红枣有益气补血、滋补身体的功效。荔枝有理气补血、止痛等功效。常食用此粥，对糖尿病有很好的疗效。

豆腐南瓜粥

【秘方来源】民间方

【制作方法】①取大米洗净，放入锅中熬煮。②将南瓜、豆腐一起放入锅中，与大米同煮。③加入盐、葱、待其煮沸即可食用。

【选取原料】大米100克●南瓜、豆腐各30克●盐2克●葱少量

【性味归经】豆腐性平，味甘。入脾、胃经。

【疗　　效】用于糖尿病等症。有降低血糖之功效。

【用法用量】温热服用，每日1次。

【药粥解说】豆腐有益气、和胃、健脾、预防癌症等功效。南瓜中含有大量丰富的营养物质，有润肠助消化、降低血糖血脂、预防糖尿病等功效，还能防止血管硬化，具有防癌功效。

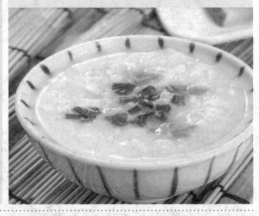

南瓜菠菜粥

【秘方来源】民间方

【制作方法】①取大米洗净熬煮。②加入洗净切好的南瓜、菠菜、豌豆，与大米同煮。③加入盐，味精煮沸即可。

【选取原料】大米90克●南瓜、菠菜、豌豆各50克●盐3克●味精少量

【性味归经】南瓜性温，味甘。归脾、胃经。

【疗　　效】用于糖尿病等症。有降低血糖之功效。

【用法用量】温热服用，每日1次。

【药粥解说】菠菜含有丰富的铁、胡萝卜素，有促进肠道蠕动的作用，利于排便，对痔疮、慢性胰腺炎、便秘、肛裂等病症有食疗作用。能促进生长发育，增强抗病能力，促进人体新陈代谢，延缓衰老。糖尿病人，尤其是2型糖尿病人，常吃菠菜有利于保持血糖稳定。

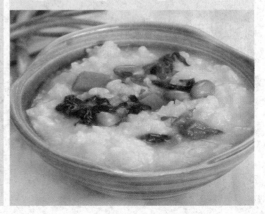

香菜胡萝卜粥

保健食疗

【秘方来源】民间方

【选取原料】高粱米80克●胡萝卜30克●香菜5克●盐3克●葱2克

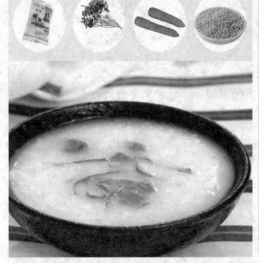

【制作方法】①取高粱米，泡发热煮。②加入洗净切好的胡萝卜与高粱米同煮。③加入香菜、盐、葱，煮沸即可。

【性味归经】胡萝卜性平，味甘；归肺、脾经。

【疗　　效】用于糖尿病等症。有降低血糖之功效。

【用法用量】温热服用，每日1次。

【药粥解说】胡萝卜有健脾和胃、补肝明目、清热解毒、壮阳补肾、透疹、降气止咳等功效，对于肠胃不适、便秘、小儿营养不良等症状有食疗作用。高粱米有健脾消食、温中和胃的效用。胡萝卜、高粱米合熬为粥，能降低血糖。

高粱胡萝卜粥

保健食疗

【秘方来源】民间方

【选取原料】高粱米80克●胡萝卜30克●盐3克●葱2克

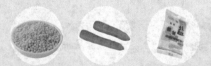

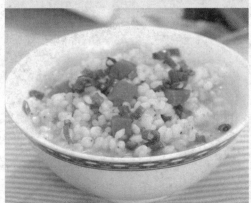

【制作方法】①取高粱米泡发热煮。②粥中加入洗净切好的胡萝卜与高粱米同煮。③粥将熟时，加入盐、葱，稍煮即可。

【性味归经】胡萝卜性平，味甘；归肺、脾经。

【疗　　效】用于糖尿病等症。可降低血糖。

【用法用量】温热服用，每日1次。

【药粥解说】胡萝卜有健脾和胃、补肝明目、清热解毒、壮阳补肾、透疹、降气止咳等功效，对于肠胃不适、便秘、夜盲症、性功能低下、麻疹、百日咳、小儿营养不良等症状有食疗作用。一般人都可食用。

保健食疗 菠菜瘦肉粥

【秘方来源】民间方

【制作方法】①菠菜洗净，切碎；猪肉洗净，切丝，用盐稍腌；大米淘净，泡好。②锅中注水，下入大米煮开，下入猪肉、生姜末，煮至猪肉变熟。③下入菠菜，熬至粥成，调入盐、鸡精调味即可食用。

【性味归经】菠菜性凉、味甘辛；入肠、胃经。

【疗　　效】用于糖尿病等症。

【用法用量】温热服用，每日1次。

【食用禁忌】脾虚便溏者不宜食用。

【药粥解说】菠菜有养血、止血、平肝、润燥的功效。瘦肉有补肾养血、滋阴润燥的功效。大米具有补中益气、健脾养胃、益精强志的功效。菠菜、瘦肉、大米合熬为粥，有降血糖的功效。

【选取原料】菠菜100克●瘦猪肉80克●大米80克●盐3克●鸡精1克●生姜末15克

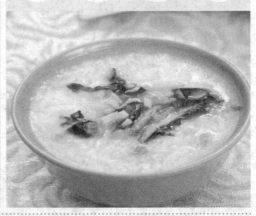

保健食疗 枸杞山药瘦肉粥

【秘方来源】民间方

【制作方法】①取大米洗净熬煮。②加入山药、猪肉、枸杞子，与大米同煮。③加入盐、味精、葱花，煮沸即可。

【性味归经】枸杞子性平，味甘；归肝、肾、肺经。

【疗　　效】用于糖尿病等症。有降低血糖之功效。

【用法用量】温热服用，每日1次。

【药粥解说】枸杞子有养肝补肾、润肺止咳等作用。山药有补脾养胃、助消化的功效。猪肉滋阴润燥，补虚养血，对消渴羸瘦、热病伤津、便秘、燥咳等病症有食疗作用。此粥适合糖尿病患者食用。

【选取原料】大米80克●山药120克●猪肉、枸杞子、葱花、盐、味精各适量

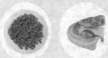

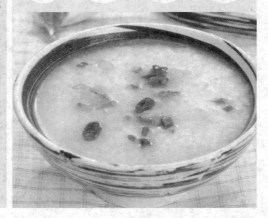

保健食疗 瘦肉海米冬笋粥 - - -

【秘方来源】民间方

【选取原料】大米150克●冬笋20克●猪肉、海米、盐、味精、葱花各适量

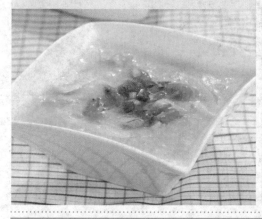

【制作方法】①大米洗净，冬笋洗净切块，猪肉洗净切片，海米洗净。②锅中注入适量清水，加入大米、冬笋共煮粥。③粥将熟时放入瘦肉、海米、盐、味精、葱花，煮熟即可。

【性味归经】猪肉性平，味甘咸；归脾、胃、肾经。

【疗　效】用于糖尿病等症。有降低血糖之功效。

【用法用量】温热服用，每日1次。

【药粥解说】猪肉可以健脾胃，补充人体的胶原蛋白。冬笋有利尿、通便、降低血脂血糖等功效。海米可以预防冠心病，心肌梗死，补充钙质，降低血糖、血脂等。

保健食疗 萝卜干肉末粥 - - -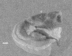

【秘方来源】民间方

【选取原料】大米60克●猪肉、萝卜干、姜末、盐、味精、葱花各少量

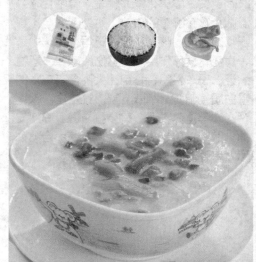

【制作方法】①大米洗净，猪肉洗净切块。②锅中注入适量清水，加入猪肉、萝卜干、大米，同煮粥。③加入盐、味精、姜末、葱花，煮沸即可。

【性味归经】萝卜性平，味甘、辛；归肺、脾经。

【疗　效】用于糖尿病等症。有降低血糖之功效。

【用法用量】温热服用，每日1次。

【药粥解说】萝卜含有丰富的营养物质，有助消化、清热解毒、化痰、降低血压、软化血管、保护视力的功效。猪肉中含有丰富的维生素，可以健脾胃，补充人体的胶原蛋白。合熬为粥，可降低血糖。

生姜红枣粥

【保健食疗】

【秘方来源】民间方

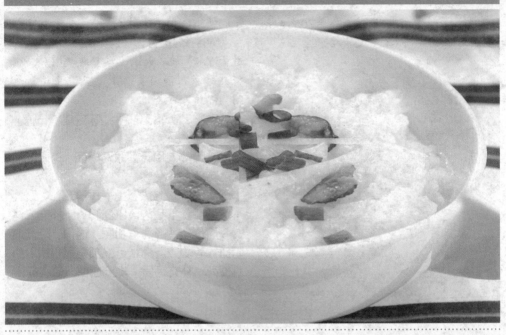

【选取原料】大米100克●红枣30克●生姜10克●盐2克●葱8克

【制作方法】①大米、红枣分别洗净。②锅中注入适量清水，加入红枣、大米同煮粥。③粥将熟时加入生姜、盐、葱，稍煮即可。

【性味归经】姜性温，味辛；归肺、脾经。

【疗　　效】用于糖尿病等症。有降低血糖之功效。

【用法用量】每日1次。

【食用禁忌】温热服用。

【药粥解说】姜为姜科姜属植物，姜在热带能开花，花黄绿色或红色，很少结果，以根茎繁殖。根茎肉质，肥厚，扁平，有芳香和辛辣味。根茎鲜品或干品可以作为调味品。要挑选修整干净，不带泥土、毛根，不烂，无蔫萎、虫伤的。姜贮藏时最好放置于干燥、少光的地方，或将其放置于湿润的、盛有黄沙的容器中，可以保存时间更长。姜具有发汗解表、温中止呕、温肺止咳、解毒的功效，对外感风寒、胃寒呕吐、风寒咳嗽、腹痛腹泻、鱼蟹中毒等病症有食疗作用。适宜伤风感冒、寒性痛经、晕车晕船者食用。大枣含有丰富的蛋白质、脂肪、胡萝卜素、维生素、铁、钙、磷等营养物质，有补虚益气、养血安神、健脾养胃等功效。大米、红枣合熬为粥，有降低血糖的功效。

保健食疗 生姜辣椒粥

【秘方来源】民间方

【选取原料】大米100克●生姜、红辣椒各20克●盐3克●葱少量

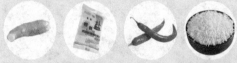

【制作方法】①大米洗净备用。②锅中注入适量清水，加入大米、红辣椒，共煮。③粥将熟时加入盐、葱，稍煮即可食用。

【性味归经】姜性微温，味辛。归脾、胃、肺经。

【疗　效】用于糖尿病等症。有降低血糖之功效。

【用法用量】每日1次。

【食用禁忌】温热服用。

【药粥解说】生姜具有化痰、止咳的功效，经常服用还可起到强身健体的作用。红辣椒有镇痛、消食、减肥等效用。生姜、红辣椒、大米合熬为粥，有降低血糖的功效。

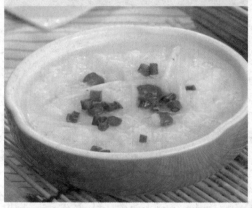

保健食疗 土豆芦荟粥

【秘方来源】民间方

【选取原料】大米90克●土豆30克●芦荟10克●盐3克

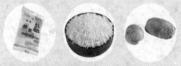

【制作方法】①大米洗净，土豆洗净切片。②锅中注入适量清水，加入大米、土豆、芦荟，同煮。③粥将熟时加入盐即可。

【性味归经】土豆性平，味甘；归脾、胃、大肠经。

【疗　效】用于糖尿病等症。有降低血糖之功效。

【用法用量】每日1次。

【食用禁忌】温热服用。

【药粥解说】土豆中含有丰富的营养物质，有和胃、健脾、预防高血压、降低胆固醇等功效。芦荟有杀菌抗炎、美容护发、抗衰老等效用。土豆、芦荟、大米合熬为粥，有降血糖的功效。

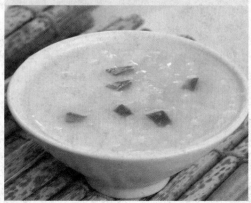

保健食疗 苹果萝卜牛奶粥

【秘方来源】民间方

【制作方法】①大米、苹果分别洗净，胡萝卜洗净切块。②锅中注入适量清水，加入大米、牛奶、苹果、胡萝卜，同煮。③粥将熟时加入白糖、葱花，稍煮即可。

【性味归经】苹果性平，味甘酸；归脾、肺经。

【疗　　效】用于糖尿病等症。有降低血糖之功效。

【用法用量】温热服用，每日1次。

【药粥解说】苹果有健脾养胃、润肺止咳、养心益气等效用。胡萝卜能健脾，降低血糖、血脂，增强免疫力。胡萝卜中的胡萝卜素还可以起到明目的功效。牛奶有润肤、美白的功效。

【选取原料】大米、牛奶各100克●苹果、胡萝卜各25克●白糖5克●葱花少量

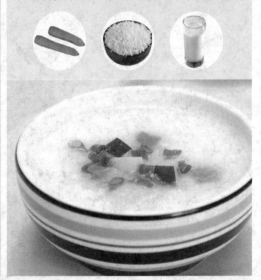

保健食疗 生滚黄鳝粥

【秘方来源】民间方

【制作方法】①大米洗净，黄鳝洗净切段。②锅中注入适量的清水，加入大米、黄鳝、红枣、姜，同煮。③粥将熟时加入盐、鸡精，煮沸即可。

【性味归经】黄鳝性温，味甘咸；归肝、肾经。

【疗　　效】用于糖尿病等症。有降低血糖之功效。

【用法用量】每日1次。

【食用禁忌】痰多、便秘者忌服。

【药粥解说】现代医学对黄鳝药用进行了研究，从鳝鱼中提取一种"黄鳝鱼素"，从此鱼素中又分离出黄鳝鱼素A和黄鳝鱼素B，这两种物质具有显著降血糖和恢复调节血糖的作用。黄鳝是糖尿病患者较理想的食品。

【选取原料】大米50克●黄鳝100克●红枣1颗●姜3克●葱2克●盐、鸡精各适量

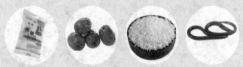

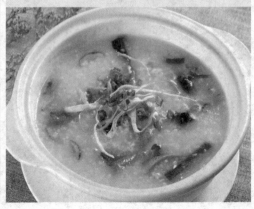

保健食疗 牛肉菠菜粥

【秘方来源】民间方

【选取原料】大米120克●牛肉80克●菠菜、红枣、姜丝、盐、胡椒粉各适量

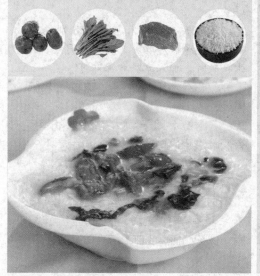

【制作方法】①大米、菠菜、红枣分别洗净。牛肉洗净切片。②锅中注入适量清水，加入大米、牛肉、菠菜、红枣，同煮。③粥将熟时加入姜丝、盐、胡椒粉，煮沸即可。

【性味归经】牛肉性平，味甘；归脾、胃经。

【疗　　效】用于糖尿病等症。有降低血糖之功效。

【用法用量】温热服用，每日1次。

【药粥解说】牛肉有温胃、滋养、益补、强健筋骨等功效。菠菜可以促进人体的新陈代谢，延缓衰老，有润肠通便、帮助消化等作用。大枣有助于补气，对于药效的增强很有帮助。

保健食疗 羊肉生姜粥

【秘方来源】民间方

【选取原料】大米80克●羊肉100克●生姜、葱花、盐、鸡精、胡椒粉各适量

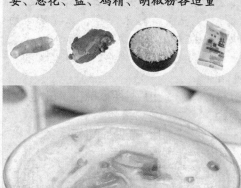

【制作方法】①大米洗净，羊肉洗净切碎。②锅中注入适量清水，加入大米、羊肉，共煮粥。③粥将熟时，加入葱花、盐、鸡精、胡椒粉，稍煮即可。

【性味归经】羊肉性热，味甘；归脾、胃、肾经。

【疗　　效】用于糖尿病等症。有降低血糖之功效。

【用法用量】温热服用，每日1次。

【药粥解说】羊肉有滋补壮阳、益气补血等效用。生姜具有化痰、止咳的功效，经常服用还可起到强身健体的作用。羊肉、生姜、大米合熬为粥有降低血糖的功效，适合各类人群，尤其是男性食用。

保健食疗 **猪肚粥**

【秘方来源】《食医心镜》

【选取原料】粳米100克●猪肚1个●豆豉、葱、姜、辣椒、姜各适量

【制作方法】①粳米、猪肚分别洗净。②锅中注入适量清水，加入粳米、猪肚，同煮。③豆豉、葱、姜、辣椒煮粥即可。

【性味归经】猪肚性微温，味甘；归脾、胃经。

【疗　　效】用于糖尿病等症。有补气健脾之功效。

【用法用量】温热服用，每日1次。

【药粥解说】猪肚不仅是食材还是很好的药材，有补虚损、健脾胃的功效。此粥适于糖尿病患者服用。

 保健食疗 **玉竹粥**

【秘方来源】《粥谱》

【选取原料】粳米50克●玉竹15克●冰糖适量

【制作方法】①粳米、玉竹分别洗净。②玉竹洗净煎后取汁，与粳米同煮。③待粥将熟时，加入冰糖煮沸即可。

【性味归经】玉竹性平，味甘；入肺、胃经。

【疗　　效】用于糖尿病、心脏病等症。有润肺滋阴之功效。

【用法用量】温热服用，每日2次。

【食用禁忌】痰湿脾虚者忌服。

【药粥解说】玉竹中含有大量的维生素，其有养胃生津、降低血压、降血脂，保护心脏、润肺、美容的功效。

保健食疗 **南瓜猪肝粥**

【秘方来源】民间方

【选取原料】大米80克●猪肝100克●南瓜100克●葱花、料酒、味精、盐、香油各适量

【制作方法】①大米洗净，南瓜去皮洗净切块，猪肝洗净切块。②锅中注入适量清水，大米、南瓜、猪肝，同煮。③粥将熟时加入葱花、料酒、味精、盐、香油，煮沸即可。

【性味归经】猪肝性温，味甘苦；归肝经。

【疗　　效】用于糖尿病等症。

【用法用量】每日1次。

【食用禁忌】温热服用。

【药粥解说】适合糖尿病患者食用。

保健食疗 **糙米土豆粥**

【秘方来源】民间方

【选取原料】糙米30克●土豆50克●盐2克

【制作方法】①糙米洗净，土豆洗净切块。②锅中注入适量清水，加入糙米、土豆，同煮。③粥将熟时加入盐，煮沸即可。

【性味归经】土豆性平，味甘；归大肠、胃经。

【疗　　效】用于糖尿病等症。

【用法用量】温热服用。

【食用禁忌】孕妇忌服。

【药粥解说】土豆淀粉在体内被缓慢吸收，不会导致血糖过高，可用作糖尿病患者的食疗。

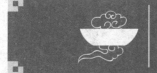

消化不良

　　消化不良的临床表现为不思饮食，或食欲低下，是胃肠功能紊乱的一种病症，主要分为功能性消化不良和器质性消化不良。中医学认为，消化不良多因脾胃虚弱，或饮食不节，过量食用瓜果生冷之物；或喂养不当，营养吸收出现障碍；或因外感风邪，损失脾胃，以致运化失职而引发本症。治疗上，应根据病因及症状表现，辨证治疗。诱因主要是不良的饮食习惯、外部的环境以及个人的精神和心情。消化不良患者重在平时调理，少吃油腻生冷之物，注意适当运动和休息，保持良好的心理和精神状态，所吃食物应注意营养平衡。神曲、木香、山楂、麦芽、谷芽、陈皮等药材有益于消化，大麦及大麦芽、酸奶、西红柿、橘皮、白菜、猕猴桃、葡萄柚等食物可以帮助改善肠胃功能。忌辛辣刺激食物及烟酒。

保健食疗 白术猪肚粥

【秘方来源】《圣济总录》

【选取原料】粳米、白术、槟榔、生姜、猪肚、葱白、盐各适量

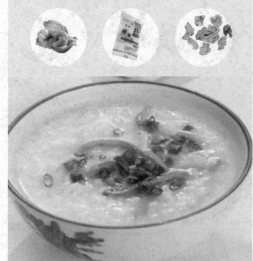

【制作方法】①猪肚洗净切碎，生姜、白术、槟榔洗净煎后取汁，一同与粳米熬煮。②待粥将熟时，加入盐、葱白，煮沸即可。

【性味归经】白术性温，味甘、苦；入脾、胃经。

【疗　　效】用于消化不良、腹部不适等症。有健脾和胃之功效。

【用法用量】每日1次。

【食用禁忌】服用不宜过量。

【药粥解说】白术有健脾益气等作用。猪肚有健脾和胃、补虚等作用。猪肚、槟榔、白术、生姜合熬为粥有益气补中的效用，对于消化不适、脾胃虚弱者效果极佳。

保健食疗 猪肝枸杞粥 ----

【秘方来源】经验方

【制作方法】①枸杞子、枸杞叶、红枣洗净。猪肝洗净切片。大米淘净，泡好。②锅中注水，下入大米，以旺火烧开，下入枸杞子、姜末、红枣，转中火熬煮至粥将成。③转小火，下入猪肝、枸杞叶，加盐调味，等猪肝熟透，撒上葱花即可。

【性味归经】枸杞子性味甘平，入肝、肾、肺经。

【疗　　效】用于消化不良、腹痛等症。

【用法用量】温热服用，每日1次。

【食用禁忌】胆固醇高者不宜食用。

【药粥解说】猪肝有明目、补肝养血等功效。枸杞子有滋补肝肾、益精明目的功效。此粥有健脾和胃、助消化的功效。

【选取原料】猪肝、枸杞叶、枸杞子、红枣、大米、姜末、葱花、盐各适量

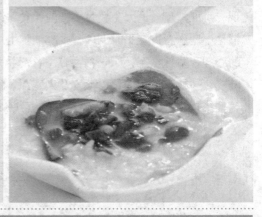

保健食疗 莲子红枣猪肝粥 ----

【秘方来源】民间方

【制作方法】①莲子洗净，浸泡半小时，去莲心。红枣洗净，对切。枸杞子洗净。猪肝洗净，切片。大米淘净，泡好。②锅中注水，下入大米，旺火烧开，下入红枣、莲子、枸杞子，转中火熬煮。③改小火，下入猪肝，熬煮成粥，加盐、味精调味，撒上葱花即可。

【性味归经】莲子性味甘平；入脾、肾、心经。

【疗　　效】用于消化不良，有健脾和胃之功效。

【用法用量】温热服用，每日1次。

【食用禁忌】胆固醇高者不宜食用。

【药粥解说】莲子有养心安神、益脾补肾等功效。猪肝有明目、补肝养血的功效。此粥适用于消化不良等症。

【选取原料】莲子、红枣、猪肝、枸杞子、大米、盐、味精、葱花各适量

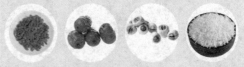

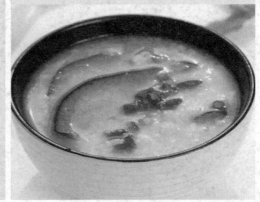

保健食疗 白菜鸭肉粥

【秘方来源】经验方

【选取原料】鸭肉、白菜、大米、盐、姜丝、味精、葱花各适量

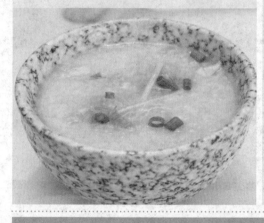

【制作方法】①大米淘净，泡半小时。鸭肉洗净，切块，入锅加盐、姜丝煲好。白菜洗净，撕成小片。②锅中注水，下入大米，大火煮沸，转中火熬煮至米粒开花。③下鸭肉熬香，下白菜煮熟，加盐、味精调味，撒上葱花即可。

【性味归经】鸭肉性味咸平；入肺、胃、肾经。

【疗　效】滋补肝肾，用于消化不良等病症。

【用法用量】温热服用，每日1次。

【食用禁忌】感冒患者不宜食用。

【药粥解说】鸭肉有滋补、养胃、补肾、止咳化痰的功效。白菜有润肠、排毒、预防肠癌的功效。此粥有滋补肝肾的功效，可治疗消化不良等症。

保健食疗 鸭肉粥

【秘方来源】民间方

【选取原料】大米、鸭肉、红枣、盐、姜丝、味精、葱花各适量

 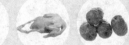

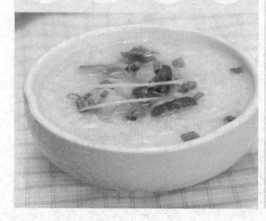

【制作方法】①红枣洗净，去核，切成小块。大米淘净，泡好。鸭肉洗净，切块，入锅加盐、姜丝煲好。②大米入锅，加入适量清水以武火煮沸，下入红枣转中火熬煮至米粒开花。③鸭肉连汁倒入锅中，文火熬煮成粥，加盐、味精调味，撒入葱花即可。

【性味归经】鸭肉性味咸平；入肺、胃、肾经。

【疗　效】用于消化不良等症。

【用法用量】温热服用，每日1次。

【食用禁忌】感冒患者不宜食用。

【药粥解说】红枣有健脾胃、补气养血、安神、缓和药性的功效。鸭肉有滋五脏之阴、清虚劳之热、补血行水、养胃生津、止咳息惊等功效。

保健食疗 陈皮白糖粥

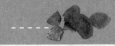

【秘方来源】民间方

【制作方法】陈皮与大米同煮，加入白糖即可。

【性味归经】陈皮性温，味辛、苦；归脾、肺经。

【疗　效】用于脾胃虚弱等症。有开胃健脾之功效。

【用法用量】温热服用，每日1次。

【药粥解说】陈皮气香，它所含的挥发油对胃肠道有温和的刺激作用，可促进消化液的分泌，排除肠管内积气，增加食欲。陈皮具有理气降逆、调中开胃、燥湿化痰之功。主治脾胃气滞湿阻、胸膈满闷、脘腹胀痛、不思饮食、呕吐秽逆、二便不利、肺气阻滞、咳嗽痰多，亦治乳痈初起。适合食欲缺乏者食用。

【选取原料】大米110克●陈皮3克●白糖8克

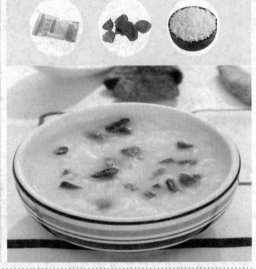

保健食疗 黄芪荞麦豌豆粥

【秘方来源】民间方

【制作方法】黄芪、荞麦、豌豆洗净同煮，粥将熟时加入冰糖，稍煮即可。

【性味归经】黄芪性温，味甘；归脾、肺经。

【疗　效】用于消化不良等症。有健胃消食之功效。

【用法用量】温热服用，每日1次。

【药粥解说】黄芪有利尿排毒、保护肝脏等作用。荞麦为蓼科植物荞麦的种子，又叫乌麦、荞子。其含有烟酸，能够促进机体的新陈代谢，增强解毒能力，还能扩张小血管和降低血液的胆固醇。荞麦是老弱妇孺皆宜的食物，糖尿病患者更为适宜。豌豆有润肠通便、抑菌抗炎等功效。

【选取原料】黄芪3克●荞麦80克●豌豆30克●冰糖10克

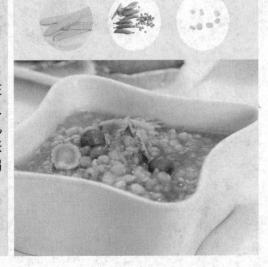

保健食疗 薏苡仁豌豆粥

【秘方来源】民间方

【选取原料】大米70克●薏苡仁、豌豆各20克●胡萝卜20克●白糖3克

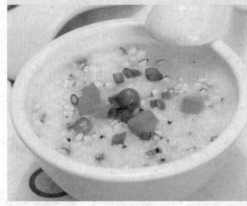

【制作方法】①大米、薏苡仁、豌豆分别洗净，红萝卜去皮洗净切块。②锅中注入适量清水，加入大米、薏苡仁、豌豆，同煮。③粥将熟时，加入白糖即可。

【性味归经】薏苡仁性甘，味寒；归脾、胃、肺、大肠经。

【疗　　效】用于消化不良等症，有健胃助消化之功效。

【用法用量】温热服用。

【食用禁忌】便秘、孕妇、脾胃虚弱者忌服用。

【药粥解说】薏苡仁能祛湿除风、清热排脓，对小便不利和风湿有很好的作用。豌豆有和中益气、助消化、利小便、解疮毒、通乳及消肿的功效，是脱肛、慢性腹泻的食疗佳品。

保健食疗 豌豆高粱粥

【秘方来源】经验方

【选取原料】红豆、豌豆各30克●高粱米70克●白糖4克

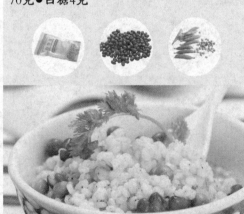

【制作方法】①高粱米、红豆均泡发洗净；豌豆洗净。②锅置火上，倒入清水，放入高粱米、红豆、豌豆一同煮开。③待煮至浓稠状时，调入白糖拌匀即可。

【性味归经】豌豆性味甘平，入脾、胃、大肠经。

【疗　　效】助于消化。

【用法用量】早晚温热，每日服用。

【食用禁忌】不宜长期食用。

【药粥解说】豌豆中的蛋白质不仅含量丰富，还包括了人体所必需的8种氨基酸，其有和中益气、利小便肿的功效。高粱米有健脾消食、温中和胃的功效。红豆有通肠、利小便的功效。其合熬为粥有健脾消食的功效。

保健食疗 桂圆糯米粥

【秘方来源】民间方

【制作方法】①糯米、桂圆分别洗净。②锅中注入适量清水，加入粳米、桂圆肉、姜丝，同煮。③待粥将熟时，加入白糖煮沸即可。

【性味归经】桂圆性温，味甘；归心、肝、脾、肾经。

【疗　效】用于消化不良、脾胃虚弱等症。有开胃健脾之功效。

【用法用量】温热服用，每日1次。

【药粥解说】桂圆有补益心脾、养血宁神的功效，主治气血不足、心悸怔忡、健忘失眠、血虚萎黄等症。桂圆与糯米合熬为粥，可用于消化不良、脾胃虚弱等症。

【选取原料】糯米100克●桂圆肉50克●白糖●姜丝5克

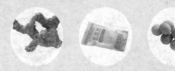

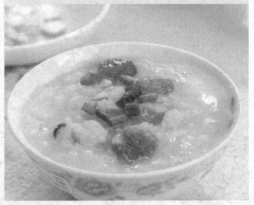

保健食疗 红枣小米粥

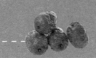

【秘方来源】民间方

【制作方法】红枣与小米同煮，粥将熟时，加入冰糖，稍煮即可。

【性味归经】小米性凉，味甘，咸；归肾、脾、胃经。

【疗　效】用于消化不良等症。有健脾养胃之功效。

【用法用量】温热服用，每日1次。

【药粥解说】小米有开胃、养心安神等作用。小米中含有丰富的营养物质，有滋阴养血的效用。红枣中富含维生素，有补血养颜、助消化的功效。此粥制作简易，效用显著，经常食用，有健脾养胃的功效。

【选取原料】小米100克●红枣25克●冰糖适量

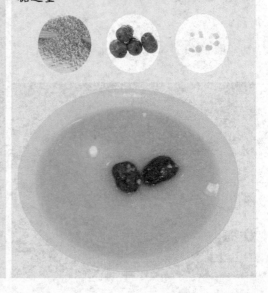

保健食疗 水果粥

【秘方来源】民间方

【选取原料】燕麦片30克●苹果、猕猴桃、菠萝各50克●麦片1包●白糖3克

【制作方法】①苹果、猕猴桃、菠萝分别去皮洗净。②锅中注入适量清水，加入苹果、猕猴桃、菠萝、燕麦片、麦片，粥煮至将熟时加入白糖，稍煮即可。

【性味归经】燕麦性平，味甘；归肝、脾、胃经。

【疗 效】用于消化不良、大便不畅等症。有润肠通便之功效。

【用法用量】温热服用，早晚各1次。

【药粥解说】燕麦有护肝、通便、降低胆固醇、缓解压力的作用。其与苹果、猕猴桃、菠萝合熬为粥，不仅有减肥美容的功效，还有助消化的功效。

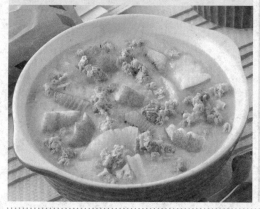

保健食疗 葡萄干果粥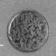

【秘方来源】民间方

【选取原料】大米、牛奶、芝麻、葡萄、梅干、冰糖、葱花各适量

【制作方法】①大米洗净备用。②锅中注入适量清水，加入大米、芝麻、牛奶、葡萄、梅干，同煮。③粥将熟时加入冰糖、葱花，稍煮即可。

【性味归经】葡萄性平，味甘酸；归脾、肝、膀胱经。

【疗 效】用于消化不良等症。有健胃助消化之功效。

【用法用量】温热服用，每日1次。

【药粥解说】葡萄营养丰富，味甜可口，主要含有葡萄糖，极易被人体吸收，同时还富含矿物质元素和维生素。历代中医均把它列为补血佳品，并可助消化，舒缓神经衰弱和疲劳过度。此粥适合各类人群，尤其是儿童食用。

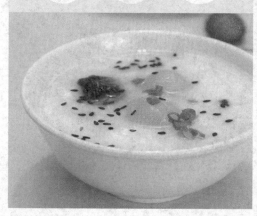

香蕉粥

【秘方来源】民间方

【制作方法】香蕉去皮切块与大米同煮，加入白糖煮沸即可。

【性味归经】香蕉性寒，味甘；归脾、胃经。

【疗　　效】用于消化不良等症。有健胃助消化之功效。

【用法用量】每日1次。

【食用禁忌】胃酸、胃痛者忌服用。

【药粥解说】中医认为，香蕉有清热、解毒、生津、润肠的功效。现代医学研究认为，香蕉中含有丰富的钾，人体缺钾，会全身软弱无力，胃肠无法蠕动，从而出现腹胀、肠麻痹，严重者还会影响心肌收缩，引起心律失常，诱发心力衰竭。此粥适合各类人群，尤其是儿童食用。

【选取原料】大米50克●香蕉250克●白糖3克

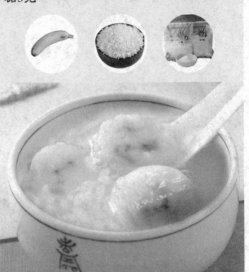

养生八宝粥

【秘方来源】民间方

【制作方法】①薏苡仁、糯米、花生、绿豆、莲子、红豆、麦仁洗净泡发。②锅中注入适量水，放入原材料同煮，粥将熟时加入白糖调味即可。

【性味归经】薏苡仁性甘，味寒；归脾，胃，肺，大肠经。

【疗　　效】用于消化不良等症。有健胃助消化之功效。

【用法用量】温热服用，每日1次。

【药粥解说】红豆含有的膳食纤维，具有良好的润肠通便、降血压、降血脂、调节血糖、解毒抗癌、预防结石、健美减肥的作用。绿豆具有降压、降脂、滋补强壮、调和五脏、保肝、清热解毒、消暑止渴、利水消肿的功效。

【选取原料】薏苡仁、糯米、花生、绿豆、莲子、红豆、红枣、麦仁各适量

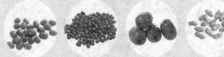

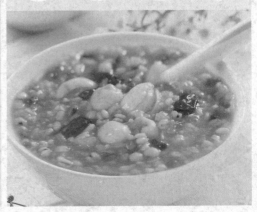

保健食疗 玉米碴子粥

【秘方来源】民间方

【选取原料】玉米碴120克 ●白糖适量

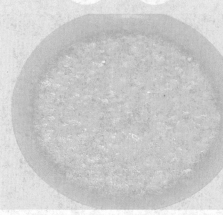

【制作方法】玉米碴煮黏稠后加入白糖煮沸即可。

【性味归经】玉米性平，味甘。归脾、肺、肾经。

【疗　效】用于消化不良等症。有健胃助消化之功效。

【用法用量】温热服用。

【食用禁忌】皮肤病者忌服用。

【药粥解说】玉米油中富含维生素A、维生素E、卵磷脂及矿物元素镁和硒、亚油酸等，其有益肺宁心、健脾开胃、助消化、防癌、降胆固醇、健脑、平肝利胆、泻热利尿、止血降压的功效。长期食用对于降低胆固醇、防止动脉硬化、减少和消除老年斑和色素沉着斑、抑制肿瘤的生长有一定食疗作用。

保健食疗 小米粥

【秘方来源】民间方

【选取原料】小米200克 ●白糖少量

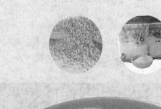

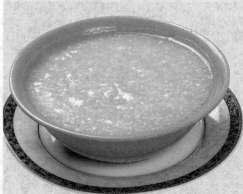

【制作方法】小米泡后，煮开加入白糖煮沸即可。

【性味归经】小米性寒，味甘咸；归脾、肾经。

【疗　效】用于消化不良等症。有健胃助消化之功效。

【用法用量】温热服用，每日1次。

【药粥解说】小米富含淀粉，钙，磷，铁，维生素B_1、维生素B_2、维生素E、胡萝卜素等。其有益肾和胃、助消化、除热的作用，对脾胃虚寒、反胃呕吐、腹泻与产后病后体虚或失眠、体虚者有益。此粥适合各类人群，尤其是老年人。

保健食疗 香菇鸡翅粥

【秘方来源】民间方

【制作方法】①大米、香菇、鸡翅分别洗净备用。②锅中注入适量清水，加入大米、香菇、鸡翅，同煮。③粥将熟时加入盐、葱、胡椒粉，稍煮即可。

【性味归经】香菇性平，味甘；归胃、肝经。

【疗　效】用于消化不良、不思饮食等症。有开胃健脾之功效。

【用法用量】早晚各1次。

【食用禁忌】温热服用。

【药粥解说】香菇含有丰富的维生素D、蛋白质等营养成分，能助消化，促进钙、磷的消化吸收，有助于骨骼和牙齿的发育。此粥适合各类人群尤其是儿童食用。

【选取原料】大米、香菇各15克●鸡翅200克●葱10克●盐6克●胡椒粉3克

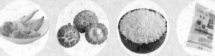

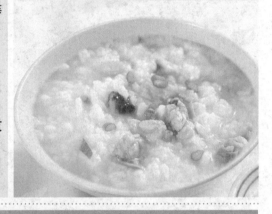

保健食疗 田鸡粥

【秘方来源】民间方

【制作方法】①大米洗净，田鸡洗净切好后用盐、料酒腌制。②锅中注入适量清水，加入大米、田鸡同煮。③粥将熟时加入葱、姜、味精，稍煮即可。

【性味归经】田鸡性平，味甘；归脾、胃、膀胱经。

【疗　效】用于消化不良、不思饮食等症。有开胃健脾之功效。

【用法用量】温热服用，每日1次。

【药粥解说】田鸡含有丰富的蛋白质、钙和磷，能助消化，并有助于青少年的生长发育和缓解更年期的骨质疏松等症。其所含维生素E和锌、硒等微量元素，能延缓机体衰老，润泽肌肤，防癌抗癌。

【选取原料】大米50克●田鸡2只●葱15克●姜、盐、味精、料酒各适量

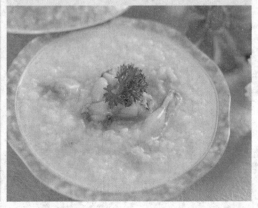

保健食疗 排骨玉米粥

【秘方来源】民间方

【选取原料】大米、排骨、玉米、豆角、盐、味精、香菜、葱白各适量

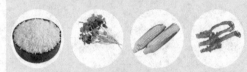

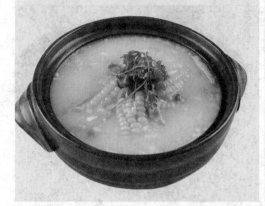

【制作方法】①取大米洗净熬煮。②加入洗净切好的排骨、玉米，与大米同煮。③粥将熟时加入豆角、盐、味精、香菜、葱白，煮沸即可。

【性味归经】玉米性平，味甘；归肝、胆、膀胱经。

【疗　效】用于消化不良等症。有健胃助消化之功效。

【用法用量】每日1次。

【食用禁忌】皮肤病者忌服用。

【药粥解说】玉米有开胃益智、宁心活血、调理中气等功效，还能降低血脂，对于消化不良、高血脂、动脉硬化、心脏病的患者有助益，并可延缓人体衰老，预防脑功能退化，增强记忆力。

保健食疗 玉米粉黄豆粥

【秘方来源】民间方

【选取原料】黄豆粉、玉米粉各60克●盐3克●葱适量

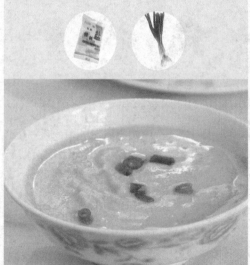

【制作方法】黄豆粉、玉米粉同煮，粥将熟时加入盐、葱，稍煮即可。

【性味归经】玉米性平，味甘；归肝、胆、膀胱经。

【疗　效】用于消化不良等症。有健胃消食之功效。

【用法用量】温热服用，每日1次。

【药粥解说】玉米富含蛋白质、碳水化合物、脂肪等营养物质，有助消化、调中和胃、利尿、降血脂、降血压的功效。黄豆有通便、助消化等作用。黄豆粉、玉米粉合熬为粥，容易被人体吸收，尤其适合儿童食用。

保健食疗 胡萝卜玉米粥

【秘方来源】民间方

【制作方法】①大米、玉米分别洗净，木瓜、胡萝卜分别去皮切块。②锅中注入适量清水，加入大米、玉米、木瓜、胡萝卜同煮，煮至粥成即可。

【性味归经】胡萝卜性微寒，味微苦，甘辛；归肝、胃、肺经。

【疗　　效】用于消化不良等症。有健脾开胃之功效。

【用法用量】温热服用，每日1次。

【药粥解说】胡萝卜中含有大量的胡萝卜素，有明目，加强肠蠕动，增强免疫力，降低血脂、血糖的作用。其与玉米、木瓜共熬为粥，可以治疗消化不良等症。

【选取原料】大米90克●木瓜、胡萝卜、玉米各20克

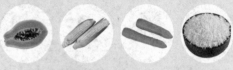

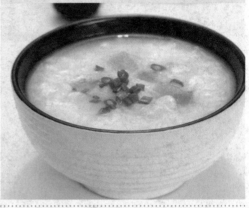

保健食疗 肉末青菜粥

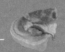

【秘方来源】民间方

【制作方法】①粳米、青菜分别洗净；肉洗净切末。②锅中注入适量清水，加入粳米、肉末、青菜，同煮。③粥将熟时加入盐、鸡精、生姜末煮沸即可。

【性味归经】青菜性温，味甘；归肺、胃、大肠经。

【疗　　效】用于大便不畅、消化不良等症。

【用法用量】温热服用，每日1次。

【药粥解说】青菜有降低血脂、润肠通便的作用。猪肉中含有丰富的维生素，可以健脾胃，补充人体的胶原蛋白。此粥口感极佳，具有助消化的功效。

【选取原料】粳米140克●青菜70克●瘦猪肉、盐、鸡精、生姜末各适量

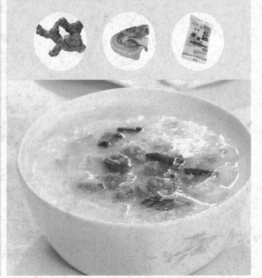

【保健食疗】**土豆煲羊肉粥**

【秘方来源】民间方

【选取原料】大米120克●土豆、羊肉、胡萝卜、盐、料酒、葱白各适量

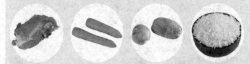

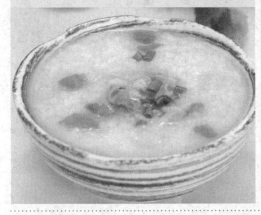

【制作方法】①大米洗净，土豆、胡萝卜分别去皮洗净切块，羊肉洗净切块。②锅中注入适量清水，加入大米、土豆、羊肉、胡萝卜，同煮。③粥将成时加入盐、葱白，稍煮即可。

【性味归经】土豆性平，味甘；归脾、胃、大肠经。

【疗　　效】用于食欲缺乏等症。有开胃健脾之功效。

【用法用量】温热服用。

【食用禁忌】不宜过量服用。

【药粥解说】土豆中含有丰富的营养物质，有和胃、健脾、预防高血压、降低胆固醇等功效。羊肉有滋补壮阳等效用。此粥有保健的疗效。

【保健食疗】**大蒜鱼片粥**

【秘方来源】民间方

【选取原料】粳米、鱼肉、蒜片各20克●姜、盐、橄榄油各适量

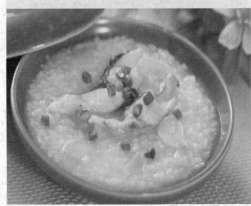

【制作方法】①粳米洗净，锅中注入适量清水，放入粳米熬煮。②葱、蒜炒后放入锅中与大米同煮。③鱼肉洗净切好，用橄榄油煎好后放入煮好的粥中，煮沸即可。

【性味归经】蒜性温，味辛；归脾、胃、肺、大肠经。

【疗　　效】用于食欲缺乏、消化不良等症。有健脾开胃之功效。

【用法用量】温热服用，每日1次。

【药粥解说】蒜能杀菌，促进食欲，助消化，调节血脂、血压、血糖，可预防心脏病，抗肿瘤，保护肝脏，增强生育功能，保护胃黏膜，抗衰老。

保健食疗 香砂枳术粥

【秘方来源】《摄生秘剖》

【选取原料】粳米50克●白术12克●枳实10克●砂仁、木香各3克

【制作方法】①粳米洗净，白术、枳实、砂仁、木香煮后取汁。②锅中注入适量清水，加入粳米煮粥。③待粳米将熟时，加入药汁煮沸即可。

【性味归经】砂仁性温，味辛；归脾、胃、肾经。

【疗　　效】用于胀气、消化不良等症。有健脾和胃之功效。

【用法用量】温热服用。

【食用禁忌】阴虚者忌服用。

【药粥解说】砂仁有温暖脾肾、下气止痛、增食欲、止冷泻、开胃、化滞、消食的功效，可用于宿食不化等症。

保健食疗 大麦米粥

【秘方来源】《饮食辩录》

【选取原料】大麦米60克

【制作方法】①大麦米去壳洗净备用。②锅中注入适量清水，加入大麦米煮粥即可。

【性味归经】大麦米性凉，味甘；归脾、胃经。

【疗　　效】用于消化不良等症。有健脾和胃之功效。

【用法用量】每日2次。

【食用禁忌】温热服用。

【药粥解说】大麦米有促进肠胃消化等作用。此粥适合脾胃虚弱者服用。大麦米还可以起到美容养颜、排毒减肥等效果。

保健食疗 香菇粥

【秘方来源】《家庭药粥》

【选取原料】小米、香菇各50克●鸡内金5克

【制作方法】①鸡内金洗净，熬煮取汁；粳米洗净。②锅中注入适量清水，放入粳米、药汁熬煮。③粥将成时加入香菇，稍煮即可。

【性味归经】香菇性平，味甘；归脾、胃经。

【疗　　效】用于消化不良等症，有健胃消食之功效。

【用法用量】温热服用，每日3次。

【药粥解说】香菇中含有丰富的维生素，有帮助消化、促进人体的新陈代谢等作用。

保健食疗 素菜粥

【秘方来源】民间方

【选取原料】大米80克●菠菜150克●盐3克●鸡精、香油各适量

【制作方法】①大米、菠菜分别洗净。②锅中注入适量清水，放入大米熬煮粥。③粥将熟时，加入菠菜、盐、鸡精、香油即可。

【性味归经】菠菜性凉，味肝；归肠、胃经。

【适用疗效】用于消化不良等症。

【用法用量】温热服用，每日2次。

【药粥解说】菠菜中含有丰富的营养素。可以促进人体的新陈代谢，延缓衰老。菠菜有润肠通便、帮助消化等作用。此粥具有保健作用。

腹泻

　　腹泻是一种常见症状，是指排便次数明显超过平日习惯的频率，粪质稀薄，水分增加，每日排便量超过200克，或含未消化食物或脓血、黏液。腹泻常伴有排便急迫感、肛门不适、失禁等症状。腹泻分急性和慢性两类。症状为便意频繁，每次粪量不多并有里急后重感者，病变多在直肠或乙状结肠；小肠病变则无里急后重感。腹痛在下腹或左下腹，排便后腹痛可减轻者，往往为乙状结肠或直肠病变。小肠病变腹泻，疼痛多在脐周，排便后疼痛多不缓解。病因为细菌感染，人们在食用了被大肠杆菌、沙门菌、志贺菌等细菌污染的食品，或饮用了被细菌污染的饮料后就可能发生肠炎或菌痢，会出现不同程度的腹痛、腹泻、呕吐、里急后重、发热等症状。人体通过食物或其他途径感染多种病毒后易引起病毒性腹泻，着凉也会引起腹泻，尤其是在夏季，因为炎热，人们喜欢待在空调房内或开着空调睡觉，腹部很容易受凉，致使肠蠕动增加而导致腹泻。

保健食疗 山药薏苡仁白菜粥

【秘方来源】民间方

【选取原料】山药、薏苡仁各20克●白菜30克●大米70克●盐2克

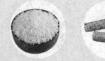

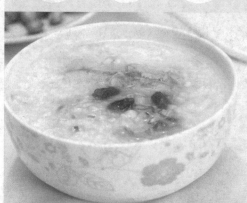

【制作方法】①大米、薏苡仁均泡发洗净，山药洗净，白菜洗净，切丝。②锅置火上，倒入清水，放入大米、薏苡仁、山药，以大火煮开。③加入白菜煮至浓稠状，调入盐拌匀即可。

【性味归经】山药性平，味甘，归脾、肺、肾经。

【疗　　效】用于腹泻等症。

【用法用量】每日1次。

【食用禁忌】孕妇忌食。

【药粥解说】薏苡仁富含蛋白质、维生素B_1、维生素B_2，能利尿、消肿、减少皱纹。山药含有胆碱、淀粉酶、多酚氧化酶、维生素C等营养成分，可用于糖尿病腹胀、病后虚弱、慢性肾炎、长期腹泻者。

保健食疗 薏苡仁绿豆粥

【秘方来源】经验方

【制作方法】①大米、薏苡仁、绿豆均泡发洗净；玉米粒洗净。②锅置火上，倒入适量清水，放入大米、薏苡仁、绿豆，以大火煮至开花。③加入玉米粒煮至浓稠状，调入盐，拌匀即可。

【选取原料】大米60克●薏苡仁40克●玉米粒、绿豆各30克●盐2克

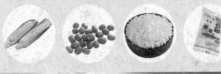

【性味归经】薏苡仁性味甘、淡,微寒，入脾、胃、肺经。

【疗　　效】山药性平，味甘；归肺、脾、肾经。

【用法用量】温热服用，每日1次。

【食用禁忌】孕妇忌食。

【药粥解说】绿豆有降压、降脂、滋补强壮、调和五脏、保肝、清热解毒、消暑止渴、利水消肿的功效。玉米在所有主食中的营养价值和保健作用是最高的。长期食用此粥，能治疗腹泻等症。

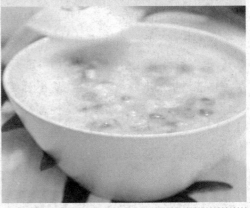

保健食疗 红枣薏苡仁粥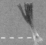

【秘方来源】民间方

【制作方法】①大米、薏苡仁均泡发洗净。红枣洗净，去核，切成小块。葱洗净，切成末。②锅置火上，倒入清水，放入大米、薏苡仁，以大火煮开。③加入红枣煮至浓稠状，撒上葱花，调入白糖，拌匀即可。

【选取原料】红枣、薏苡仁各20克●大米70克●白糖3克●葱5克

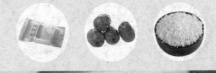

【性味归经】红枣性味甘温，入脾、胃经。

【疗　　效】有补脾止泻之功效。

【用法用量】温热服用，每日1次。

【食用禁忌】孕妇忌食。

【药粥解说】红枣有健脾胃、补气养血、安神的功效。薏苡仁有利尿、消水肿的功效。大米有补中益气、健脾养胃、益精强志的功效。红枣、薏苡仁、大米合熬为粥，有补脾止泻的功效。

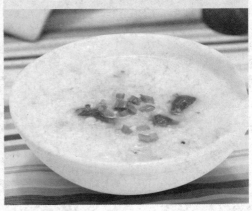

保健食疗 黄花瘦肉枸杞粥

【秘方来源】经验方

【选取原料】干黄花菜50克●瘦猪肉、枸杞子、大米、盐、味精、葱花、姜末各适量

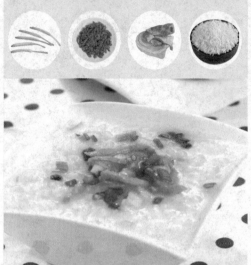

【制作方法】①猪肉洗净,切丝。干黄花菜用温水泡发,切成小段。枸杞子洗净。大米淘净,浸泡半小时后捞出沥干水分。②锅中注水,下入大米、枸杞子,武火烧开,改中火,下入猪肉、黄花菜、姜末,煮至猪肉变熟。③文火将粥熬好,加入盐、味精调味,撒上葱花即可。

【性味归经】黄花菜味甘,入肝、脾经。

【疗 效】用于腹泻等症。

【用法用量】每日1次。

【食用禁忌】温热服用。

【药粥解说】黄花菜有清热利尿、解毒消肿的功效。瘦猪肉有补肾养血、滋阴润燥的功效。枸杞子有滋肾补肝的功效。

保健食疗 家常鸡腿粥

【秘方来源】民间方

【选取原料】大米80克●鸡腿肉200克●料酒5克●盐3克●胡椒粉2克●葱花3克

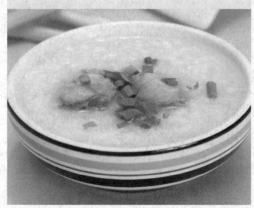

【制作方法】①大米淘净。鸡腿肉洗干净,切成小块,用料酒腌渍片刻。②锅中加入适量清水,下入大米以旺火煮沸,放入腌好的鸡腿,中火熬煮至米粒软散。③改小火,待粥熬出香味时,加盐、胡椒粉调味,放入葱花即可。

【性味归经】鸡肉性味甘平,入脾、胃经。

【疗 效】用于腹泻等症。

【用法用量】温热服用,每日1次。

【食用禁忌】胆囊炎患者忌食。

【药粥解说】鸡肉含有补脾益气、养血补肾的功效。鸡肉与有补中益气、健脾养胃、益精强志功效的大米合熬为粥,能滋养身体,可用于治疗腹泻等症。

保健食疗 鸡腿瘦肉粥

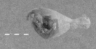

【秘方来源】经验方

【制作方法】①猪肉洗净，切片。大米淘净，泡好。鸡腿肉洗净，切小块。②锅中注水，下入大米，武火煮沸，放入鸡腿肉、猪肉、姜丝，中火熬煮至米粒软散。③文火将粥熬煮至浓稠，调入盐、味精调味，淋麻油，撒入葱花即可。

【性味归经】猪肉甘咸，入脾、胃、肾三经。

【疗　　效】滋养身体，用于腹泻等症。

【用法用量】温热服用，每日1次。

【食用禁忌】胆囊炎患者忌食。

【药粥解说】鸡肉有补脾益气、养血补肾的功效；猪肉有补肾养血、滋阴润燥的功效。此粥可用于治疗腹泻等症。

【选取原料】鸡腿肉、猪肉、大米、姜丝、盐、味精、葱花各适量

 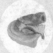

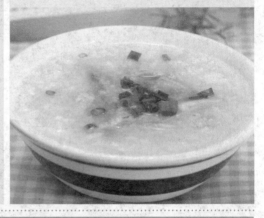

保健食疗 香菇鸡腿粥

【秘方来源】民间方

【制作方法】①鲜香菇洗净，切成细丝。大米淘净。鸡腿肉洗净，切块，再下入油锅中过油后，盛出备用。②砂锅中加入清水，下入大米，大火煮沸，放入香菇、姜丝，中火熬煮至米粒开花。③再加入炒好的鸡腿肉，熬煮成粥，加入盐、胡椒粉调味，撒上葱花即可。

【性味归经】香菇性平，味甘；归脾、胃经。

【疗　　效】有止泻的功效。

【用法用量】每日1次。

【食用禁忌】胆囊炎患者忌食。

【药粥解说】香菇有提高机体免疫力、延缓衰老等功效。香菇与有补脾益气、养血补肾功效的鸡腿肉合熬为粥，有提高免疫力、止泻的功效。

【选取原料】鲜香菇、鸡腿肉、大米、姜丝、葱花、盐、胡椒粉各适量

  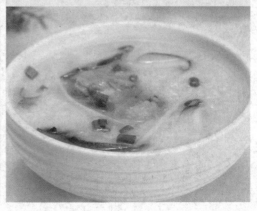

保健食疗 柿饼粥

【秘方来源】《随息居饮食谱》

【选取原料】粳米50克●柿饼2~3个

【制作方法】柿饼切碎与粳米同煮粥即可食用。

【性味归经】柿饼性寒，味干涩；归胃、大肠经。

【疗　　效】用于腹泻、便血等症。有止血润便之功效。

【用法用量】每日1次。

【食用禁忌】脾胃虚寒者忌服用。忌与螃蟹同食用。

【药粥解说】柿饼有润肺化痰、健脾等功效。柿饼中含有丰富的营养物质。有降压止血、清热止咳等作用。此粥可用于腹泻、便血等症。

保健食疗 乌梅粥

【秘方来源】《圣济总录》

【选取原料】粳米50克●乌梅15克●冰糖适量

【制作方法】①取粳米洗净熬煮。②乌梅洗净煮后取汁，汁同粳米一起煮。③待粥将熟时，加入冰糖煮沸即可。

【性味归经】乌梅性平，味甘；归肝、脾、胃、大肠、肾、肺经。

【疗　　效】用于腹泻、咳嗽等症。

【用法用量】温热服用，早晚各1次。

【食用禁忌】腹泻急性者忌服用。

【药粥解说】乌梅有生津止渴、开胃涩肠、消炎止痢的功效。乌梅适宜虚热口渴、胃酸缺乏、消化不良、慢性痢疾肠炎、孕妇妊娠恶阻者、胆道蛔虫者以及肝病患者食用。

保健食疗 莲子粥

【秘方来源】《饮膳正要》

【选取原料】糯米50克●莲子肉20克●冰糖适量

【制作方法】粳米洗净与莲子肉同煮，粥将熟时加入冰糖，稍煮即可。

【性味归经】莲子性平，味甘，涩；归心、脾、肾、胃、膀胱经。

【疗　　效】用于泄泻脾虚等症。有补脾止泻之功效。

【用法用量】温热空腹，早晚各1次。

【食用禁忌】大便干燥，心火旺者忌用。

【药粥解说】莲子有养心安神、益脾补肾等功效。莲子中含有丰富的营养成分。对于失眠健忘者很有帮助。莲子与糯米同煮，还可起到滋补的效用。

保健食疗 车前叶粥

【秘方来源】《圣济总录》

【选取原料】粳米50克●葱白一根●鲜车前叶30克

【制作方法】①先取粳米洗净熬煮。②车前叶、葱白洗净切好煮后取汁。③加入药汁与粳米同煮粥即可。

【性味归经】车前叶性微寒，味甘淡；归肺、肝、肾、膀胱经。

【疗　　效】用于肠炎腹泻等症。有清热利尿之功效。

【用法用量】每日1次。

【食用禁忌】遗精、遗尿者忌服用。

【药粥解说】车前叶有止泻、抗菌、消炎等作用。粳米有助于肠胃蠕动。两者结合治疗便秘等症效果极佳。车前叶还可以治疗慢性气管炎、高血压等症。

保健食疗 附子粥

【秘方来源】《太平圣惠经》

【选取原料】粳米50克●制附子、干姜各3克●葱白2茎●红糖适量

【制作方法】制附子、干姜洗净煎后取汁，与粳米、葱白、红糖同煮即可。

【性味归经】制附子性热，味辛、甘；归心、肾、脾经。

【疗　效】用于肠胃虚弱等症。有温热脾胃之功效。

【用法用量】温热服用，每日2次。

【食用禁忌】阴虚火旺，湿热者忌用。

【药粥解说】制附子有散寒祛湿、健脾益肾等作用。此粥用于寒湿引起的痢疾、脘腹疼痛等症。干姜有和中暖胃的作用。

保健食疗 金樱子粥

【秘方来源】《饮食辨录》

【选取原料】粳米50~100克●金樱子10~15克

【制作方法】①取粳米洗净熬煮。②金樱子洗净煎后取汁，汁与粳米同煮粥即可。

【性味归经】金樱子性平，胃酸涩；归肾、膀胱、大肠、脾、肺经。

【疗　效】用于腹泻、脾虚等症。有止泻健脾之效用。

【用法用量】温热服用，每日两次。

【食用禁忌】感冒、发热者忌服用。

【药粥解说】金樱子能促进胃液分泌、帮助消化，且对肠黏膜有收敛作用，能减少分泌，抑止腹泻。此粥虽疗效显著，但不宜长期服用。

保健食疗 椒面粥

【秘方来源】《普济方》

【选取原料】白面粉100克●生姜3片●蜀椒5克

【制作方法】蜀椒磨粉与面粉同煮，加入生姜即可。

【性味归经】蜀椒性温，味辛；归脾、肺、肝、肾、心经。

【疗　效】用于寒湿引起的腹泻。有温胃散寒之功效。

【用法用量】温热服用，每日1次。

【食用禁忌】服用量不宜过多。

【药粥解说】辣椒含有辣椒素及维生素A、维生素C等多种营养物质，不仅能增强人的体力，缓解疲劳；还具有温中下气、散寒除湿的作用。此粥对脾胃虚寒者有极好的效果。

保健食疗 大枣粥

【秘方来源】《圣济总录》

【选取原料】大枣30克●粳米100克●冰糖适量

【制作方法】①大枣、粳米共煮至熟烂成粥。②粥熟后调入冰糖即可。

【性味归经】大枣味甘、性温；归脾、胃经。

【疗　效】温胃散寒。

【用法用量】早晚温热服用。

【食用禁忌】痰湿、积滞虫病者忌服。

【药粥解说】大枣有补益气血、保肝、增加肌力、催眠、降压的功效，它不仅能提高免疫力，延长寿命；还能治疗气血津液不足，补脾和胃。

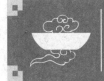

类风湿关节炎

　　类风湿关节炎是一种以慢性侵蚀性关节炎为特征的全身性自身免疫病，呈多发性、对称性。如果经久不治，可能导致关节内软骨和骨的破坏，关节功能障碍，甚至残废。开始只有关节僵硬，以早晨起床后最明显，称为晨僵，活动后减轻，以后逐渐出现对称性手的小关节及腕、足等关节炎，关节周围的结构也常受累，受累的关节异常肿胀，伴疼痛、潮红、压痛及僵硬，特别是近端指端关节呈对称性梭状肿胀，晨起重，活动后减轻。到后期，关节肿胀减轻，发展为不规则形，显著贫血。病变关节因关节软骨及软骨下受侵蚀，关节腔破坏，上下关节面融合，发生纤维化性强直，甚至骨化，最后变成强硬和畸形。手指、腕关节固定于屈位，手指及掌关节形成特征性的尺侧偏向畸形，关节周围肌肉萎缩。仅有10%~30%患者出现皮下结节，此结节多出现在关节的隆突部位，直径数毫米，质硬，略压痛，圆形或椭圆形的出现往往提示病情发展到较重的时期。多数患者还可出现淋巴结肿大、心瓣膜病变、肺间质性纤维化、胸膜炎等关节外表现。

保健食疗 红枣大米粥

【秘方来源】经验方

【选取原料】红枣20克●大米100克●白糖5克●葱花少许

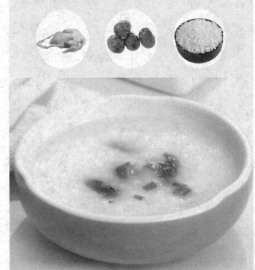

【制作方法】①大米淘洗干净，用清水浸泡；红枣洗净。②锅置火上，放入大米、红枣煮至米粒开花。③放入白糖稍煮后调匀，撒上葱花便可。

【性味归经】红枣性味甘温，入脾、胃经。

【疗　　效】用于类风湿关节炎。

【用法用量】需温热服用，每日1~2次。

【药粥解说】红枣又称大枣、枣子等，其不仅含有丰富的蛋白质、脂肪、糖分、胡萝卜素、维生素B、维生素C、维生素P及磷、钙、铁等，有"维生素丸"的美称。红枣与有补中益气、健脾养胃、益精强志功效的大米加糖后合熬为粥，可用于类风湿关节炎等症。

保健食疗 三红玉米粥

【秘方来源】民间方

【制作方法】①玉米洗净。红枣去核洗净；花生仁、红豆、大米泡发洗净。②锅置火上，注水后，放入大米煮至沸后，放入玉米、红枣、花生仁、红豆。③用小火慢慢煮至粥成，调入白糖入味，撒上葱花即可。

【性味归经】花生性味甘平，入脾、肺经。

【疗　效】有祛湿散寒之功效。

【用法用量】温热服用，每日1次。

【药粥解说】红豆有除热毒、散恶血、祛湿、利小便、通乳的功效；红枣有补虚益气、养血安神、健脾和胃的功效；玉米有降血压、降血脂等功效。常食用此粥，有健脾和胃、祛湿散寒的功效。

【选取原料】红枣、红衣花生仁、红豆、玉米、大米、白糖、葱各适量

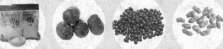

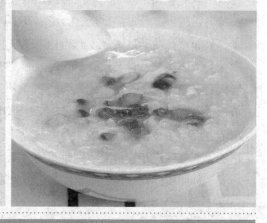

保健食疗 百合南瓜大米粥

【秘方来源】经验方

【制作方法】①大米洗净；南瓜去皮洗净，切成小块；百合洗净，削去边缘黑色部分备用。②锅置火上，注入清水，放入大米、南瓜，用大火煮至米粒开花。③再放入百合，改用小火煮至粥浓稠时，调入盐入味即可。

【性味归经】百合性微寒，味甘；归心，肺经。

【疗　效】用于风湿肿痛等症。

【用法用量】温热服用，每日1次。

【药粥解说】百合有滋阴清热、养心安神、润肺止咳的功效；南瓜有解毒、保护胃黏膜、助消化的功效。百合、南瓜、大米合熬为粥，可以治疗风湿肿痛等症。

【选取原料】南瓜、百合各20克●大米90克●盐2克

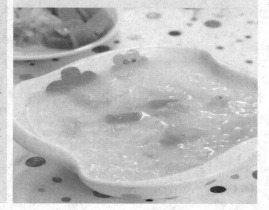

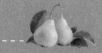

百合雪梨粥

保健食疗

【秘方来源】民间方

【选取原料】雪梨、百合各20克●糯米90克●冰糖20克●葱花少许

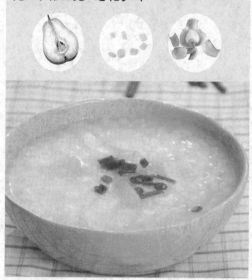

【制作方法】①雪梨去皮洗净，切片；百合泡发，洗净；糯米淘洗干净，泡发半小时。②锅置火上，注入清水，放入糯米，用大火煮至米粒绽开。③放入雪梨、百合，改用小火煮至粥成，放入冰糖熬至融化后，撒上葱花即可。

【性味归经】雪梨味甘，性凉；入肺、胃经。

【疗　　效】用于类风湿关节炎。

【用法用量】温热服用，每日1次。

【药粥解说】梨有生津止渴、止咳化痰、清热降火、养血生肌的功效。百合含有生物素、秋水碱等多种生物碱和营养物质，有良好的营养滋补功效。此粥可治疗类风湿关节炎。

雪梨双瓜粥

保健食疗

【秘方来源】经验方

【选取原料】雪梨、木瓜、西瓜各适量●大米80克●白糖5克●葱少许

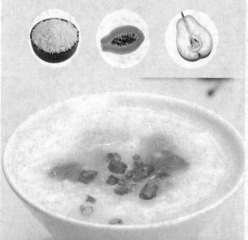

【制作方法】①大米泡发洗净。雪梨、木瓜去皮洗净，切小块。西瓜洗净，取瓤。葱洗净，切花。②锅置火上，注入水，放入大米，用大火煮至米粒开花后，放入雪梨、木瓜、西瓜同煮。③煮至粥浓稠时，调入白糖入味，撒上葱花即可。

【性味归经】木瓜性平，微寒，味甘；归肝、脾经。

【疗　　效】用于风湿肿痛等症。有化湿止痛之功效。

【用法用量】温热服用，每日2次。

【食用禁忌】此粥忌长久服用。

【药粥解说】木瓜能理脾和胃、平肝舒筋。临床上常用木瓜治疗类风湿关节炎、腰膝酸痛、脚气等疾病。

保健食疗 芦荟白梨粥

【秘方来源】民间方

【制作方法】①大米泡发洗净。芦荟洗净，切片。白梨去皮洗净，切成小块。②锅置火上，注入适量清水后，放入大米，用大火煮至米粒绽开。③放入白梨、芦荟，用小火煮至粥成，加入白糖入味即可食用。

【性味归经】芦荟性味苦寒，入肺、大肠经。

【疗　　效】用于类风湿关节炎。

【用法用量】早、晚餐温热服用。

【食用禁忌】孕妇忌用。

【药粥解说】芦荟为独尾草科多年生草本植物，有泻火通便、清肝火、杀虫、除烦热的功效。梨有生津止渴、止咳化痰、清热降火、养血生肌的功效。此粥可治疗类风湿关节炎等症。

【选取原料】芦荟10克●白梨30克●大米100克●白糖5克

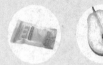

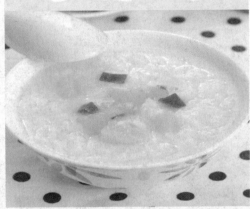

保健食疗 牛奶芦荟稀粥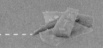

【秘方来源】经验方

【制作方法】①大米泡发洗净。芦荟洗净，切小片。红椒洗净，切圈。②锅置火上，注入清水后，放入大米，煮至米粒绽开。③放入芦荟、红椒，倒入牛奶，用小火煮至粥成，加入盐入味即可。

【性味归经】芦荟性味苦寒，入肺、大肠经。

【疗　　效】用于风湿肿痛等症。

【用法用量】每日1次。

【食用禁忌】孕妇忌用。

【药粥解说】牛奶所含的营养成分，易于被人体吸收，可以降低胆固醇，防止消化道溃疡，对小儿、老人均有益处。牛奶、芦荟、大米合熬为粥，长期食用，可缓解风湿肿痛症状。

【选取原料】牛奶20克●芦荟10克●红椒少许●大米100克●盐2克

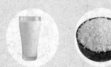

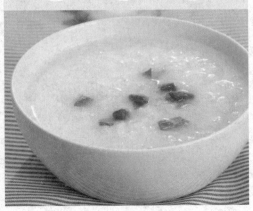

保健食疗 豆腐木耳粥

【秘方来源】民间方

【选取原料】豆腐、黑木耳、大米、盐、姜丝、蒜片、味精、香油各适量

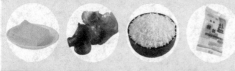

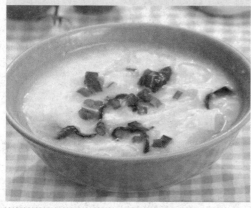

【制作方法】①大米泡发洗净；黑木耳泡发洗净；豆腐洗净切块；姜丝、蒜片洗净。②锅置火上，注入清水，放入大米，用大火煮至米粒绽开，放入黑木耳、豆腐。③再放入姜丝、蒜片，改用小火煮至粥成后，放入香油，调入盐、味精，入味即可。

【性味归经】黑木耳性平，味甘；归胃、大肠经。

【疗　　效】用于类风湿关节炎。

【用法用量】每日1次。

【食用禁忌】风热咳嗽者忌服用。

【药粥解说】常吃黑木耳可抑制血小板凝聚，降低血液中胆固醇的含量。豆腐有益气、和胃、健脾等功效。此粥可治疗类风湿关节炎等症。

保健食疗 桂圆大米粥

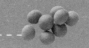

【秘方来源】经验方

【选取原料】桂圆肉适量●大米100克●盐2克●葱花适量

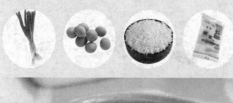

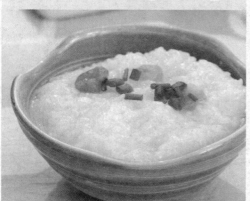

【制作方法】①大米淘洗干净；桂圆肉洗净。②锅置火上，加入适量清水，放入大米，用大火煮开。③加入桂圆肉同煮片刻，再以小火煮至浓稠状，调入盐，拌匀即可。

【性味归经】桂圆性温，味甘；归心、肝、脾、肾经。

【疗　　效】用于腰膝疼痛等症。

【用法用量】每日1次。

【食用禁忌】温热服用。

【药粥解说】桂圆含高碳水化合物、蛋白质、多种氨基酸、维生素等多种营养成分，有补益心脾、养血宁神的功效，可治疗类风湿关节炎、气血不足、心悸怔忡、健忘失眠、血虚萎黄等症。

保健食疗 桂圆萝卜大米粥 - - -

【秘方来源】民间方

【制作方法】①大米泡发洗净；胡萝卜去皮洗净切小块；桂圆肉洗净。②锅置火上，注入清水，放入大米，用大火煮至米粒绽开。③放入桂圆肉、胡萝卜，改用小火煮至粥成，调入白糖即可。

【性味归经】胡萝卜性平，味甘辛；归肺、脾经。

【疗　　效】用于类风湿关节炎。

【用法用量】每日1次。

【食用禁忌】体质阴虚者不宜食用。

【药粥解说】桂圆有益气养血，祛寒散湿，治疗失眠、心悸等功效。胡萝卜有健脾和胃、补肝明目、清热解毒、壮阳补肾、透疹、降气止咳等功效。桂圆、胡萝卜、大米合熬为粥，可治疗类风湿关节炎等症。

【选取原料】桂圆肉、胡萝卜各适量●大米100克●白糖15克

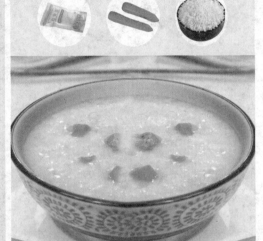

保健食疗 萝卜绿豆天冬粥 - - -

【秘方来源】经验方

【制作方法】①大米、绿豆均泡发洗净；白萝卜洗净切丁；天冬洗净，加水煮好，取汁待用。②锅置火上，倒入煮好的汁，放入大米、绿豆，煮至开花。③加入白萝卜同煮至浓稠状，调入盐拌匀即可。

【性味归经】天冬性寒，味甘；归肺，肾经。

【疗　　效】有祛湿散寒的功效。

【用法用量】每日1次。

【食用禁忌】风寒者忌服用。

【药粥解说】白萝卜能止咳化痰、清热生津、凉血止血、促进消化、增强食欲。天冬有润肺滋阴、生津止渴、润肠通便、祛湿散寒的功效。

【选取原料】白萝卜20克●绿豆、大米各40克●天冬适量●盐2克

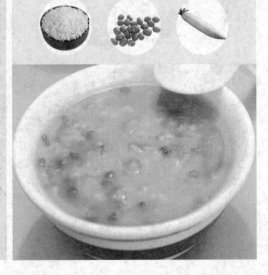

保健食疗 山药萝卜莲子粥

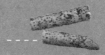

【秘方来源】民间方

【选取原料】山药30克●胡萝卜、莲子、大米、盐、味精、葱花各适量

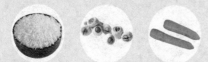

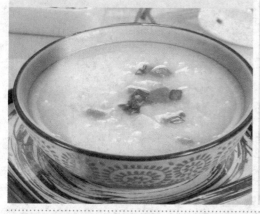

【制作方法】①山药去皮洗净切块；莲子洗净泡发，挑去莲心；胡萝卜洗净切丁；大米洗净。②锅内注水，放入大米，用旺火煮至米粒绽开，再放入莲子、胡萝卜、山药。③改用小火煮至粥闻见香味时，放入盐、味精调味，撒上葱花即可。

【性味归经】莲子性平，味甘、涩；归心、脾、肾、胃、膀胱经。

【疗　　效】有祛湿散寒的功效。

【用法用量】每日1次。

【食用禁忌】心火旺者忌服用。

【药粥解说】山药有益气养阴、补脾肺肾、固精止带的功效。胡萝卜有健脾和胃、补肝明目、清热解毒的功效。莲子有养心安神、祛湿散寒的功效。

保健食疗 绿豆海带粥

【秘方来源】经验方

【选取原料】大米、绿豆各40克●水发海带30克●青菜20克●盐3克

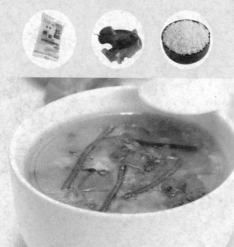

【制作方法】①大米、绿豆均泡发洗净；海带洗净切丝；青菜洗净切碎。②锅置火上，倒入清水，放入大米、绿豆煮至开花。③加入海带同煮至浓稠状，再入青菜稍煮，调入盐拌匀即可。

【性味归经】海带性寒，味咸；归肝、胃、肾经。

【疗　　效】用于热痹类风湿关节炎。

【用法用量】温热服用，早晚2次。

【食用禁忌】脾胃虚寒、肾气不足者忌食。

【药粥解说】绿豆含有蛋白质、脂肪、碳水化合物、钙、磷、铁等营养物质，有清热解毒、保肝护肾、增强食欲的功效。长期食用，能缓解热痹类风湿关节炎等症。

豌豆枸杞牛奶粥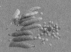

保健食疗

【秘方来源】经验方

【制作方法】①豌豆、毛豆取仁洗净；枸杞子洗净；大米泡发洗净。②锅置火上，注入水后，放入大米用大火煮至米粒完全绽开。③放入豌豆、毛豆、枸杞子，倒入牛奶，改用小火煮至粥浓稠时，加入白糖调味即可。

【性味归经】牛奶性平、味甘；归肺、胃经。

【疗　　效】用于风湿性关节炎。

【用法用量】温热服用，1天1次。

【食用禁忌】慢性胰腺炎症不宜食用。

【药粥解说】牛奶含有蛋白质、维生素等营养物质，且容易消化吸收，适用于风湿性关节炎患者。枸杞子有滋肾润肺、补肝明目的作用。此粥能缓解类风湿关节炎症状。

【选取原料】大米100克●豌豆、毛豆、枸杞子各适量●牛奶50克●白糖5克

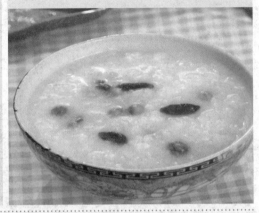

水果麦片牛奶粥

保健食疗

【秘方来源】民间方

【制作方法】①燕麦片泡发洗净；木瓜去皮洗净切丁。②锅置火上，倒入清水，放入燕麦片，以大火煮开。③加入椰果、木瓜、玉米粒、牛奶同煮至浓稠状，调入白糖，拌匀即可。

【性味归经】木瓜性平、微寒，味甘。归肝、脾经。

【疗　　效】用于风湿肿痛等症。有化湿止痛之功效。

【用法用量】可当早餐食用。

【食用禁忌】肝硬化不宜食用牛奶。

【药粥解说】木瓜能理脾和胃、平肝舒筋，可走筋脉而舒挛急，为治一切转筋、腿痛、脚气的要药。临床上常用木瓜治疗风湿性关节炎、腰膝酸痛等症。此粥适宜类风湿关节炎患者食用。

【选取原料】椰果丁、木瓜、玉米粒、牛奶各适量●燕麦片40克●白糖3克

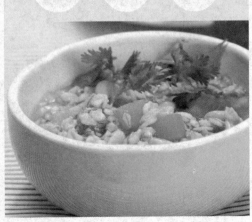

保健食疗 牛奶苹果粥

【秘方来源】经验方

【选取原料】大米100克●牛奶100克●苹果50克●冰糖5克●葱花少许

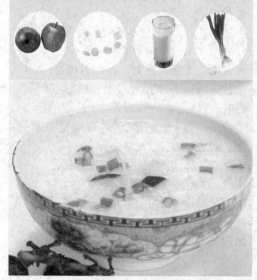

【制作方法】①大米淘洗干净，放入清水中浸泡。苹果洗净切小块。②锅置火上，注入清水，放入大米煮至八成熟。③放入苹果煮至米粒开花，倒入牛奶、放冰糖稍煮调匀，撒上葱花便可。

【性味归经】苹果性凉，味甘、微酸。归脾、肺经。

【疗　效】有祛湿散寒之功效。

【用法用量】3天1次。

【食用禁忌】胃寒病者、糖尿病患者忌食用。

【药粥解说】苹果具有润肺、健胃、生津、止渴、止泻、消食、顺气、醒酒的功效。苹果、牛奶、大米三者熬煮成粥，对类风湿关节炎有一定的疗效。

保健食疗 苹果提子冰糖粥

【秘方来源】经验方

【选取原料】苹果30克●提子20克●大米100克●冰糖5克●葱花少许

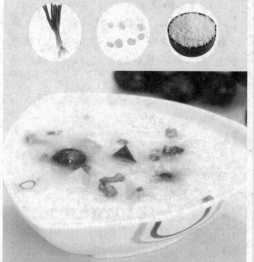

【制作方法】①大米淘洗干净，用清水浸泡片刻；提子洗净；苹果洗净后切小块。②锅置火上，注入清水，放入大米煮至八成熟。③放入苹果、提子煮至米粒开花，放入冰糖调匀，撒上葱花便可食用。

【性味归经】苹果性凉，味甘、微酸。归脾、肺经。

【疗　效】用于类风湿关节炎等症。

【用法用量】可当早餐食用。

【食用禁忌】胃寒病者、糖尿病患者忌食用。

【药粥解说】苹果富含糖类、蛋白质、脂肪、苹果酸、酒石酸、果胶、纤维素等营养成分，有润肺消食的作用，常食此粥有驱寒除湿的功效。

保健食疗 川乌粥

【秘方来源】《普济本事方》

【选取原料】粳米50克●姜汁10滴●生川乌头3克●蜂蜜适量

【制作方法】①粳米洗净；川乌头磨粉。②锅中加入适量水，加入粳米、川乌头共煮粥。③待粥将熟时，加入生姜汁，蜂蜜煮沸即可。

【性味归经】川乌性热，味辛苦；归心、肝、肾、脾经。

【疗　　效】用于类风湿关节炎。

【用法用量】每日1～2次。

【食用禁忌】发热者及孕妇忌服用。川乌药效猛烈，不宜多服。

【药粥解说】川乌具有祛风除湿、温经止痛的功效。此粥治疗风寒湿痹、麻木不仁等症效果显著。

保健食疗 木瓜粥

【秘方来源】《太平圣惠方》

【选取原料】大米50克●木瓜30克●白糖适量

【制作方法】①大米洗净；木瓜洗净切好煮后取汁。②锅中加入大米、木瓜汁共煮粥。③粥将熟时，加入白糖即可。

【性味归经】木瓜性平，微寒，味甘；归肝、脾经。

【疗　　效】用于风湿肿痛等症。有化湿止痛之功效。

【用法用量】温热服用，每日2次。

【食用禁忌】此粥不宜长久服用。

【药粥解说】木瓜为治一切转筋、腿痛、湿痹、脚气的要药。此粥适用于类风湿关节炎等症患者。

保健食疗 牛膝叶粥

【秘方来源】《太平圣惠方》

【选取原料】粳米50克●牛膝叶15克

【制作方法】牛膝叶洗净切碎后，与粳米同煮即可。

【性味归经】牛膝叶性平，味苦、酸。归肝、膀胱经。

【疗　　效】用于腰膝疼痛等症。有驱寒除湿之功效。

【用法用量】温热服用，早晚各1次。

【食用禁忌】脾肾虚弱者及孕妇忌用。

【药粥解说】牛膝叶为牛膝的茎叶，具有强筋骨、活血等作用。粳米具有补气之功效。两者结合对治疗湿痿痹效果显著。

保健食疗 双桂粥

【秘方来源】经验方

【选取原料】粳米50～100克●桂枝10克●肉桂5克●红糖适量

【制作方法】①肉桂，桂枝洗净煎后取汁备用。②锅中加入适量清水，用粳米共煮粥。③粥沸后加入药汁，待粥将熟时，加入红糖即可。

【性味归经】桂枝性温，味辛、甘；归心、肺、膀胱经。

【疗　　效】用于散寒止痛等症。

【用法用量】温热服用，每日1次。

【食用禁忌】内热较重、干燥综合征、平日大便燥结者不宜食用。

【药粥解说】桂枝有散寒止痛、抗菌等作用。肉桂具有补火助阳、引火归原、散寒止痛、活血通经的功效。

胃痛

　　胃痛是以胃脘部疼痛为主的病症，兼有恶心、呕吐、食欲缺乏等症，常为饭后疼痛。进冷食、硬食、辛辣或其他刺激性食物会引发症状加重。急慢性胃炎、消化道溃疡、胃痉挛、胃神经官能症、胃黏膜脱垂症等均可出现胃痛的症状。患者应注意适当的休息、锻炼，生活规律，保持精神愉快、乐观。精神抑郁、低沉、顾虑重重，往往会加重病情。饮食要定时定量、少食多餐。患者还应食用富含高蛋白、维生素C、维生素A及B族维生素的食物。木瓜、红枣、麦芽糖、山药、鳝鱼、猪肚、羊肚、党参、黄芪、白芍、白术等，是能补脾健胃、保护胃黏膜的药材和食材。胃痛患者平时应忌食粗粮（糙米、高粱米、小米等）、豆类、多纤维蔬菜（芹菜、韭菜、萝卜、芥蓝、竹笋等）、油炸食品、有刺激性的调味品、各类饮料（包括酒）等。

保健食疗 西蓝花香菇粥

【秘方来源】民间方

【选取原料】西蓝花35克●鲜香菇、胡萝卜各20克●大米100克●盐2克●味精1克

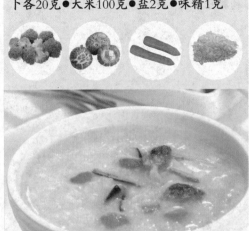

【制作方法】①大米洗净；西蓝花洗净，撕成小朵；胡萝卜洗净，切丁；香菇泡发洗净，切条。②锅置火上，注入清水，放入大米用大火煮至米粒绽开后，放入西蓝花、胡萝卜、香菇。③改用小火煮至粥成后，加入盐、味精调味，即可食用。

【性味归经】香菇性平，味甘；归胃、肝经。

【疗　　效】有温中和胃之功效。

【用法用量】每日1次。

【食用禁忌】温热服用。

【药粥解说】香菇能提高机体免疫力、延缓衰老。西蓝花含有维生素C、胡萝卜素等营养成分，有增加抗病能力的功效。此粥能温中和胃，缓解胃痛症状。

保健食疗 香菇葱花粥

【秘方来源】经验方

【制作方法】①大米泡发洗净；香菇泡发洗净切丝；葱洗净切花。②锅置火上，注入清水，放入大米，用大火煮至米粒开花。③放入香菇，用小火煮至粥能闻见香味后，加入盐调味，撒上葱花即可。

【性味归经】香菇性平，味甘；归胃、肝经。

【疗　　效】有温中和胃之功效。

【用法用量】每日可当早餐食用。

【食用禁忌】温热服用。

【药粥解说】香菇其味鲜美，香气沁人，有增强机体免疫力、延缓衰老、增加食欲的功效。大米有补中益气、健脾养胃的功效。香菇、葱花、大米合熬为粥，有温中和胃的功效，可缓解胃痛。

【选取原料】鲜香菇15克●大米100克●盐3克●葱少许

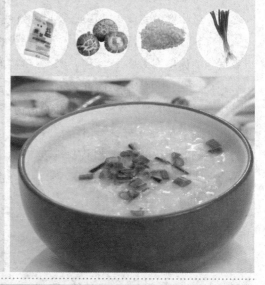

保健食疗 牛奶玉米粥

【秘方来源】经验方

【制作方法】①枸杞子洗净备用；②锅置火上，倒入牛奶煮至沸后，缓缓倒入玉米粉，搅拌至半凝固；③放入枸杞，用小火煮至粥呈浓稠状，加入白糖入味，即可食用。

【性味归经】玉米性平，味甘；入肝、膀胱经。

【疗　　效】调理肠胃。

【用法用量】早晚各1次。

【食用禁忌】遗尿、糖尿病患者忌食。

【药粥解说】牛奶具有很高的含钙量，还含有适量的胆固醇成分。玉米含蛋白质、脂肪、维生素E及钙、铁、铜、锌等多种矿物质，有开胃消食、调理中气的功效。此粥对胃痛、肠胃病患者有一定的疗效。

【选取原料】玉米粉80克●牛奶120克●枸杞子少许●白糖5克

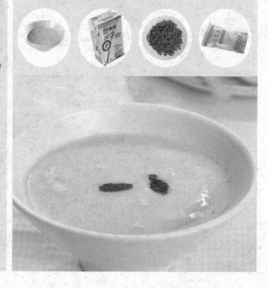

保健食疗 木耳山药粥

【秘方来源】民间方

【选取原料】水发木耳20克●山药30克●大米100克●盐、味精、香油、葱各少许

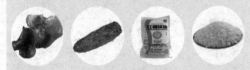

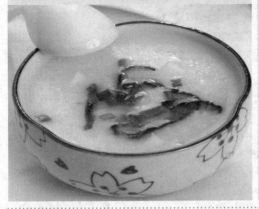

【制作方法】①大米洗净泡发；山药去皮洗净切块；水发木耳洗净切丝；葱洗净切花。②锅置火上，注入水后，放入大米用大火煮至米粒绽开时，放入山药、木耳。③改用小火煮至粥成，调入盐、味精入味，滴入香油，撒上葱花即可食用。

【性味归经】黑木耳性平，味甘；归胃、大肠经。

【疗　　效】温中和胃。

【用法用量】每日1次。

【食用禁忌】慢性肠炎患者。

【药粥解说】黑木耳有补气血、滋阴、补肾、活血等功效，对痔疮、胆结石有很好的疗效。黑木耳与山药同熬煮成粥，对胃痛、肠胃病患者有很好的疗效。

保健食疗 黄花芹菜粥

【秘方来源】民间方

【选取原料】干黄花菜、芹菜各15克●大米100克●麻油5克●盐2克●味精1克

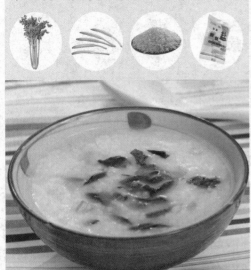

【制作方法】①芹菜洗净，切成小段；干黄花菜泡发洗净；大米洗净，泡发半小时。②锅置火上，注入适量清水后，放入大米，用大火煮至米粒绽开。③放入芹菜、黄花菜，改用小火煮至粥成，加入盐、味精入味，滴入麻油即可。

【性味归经】芹菜性凉，味甘辛；归肺、胃、肝经。

【疗　　效】清热润肠，调理肠胃。

【用法用量】每日1次。

【食用禁忌】脾胃虚寒者、肠滑不固者忌用。

【药粥解说】芹菜中含有的膳食纤维，有调理肠胃的功效，对胃痛、肠胃病患者有一定的疗效。

保健食疗 南瓜百合杂粮粥

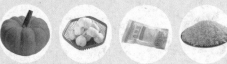

【秘方来源】经验方

【制作方法】①糯米、糙米均泡发洗净。南瓜去皮洗净，切丁。百合洗净，切片。②锅置火上，倒入清水，放入糯米、糙米、南瓜煮开。③加入百合同煮至浓稠状，加入白糖，拌匀即可。

【性味归经】南瓜性温味甘；入脾、胃经。

【疗　　效】滋阴益胃，宁心安神。

【用法用量】早晚各1次。

【食用禁忌】有脚气、黄疸、气滞湿阻病症患者忌食。

【药粥解说】南瓜有润肺益气、化痰、消炎止痛、降低血糖的功效。百合具有润肺止咳、清心安神的功效。南瓜、百合熬煮成粥具有滋阴益胃的功效。

【选取原料】南瓜、百合各30克●糯米、糙米各40克●白糖5克

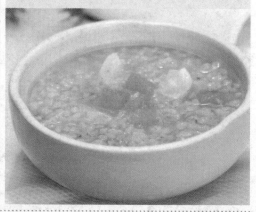

保健食疗 春笋西葫芦粥

【秘方来源】经验方

【制作方法】①糯米泡发洗净；春笋去皮洗净切丝；西葫芦洗净切丝；葱洗净切花。②锅置火上，注入清水后，放入糯米，用旺火煮至米粒绽开，放入春笋、西葫芦。③改用文火煮至粥浓稠时，加入盐、味精入味，撒上葱花即可。

【性味归经】西葫芦性寒，味甘；归肺、胃、肾经。

【疗　　效】除烦止渴，润肺止咳，清热利尿，调理肠胃。

【用法用量】每日1次。

【食用禁忌】脾胃虚寒者忌用。

【药粥解说】西葫芦具有除烦止渴、润肺止咳、清热利尿、消肿散结的功效，对烦渴、糖尿病、水肿腹胀以及肾炎、胃痛等症具有良好的辅助治疗作用。

【选取原料】春笋、西葫芦各适量●糯米110克●盐3克●味精1克●葱少许

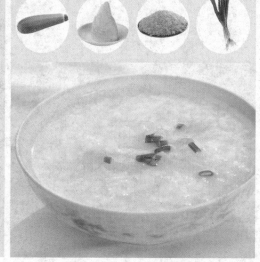

保健食疗 萝卜芦荟粥

【秘方来源】民间方

【选取原料】胡萝卜少许●芦荟、罗汉果各适量●大米100克●白糖6克

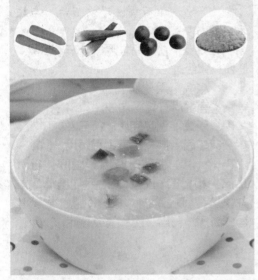

【制作方法】①大米泡发洗净；芦荟洗净，切成小丁；胡萝卜洗净切块；罗汉果洗净打碎，熬取汁液待用。②锅置火上，加入适量清水，放入大米煮至米粒绽开，放入芦荟、胡萝卜。③再淋入熬好的罗汉果汁液，改用小火煮至粥成，加入白糖入味，即可食用。

【性味归经】芦荟性寒，味苦；入肺、大肠经。

【疗　效】增强食欲，化痰清热，消除胃痛。

【用法用量】每日1次。

【食用禁忌】孕妇、儿童忌食。

【药粥解说】白萝卜对新陈代谢、增强食欲、化痰清热、促消化、胃痛、消渴、头痛等症有很好的疗效。

保健食疗 芦荟菠菜萝卜粥

【秘方来源】民间方

【选取原料】大米100克●芦荟、菠菜各适量●胡萝卜少许●盐3克

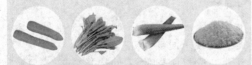

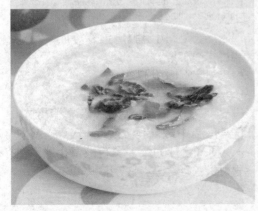

【制作方法】①大米泡发洗净；芦荟洗净，切小片；菠菜洗净；胡萝卜洗净切小块。②锅置火上，注入水后，放入大米煮至米粒开花，放入芦荟、菠菜、胡萝卜。③改用小火煮至粥能闻见香味时，加入盐，入味后即可食用。

【性味归经】菠菜性凉，味甘、辛；入肠、胃经。

【疗　效】开胃消食，消除胃痛。

【用法用量】每日1次。

【食用禁忌】肾炎患者、肾结石患者、脾虚便溏者。

【药粥解说】菠菜具有促进肠道蠕动的作用，利于排便，对于痔疮、便秘、胃痛等有很好的食疗作用。此粥具有开胃消食、消除胃痛的功效。

干姜粥

【秘方来源】《寿世青编》

【选取原料】粳米50克●干姜3克●高良姜5克

【制作方法】①粳米洗净，干姜、高良姜洗净煮后取汁。②锅中注入适量清水，加入粳米、姜汁同煮即可。

【性味归经】干姜性热，味辛；归脾、胃、心、肺经。

【疗　　效】用于脾胃虚寒等症。有温中和胃之功效。

【用法用量】早晚各1次。

【食用禁忌】热证者忌服用。

【药粥解说】干姜有散寒、消痰等作用。高良姜有温胃散寒、消食等效用。此粥不仅对于治疗胃寒呕吐者效果显著，还有益气健脾的功效。

茴香粥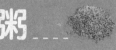

【秘方来源】《本草纲目》

【选取原料】粳米50克●小茴香10克

【制作方法】小茴香洗净切好后，与粳米同煮粥即可。

【性味归经】小茴香性温，味辛；归肾、膀胱、胃经。

【疗　　效】用于脾胃虚寒、食欲缺乏等症。有健脾开胃等功效。

【用法用量】温热空腹，每日2次。

【食用禁忌】脾胃虚寒者忌服用。

【药粥解说】小茴香有温肾暖肝、行气止痛、和胃的功效。主治寒疝腹痛、睾丸偏坠、脘腹冷痛、食少冷痛、食少吐泻、胁痛、肾虚腰痛、痛经等症。

佛手柑粥

【秘方来源】《宦游日札》

【选取原料】粳米50克●佛手柑20克●冰糖适量

【制作方法】①粳米、佛手柑分别洗净；②锅中注入适量清水，加入粳米、佛手柑共煮。③粥将熟时，加入冰糖即可。

【性味归经】佛手柑性温，味辛、苦；归肝、胃、脾、肺经。

【疗　　效】用于消化不良、食欲缺乏等症。有和胃健脾之功效。

【用法用量】温热服用。

【食用禁忌】阴虚有火者忌服用。

【药粥解说】佛手柑有疏肝理气、止咳化痰等作用。此粥对于脾胃虚弱者尤其是中老年人有一定的治疗作用。

干姜附子粥

【秘方来源】《伤寒论》

【选取原料】粳米100克●干姜10克●制附子5克

【制作方法】炮姜、制附子洗净磨碎末后，与粳米同煮即可。

【性味归经】制附子性热，味辛、甘；归心、肾、脾经。

【疗　　效】用于腹痛畏寒等症。有散寒止痛之功效。

【用法用量】每日1次。

【食用禁忌】阴虚火旺者忌服用。

【药粥解说】制附子有祛风除湿等功效，干姜有温中散寒等功效。干姜、制附子、粳米合熬为粥，具有散寒止痛、增强体质、延缓衰老等效用。

高脂血症

　　高脂血症是血脂异常的通称，如果符合以下一项或几项，就患有高脂血症：总胆固醇、三酰甘油过高，低密度脂蛋白胆固醇过高，高密度脂蛋白胆固醇过低。高脂血症和饮食习惯密切相关，因偏食、暴饮暴食造成的肥胖，饮食不规律或嗜酒成癖，是引发高脂血症的重要因素。长期精神紧张，导致内分泌紊乱，天长日久形成高脂血症。年迈体虚、长期服用某种药物也会导致高脂血症。单基因缺陷或多基因缺陷，使参与脂蛋白转运和代谢的受体、酶或载脂蛋白异常也是引发高脂血症的原因之一。多数患者在发生了冠心病、脑卒中后才发现血脂异常，可表现为头晕、头痛、胸闷、心痛、乏力等。患有高脂血症的患者主食应以粗粮为主，如小米、玉米、燕麦、豆类等；平时生活中也应避免过度紧张。因为情绪紧张、过度兴奋，可能引起血中胆固醇及三酰甘油含量增高。凡有这种情况，可以应用小剂量的镇静剂（遵医嘱）。

保健食疗 枸杞南瓜粥

【秘方来源】经验方

【选取原料】南瓜20克●粳米100克●枸杞子15克●白糖5克

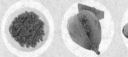
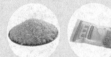

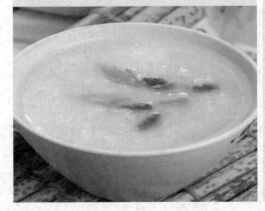

【制作方法】①粳米泡发洗净；南瓜去皮洗净，切块；枸杞子洗净。②锅置火上，注入清水，放入粳米，用大火煮至米粒绽开。③放入枸杞子、南瓜，用小火煮至粥成，调入白糖入味，即成。

【性味归经】南瓜性温味甘；入脾、胃经。

【疗　　效】降低血压、血脂。

【用法用量】温热服用，每日1次。

【食用禁忌】有脚气、黄疸患者忌食。

【药粥解说】南瓜有清热利尿、润肠通便、降血脂、降血糖等功效。本粥可降血糖、降血脂，高脂血症、糖尿病、高血压等患者都可以经常食用，还能预防心脑血管疾病。

红枣双米粥

【秘方来源】民间方

【制作方法】①黑米、薏苡仁均泡发洗净；桂圆干洗净；红枣洗净，切片。②锅置火上，倒入清水，放入黑米、薏苡仁煮开。③加入桂圆、红枣同煮至浓稠状，加入白糖，拌匀即可。

【性味归经】红枣性温，味甘；归脾、胃经。

【疗　　效】降低血脂和血压，防治中风。

【用法用量】温热服用，早晚各1次。

【食用禁忌】湿热内盛者忌食。

【药粥解说】红枣富含维生素C，可有效降低血中的胆固醇，软化血管；薏苡仁中含有丰富的水溶性纤维素，可以降低血液中的胆固醇，能有效预防高血压、高脂血症、脑卒中。

【选取原料】红枣、桂圆干各适量●黑米70克●薏苡仁30克●白糖适量

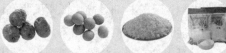

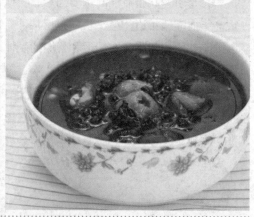

红枣莲子大米粥

【秘方来源】经验方

【制作方法】①大米、莲子洗净，用清水浸泡；红枣洗净。②锅置火上，放入大米、莲子，加适量清水煮至八成熟。③放入红枣煮至米粒开花，放入白糖稍煮后调匀便可。

【性味归经】莲子性平，味甘；归心、脾经。

【疗　　效】降低血压，降低血脂。

【用法用量】每日1次。

【食用禁忌】便秘、消化不良、腹胀者忌用。

【药粥解说】红枣具有益气补血、健脾和胃、祛风之功效，有降低血压、软化血管的作用，因此红枣是高血压、高血脂患者的保健食品。红枣、莲子、大米三者熬煮成粥后具有降低血脂的功效。

【选取原料】红枣、莲子各20克●大米100克●白糖5克

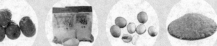

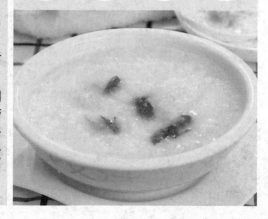

保健食疗 白萝卜山药粥

【秘方来源】民间方

【选取原料】白萝卜20克●山药30克●青菜少许●大米90克●盐3克

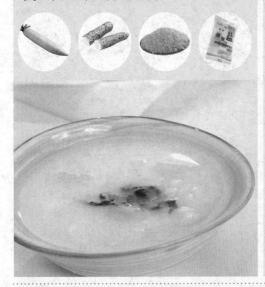

【制作方法】①山药去皮洗净切块；白萝卜洗净切块；大米泡发洗净；青菜洗净，切碎。②锅置火上，注入清水，放入大米，用旺火煮至米粒开花。③放入山药、白萝卜，用小火煮至粥浓稠时，再下入青菜，煮至菜熟后，加盐调味即可食用。

【性味归经】山药性平，味甘；归肺、脾、肾经。

【疗　　效】降低血糖、降低血脂。

【用法用量】温热服用，每日1次。

【食用禁忌】大便燥结者。

【药粥解说】白萝卜富含香豆酸等活性成分，能够降低血糖、胆固醇，促进脂肪代谢，适合高血压性糖尿病、高脂血症、肥胖症等患者食用。

保健食疗 豆腐山药粥

【秘方来源】经验方

【选取原料】大米90克●山药30克●豆腐40克●盐、味精、香油、葱花各少许

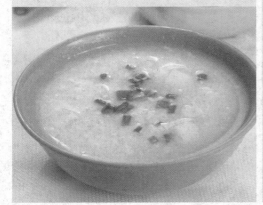

【制作方法】①山药去皮洗净，切块；豆腐洗净，切块；葱洗净切花。②锅置火上，注入水后，放入大米用旺火煮至米粒开花。③放入山药、豆腐，改用文火煮至粥成，放入盐、味精、香油入味，撒上葱花即可。

【性味归经】山药性平，味甘；归肺、脾、肾经。

【疗　　效】降低血压，降低血脂，健脑益智。

【用法用量】每日1次。

【食用禁忌】大便燥结者。

【药粥解说】豆腐有益于神经、血管、大脑的生长发育，豆腐在健脑的同时，所含的豆固醇还抑制了胆固醇的摄入，对降低血压和血脂有很大的帮助。

保健食疗 燕麦南瓜豌豆粥

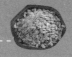

【秘方来源】民间方

【制作方法】①大米、燕麦均泡发洗净；南瓜去皮洗净，切丁；豌豆洗净。②锅置火上，倒入清水，放入大米、南瓜、豌豆、燕麦煮开。③待煮至浓稠状时，调入白糖拌匀即可。

【性味归经】南瓜性温，味甘；入脾、胃经。

【疗　效】降低血脂、血压。

【用法用量】温热服用，每日1次。

【食用禁忌】有脚气、黄疸、气滞湿阻病症患者。

【药粥解说】燕麦是很好的粗粮，它是富含皂苷素的作物，可以调节人体的肠胃功能，降低胆固醇，因此经常食用燕麦，可以有效防治高血脂、高血压和心脑血管疾病。

【选取原料】燕麦40克●南瓜、豌豆各30克●大米50克●白糖4克

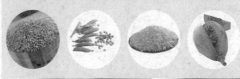

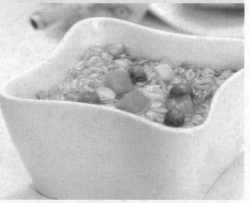

保健食疗 芝麻麦仁粥

【秘方来源】经验方

【制作方法】①麦仁泡发洗净。黑芝麻洗净。②锅置火上，倒入清水，放入麦仁煮开。③加入黑芝麻同煮至浓稠状，调入白糖拌匀即可。

【性味归经】芝麻性平，味甘；归肝、肾、肺、脾经。

【疗　效】降血脂。

【用法用量】温热服用，可当早餐来食用。

【食用禁忌】患有慢性肠炎、便溏腹泻、阳痿、遗精等病症的人。

【药粥解说】芝麻含有丰富的亚油酸和膳食纤维，具有调节胆固醇、降低血脂的作用。因此本粥含有亚油酸等不饱和脂肪酸，可降低胆固醇，降低血脂，防止动脉硬化。

【选取原料】黑芝麻20克●麦仁80克●白糖3克

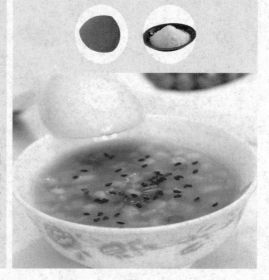

保健食疗 虾仁干贝粥 --------

【秘方来源】民间方

【选取原料】大米100克●虾仁、干贝各20克●盐3克●香菜、葱花、酱油各适量

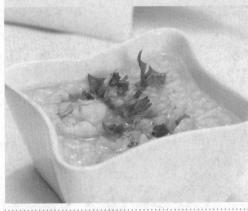

【制作方法】①大米、虾仁、干贝洗净；②锅中注入适量清水，加入虾仁、干贝、大米，同煮。③粥将成时，加入盐、香菜、葱花、酱油，煮沸即可。

【性味归经】虾仁性温，味甘；归肝、肾经。

【疗　效】用于高脂血症。有降低血脂之功效。

【用法用量】每日1次。

【食用禁忌】温热服用。

【药粥解说】虾仁有预防高血压及心肌梗死等效用。干贝有滋阴补肾、降低血脂等功效。干贝还可预防癌症。此粥口味极佳，是很好的保健食品。

保健食疗 菠菜山楂粥 --------

【秘方来源】民间方

【选取原料】菠菜、山楂各20克●大米100克●冰糖5克

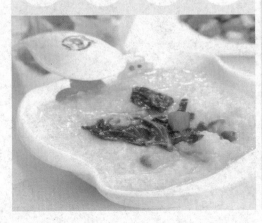

【制作方法】①先将大米洗净熬煮。②加入山楂，洗净后与大米同煮。③加入洗净切好的菠菜、冰糖，煮沸即可。

【性味归经】菠菜性凉，味甘；归肠、胃经。

【疗　效】用于高脂血症，有降低血脂之功效。

【用法用量】每日1次。

【食用禁忌】温热服用。

【药粥解说】菠菜可以补血止血、利五脏、通血脉、消食润肠、清热除烦、养肝明目、促进人体的新陈代谢。山楂有健胃消食、行气散瘀的功效。主治饮食积滞、脘腹胀痛、泄泻痢疾、血瘀痛经、经闭、产后腹痛、恶露不尽、疝气或睾丸肿痛、高脂血症。

保健食疗 萝卜卷心菜酸奶粥

【秘方来源】民间方

【制作方法】①大米洗净，胡萝卜、卷心菜分别洗净切碎。②锅中注入适量清水，加入面粉与大米同煮。③粥将熟时，加入胡萝卜、包菜、酸奶、盐，煮沸即可。

【选取原料】大米70克●胡萝卜、卷心菜各适量●酸奶10克●盐3克●面粉20克

【性味归经】酸奶性平，味酸；归肠、胃经。

【疗　效】用于高脂血症，有降低血脂之功效。

【用法用量】每日1次。

【食用禁忌】温热服用。

【药粥解说】酸奶能刺激胃酸分泌，提高食欲，增强胃肠的消化功能。胡萝卜有润肠通便、降低血脂等功效。包菜有健胃消食、止痛的功效，尤其对于治疗十二指肠溃疡很有效果。

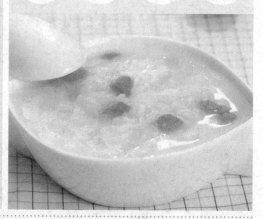

保健食疗 洋葱大蒜粥

【秘方来源】民间方

【制作方法】①大米洗净，大蒜、洋葱分别洗净切碎。②锅中注入适量清水，加入大米、大蒜、洋葱，同煮即可。③粥将熟时，加入盐、味精、葱、姜，煮沸即可。

【选取原料】大米90克●洋葱、大蒜各15克●盐2克●味精1克●葱、姜少量

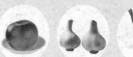

【性味归经】洋葱性温，味甘、辛；归肝、脾、胃、肺经。

【疗　效】用于高脂血症，有降低血脂等功效。

【用法用量】每日1次。

【食用禁忌】温热服用。

【药粥解说】洋葱可以降血脂，防治动脉硬化。它含有一种叫硒的抗氧化剂，使人体能产生大量的谷胱甘肽，能让癌症的发生率大大降低。

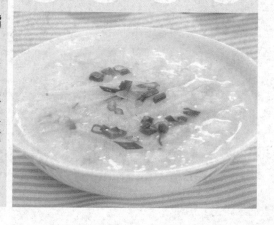

保健食疗 桂圆胡萝卜大米粥

【秘方来源】民间方

【选取原料】大米100克●桂圆、胡萝卜适量●白糖15克

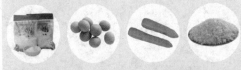

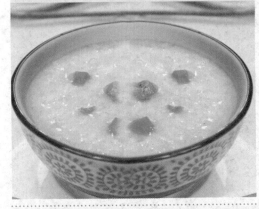

【制作方法】①大米洗净，桂圆去壳洗净，胡萝卜洗净切碎。②锅中注入适量清水，加入桂圆、胡萝卜、大米，同煮。③粥将熟时加入白糖即可。

【性味归经】桂圆性温，味甘；归心、肝、脾、肾经。

【疗　效】用于高脂血症，有降低血脂之功效。

【用法用量】每日1次。

【食用禁忌】温热服用。

【药粥解说】桂圆有滋补益气养血，治疗失眠、心悸等功效。胡萝卜有健脾和胃、补肝明目、清热解毒、壮阳补肾、透疹、降气止咳等功效，对于肠胃不适、便秘等症状有食疗作用。

保健食疗 肉末紫菜豌豆粥

【秘方来源】民间方

【选取原料】大米100克●猪肉50克●胡萝卜、豌豆、紫菜各20克●盐、鸡精各适量

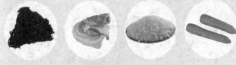

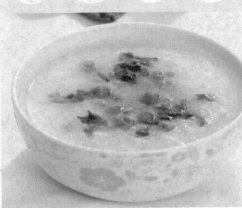

【制作方法】①大米洗净，胡萝卜去皮洗净切块，猪肉洗净切末。②锅中注入适量清水，加入胡萝卜、猪肉、紫菜、豌豆、大米，同煮。③粥将熟时加入盐、鸡精，煮沸即可。

【性味归经】猪肉性平，味甘；归脾、胃、肾经。

【疗　效】用于高脂血症，有降低血脂之功效。

【用法用量】每日1次。

【食用禁忌】温热服用。

【药粥解说】猪肉有滋阴润燥、保持皮肤弹性等功效。胡萝卜有润肠通便、降低血脂等功效。豌豆有润肠通便、预防癌症等作用，它含有丰富的营养物质，还可以增强人体免疫力。

保健食疗 猪肺青豆粥

【秘方来源】民间方

【制作方法】①大米洗净，猪肺、青豆、胡萝卜分别洗净切碎。②锅中注入适量清水，加入大米、猪肺、青豆、胡萝卜，同煮。③粥将熟时加入姜丝、盐、鸡精、香油，煮沸即可。

【选取原料】大米、猪肺、青豆、胡萝卜、姜丝、盐、鸡精、香油各适量

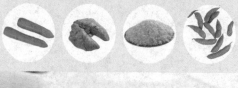

【性味归经】猪肺性平，味甘，入肺经。

【疗　　效】用于高脂血症，有降低血脂之功效。

【用法用量】每日1次。

【食用禁忌】温热服用。

【药粥解说】猪肺有止咳、益肺的作用，其中含有各种维生素。青豆不含胆固醇，可预防心血管疾病，并降低癌症发生率。每天吃两盘青豆，可降低血液中的胆固醇。

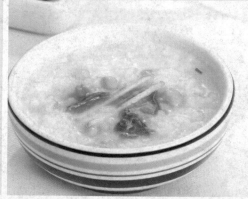

保健食疗 鸡肉香菇干贝粥

【秘方来源】民间方

【制作方法】①大米、香菇、干贝分别洗净；②锅中注入适量清水，加入香菇、干贝、大米，同煮。③粥将熟时加入切好的熟鸡肉、盐、香菜，煮沸即可。

【选取原料】大米80克●熟鸡肉150克●香菇60克●干贝50克●盐3克●香菜适量

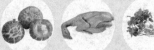

【性味归经】鸡肉性平，味甘；归脾、胃经。

【疗　　效】用于高脂血症，有降低血脂之功效。

【用法用量】每日1次。

【食用禁忌】温热服用。

【药粥解说】鸡肉有补脾、益气、养血、补肾等功效。香菇有降低血脂、延缓衰老、提高免疫力等功效。干贝有滋阴补肾、降低血脂等作用。此粥适合各类人群，尤其是男性食用。

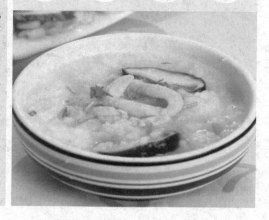

保健食疗 鲳鱼豆腐粥

【秘方来源】民间方

【选取原料】大米、鲳鱼、豆腐、盐、姜丝、味精、香菜叶、葱花、香油各适量

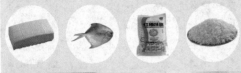

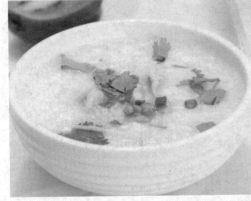

【制作方法】①大米洗净，鲳鱼洗净切好后用料酒腌制。②锅中注入适量清水，加入大米、鲳鱼，同煮。③粥将熟后，加入豆腐、香菜叶、盐、味精、葱花、姜丝、香油，煮沸即可。

【性味归经】鲳鱼性平，味甘；归脾、胃经。

【适用疗效】用于高脂血症，有降低血脂之功效。

【用法用量】温热服用。

【食用禁忌】皮肤病者忌服用。

【药粥解说】鲳鱼肉质鲜嫩，营养丰富，具有益气养血、柔筋利骨、降低胆固醇的功效，对高血脂、高胆固醇的人来说是一种不错的鱼类食品。

保健食疗 大米决明子粥

【秘方来源】民间方

【选取原料】大米100克●决明子适量●盐2克●葱8克

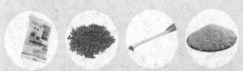

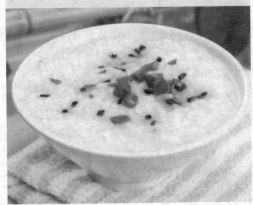

【制作方法】①大米、决明子分别洗净；②锅中注入适量清水，加入大米、决明子，同煮；③粥将熟时加入盐、葱，即可食用。

【性味归经】决明子性平，味咸、苦；归肝、胆、肾经。

【疗 效】用于高脂血症，有降低血脂之功效。

【用法用量】温热服用。

【食用禁忌】皮肤病者忌服用。

【药粥解说】决明子中含有大量的化学成分，可以抗菌、降低血脂、保护肝脏，有明目、养生的作用。此粥适合各类人群，尤其是老年人食用。

保健食疗 玉米须荷叶粥

【秘方来源】民间方

【选取原料】大米80克●玉米须、鲜荷叶各适量●盐2克

【制作方法】将大米与玉米须、鲜荷叶洗净后，同煮，加入盐，煮沸即可。

【性味归经】玉米须性平，味甘；归膀胱、肝、胆经。

【疗　　效】用于高脂血症，有降低血脂之功效。

【用法用量】温热服用，每日1次。

【药粥解说】玉米须有清热、利尿、降低血压血脂、利胆等作用。荷叶有清热解暑、止血的作用。此外，荷叶还可以起到降血压，降血脂的效用。对于女性来讲，荷叶有瘦身的功效。

保健食疗 双色大米粥

【秘方来源】民间方

【选取原料】大米70克●黑豆、豌豆各25克●浮萍适量●盐2克。

【制作方法】①大米、黑豆、豌豆分别洗净，浮萍洗净煮后取汁。②锅中注入适量清水，加入大米、黑豆、豌豆和浮萍汁，同煮。

【性味归经】黑豆性平，味甘；归脾、肾经。

【疗　　效】用于高脂血症。有降低血脂之功效。

【用法用量】温热服用，每日1次。

【药粥解说】黑豆有补肾、健脾、清热解毒、软化血管、降低血脂的功效。

保健食疗 竹荪笋丝粥

【秘方来源】民间方

【选取原料】莴笋100克●大米、鸡蛋液各80克●竹荪30克●盐3克●味精、葱花、枸杞各适量

【制作方法】①取大米洗净熬煮。②加入洗净切好的竹荪，莴笋以及鸡蛋液与大米同煮。③粥将熟时加入盐、味精、葱花、枸杞，煮沸即可。

【性味归经】竹荪性凉，味甘苦；归胃、肺经。

【疗　　效】用于高脂血症。有降低血脂之功效。

【用法用量】温热服用。

【食用禁忌】不宜过量服用。

【药粥解说】竹荪有俗称"刮油"的作用，此粥有降血压、降血脂的功效。

保健食疗 萝卜粥

【秘方来源】《本草纲目》

【选取原料】白米50克●大白萝卜1个

【制作方法】①白米、萝卜洗净；②锅中注入适量清水，加入大米、萝卜，煮至米烂开花即可。

【性味归经】萝卜性平，味甘，辛；归肺、脾经。

【疗　　效】用于消化不良等症。有健胃消食之功效。

【用法用量】温热服用。

【食用禁忌】脾胃虚寒者忌食。

【药粥解说】萝卜有帮助消化、清热解毒、化痰等作用，其含有丰富的营养物质。可以降低血压、软化血管、保护视力。此粥具有保健作用。

失眠

　　失眠是指无法入睡或无法保持睡眠状态，导致睡眠不足，是以经常不能获得正常睡眠为特征的一种病症，为各种原因引起的入睡困难、睡眠深度或频度过短（浅睡性失眠）、早醒及睡眠时间不足或质量差等。常见的有睡眠环境的突然改变，个体因素方面，不良的生活习惯，如睡前饮茶、饮咖啡、吸烟等；精神因素包括因某个特别事件引起兴奋、忧虑所致的机会性失眠。情绪失控可引起心境上的改变，这种改变特别会在情绪不稳时表现出来，它可以由某些突发事件引起，如特别的喜事或特别的悲伤、生气等都可导致失眠。其症状有不能熟睡，睡眠时间减少；早醒、醒后无法再入睡；频频从噩梦中惊醒，自感整夜都在做噩梦；睡过之后精力没有恢复。失眠发病时间可长可短，短者数天可好转，长者持续数日难以恢复。表现为容易被惊醒，有的对声音敏感，有的对灯光敏感；很多失眠的人喜欢胡思乱想；长时间的失眠会导致神经衰弱和抑郁症，而神经衰弱患者的病症又会加重失眠。

保健食疗 红枣桂圆粥

【秘方来源】民间方

【选取原料】大米100克●桂圆肉、红枣各20克●红糖10克●葱花少许

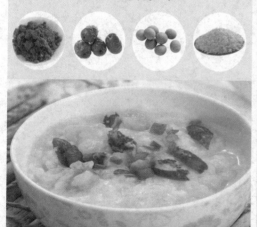

【制作方法】①大米淘洗干净，放入清水中浸泡。桂圆肉、红枣洗净备用。②锅置火上，注入清水，放入大米，煮至粥将成。③放入桂圆肉、红枣煨煮至酥烂，加红糖调匀，撒葱花即可。

【性味归经】桂圆性温，味甘；归心、肝、脾、肾经。

【疗　　效】补血、养气、安神。

【用法用量】温热服用，早晚各1次。

【食用禁忌】尿道炎、月经过多者忌食。

【药粥解说】红枣甘温，可以养心、补血、安神，提升人体内的元气；桂圆能清热安神，去除体内虚火。红枣、桂圆合在一起煮粥吃，可调节气血归于平和，消除虚火烦热，人自然而然也就睡得安稳。

保健食疗 莲子青菜粥

【秘方来源】民间方

【制作方法】①大米、莲子洗净，用清水浸泡。青菜洗净切丝。②锅置火上，放入大米、莲子，加适量清水熬煮至粥成。③放入青菜，加白糖稍煮，调匀便可食用。

【性味归经】莲子性平，味甘；归心、脾经。

【疗　　效】养气安神、镇静神经。

【用法用量】温热服用，每日2次。

【食用禁忌】便秘、消化不良、腹胀者忌食。

【药粥解说】莲子中的钙、磷和钾含量非常丰富，有促进凝血、使某些酶活化、维持神经传导性、镇静神经、维持肌肉的伸缩性和心跳节律等作用。莲子还有养心安神的功效。

【选取原料】莲子30克●青菜少许●大米100克●糖5克

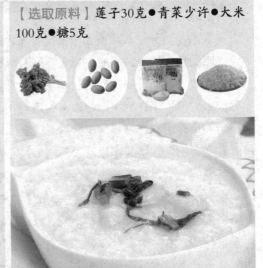

保健食疗 桂圆核桃青菜粥

【秘方来源】经验方

【制作方法】①大米淘洗干净，放入清水中浸泡。青菜洗净，切成细丝。②锅置火上，放入大米，加适量清水煮至八成熟。③放入桂圆肉、核桃仁煮至米粒开花，再放入青菜稍煮，加白糖稍煮调匀便可。

【性味归经】核桃性温，味甘。归肾、肺、大肠经。

【疗　　效】补心安神。

【用法用量】温热服用，晚餐可用。

【食用禁忌】肺脓肿、慢性肠炎患者忌食。

【药粥解说】桂圆性温味甘，益心脾，有开胃、养血益脾、补心安神的功效。中医里可用于治疗心脾虚损、气血不足所致的失眠、健忘、惊悸、眩晕等症。桂圆与核桃同煮粥有补心安神的作用。

【选取原料】大米100克●桂圆肉、核桃仁各20克●青菜10克●白糖5克

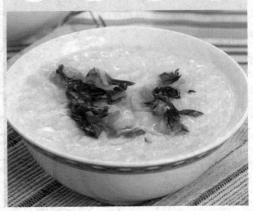

保健食疗 红豆核桃粥

【秘方来源】经验方

【选取原料】红豆30克●核桃仁20克●大米70克●白糖3克

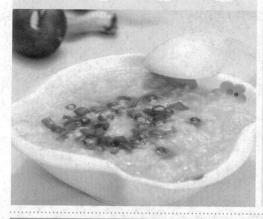

【制作方法】①大米、红豆均泡发洗净。核桃仁洗净。②锅置火上，倒入清水，放入大米、红豆同煮至开花。③加入核桃仁煮至浓稠状，加入白糖，拌匀即可。

【性味归经】核桃性温，味甘。归肾、肺、大肠经。

【疗　效】益气养血、健脾补心、防治失眠。

【用法用量】温热服用，每日1次。

【食用禁忌】尿多者忌食。

【药粥解说】桂圆中糖分含量很高，且含有能被人体直接吸收的葡萄糖，经常吃些桂圆很有补益。红豆富含铁质，可使人体气色红润，多摄取红豆，还有补血、促进血液循环的功效。

保健食疗 枸杞麦冬花生甜粥

【秘方来源】民间方

【选取原料】●花生米30克●大米80克●枸杞子、麦冬各适量●白糖3克

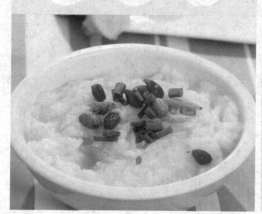

【制作方法】①大米洗净；枸杞子、花生米、麦冬均洗净。②锅中倒入适量清水，放入大米、花生米、麦冬同煮。③待粥将熟时，放入枸杞子，调入白糖即可。

【性味归经】花生性平，味甘；归脾、肺经。

【疗　效】滋阴润肺，镇静安神。

【用法用量】温热服用，每日1次。

【药粥解说】花生米中含有大量的碳水化合物、多种维生素以及卵磷脂和钙、铁等二十多种微量元素，对儿童、少年提高记忆力有益，对老年人有滋养保健的作用。此粥具有滋阴润肺、镇静安神的功效。

保健食疗 核桃红枣木耳粥 ---

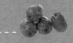

【秘方来源】经验方

【制作方法】①大米泡发洗净。木耳泡发，洗净，切丝。红枣洗净，去核，切成小块。核桃仁洗净。②锅置火上，倒入清水，放入大米煮至米粒开花。③加入木耳、红枣、核桃仁同煮至浓稠状，再加入白糖拌匀即可。

【选取原料】核桃仁、红枣、水发黑木耳各适量●大米80克●白糖4克

  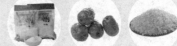

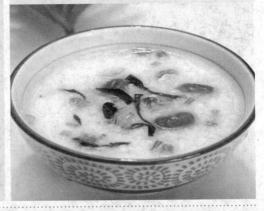

【性味归经】核桃性温，味甘。归肾、肺、大肠经。

【疗　　效】增强免疫力和镇静安神的功效。

【用法用量】温热服用，每日1次。

【食用禁忌】肺脓肿、慢性肠炎患者忌服。

【药粥解说】红枣甘温，可以养心、补血、安神；核桃有补血益气、延年益寿的功效。核桃、红枣、木耳一起煮粥，有补血益气的功效，对失眠有一定的疗效。

保健食疗 樱桃麦片大米粥 ---

【秘方来源】民间方

【制作方法】①燕麦片、大米泡发洗净。樱桃洗净。②锅置火上，注入清水，放入燕麦片、大米，用大火煮至熟烂。③用小火放入樱桃煮至粥成，加入白糖调味，即可食用。

【选取原料】樱桃适量●燕麦片60克●大米30克●白糖12克●葱少许

【性味归经】樱桃性热，味甘。归脾、胃经。

【疗　　效】益气和胃、镇静安神。

【用法用量】温热服用，每日1次。

【食用禁忌】糖尿病、便秘、痔疮、高血压患者。

【药粥解说】樱桃具有益气、健脾、和胃、祛风湿的功效，既可防治缺铁性贫血，又可增强体质，健脑益智。与麦片同熬煮成粥，有补中益气、增强免疫力、镇静安神的作用。

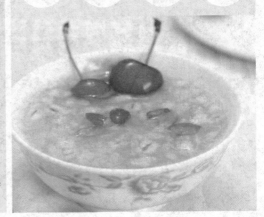

保健食疗 皮蛋瘦肉粥

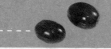

【秘方来源】经验方

【选取原料】大米100克●皮蛋1个●瘦猪肉30克●盐、姜丝、葱、麻油各适量

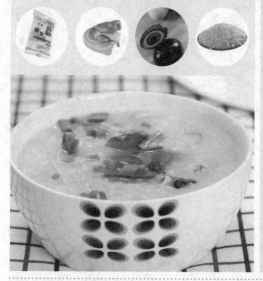

【制作方法】①大米淘洗干净，放入清水中浸泡。皮蛋去壳，洗净切丁。瘦猪肉洗净切末。②锅置火上，注入清水，放入大米，煮至五成熟。③放入皮蛋、瘦猪肉、姜丝煮至粥将成，放入盐、麻油，调匀，撒上葱花即可。

【性味归经】皮蛋性寒，味辛、涩、甘、咸。归胃经。

【疗　　效】润肺、安神、养阴止血。

【用法用量】温热服用，每日1次。

【食用禁忌】孕产妇不宜多食。

【药粥解说】皮蛋中所含矿物质比鸭蛋更多，其中脂肪和总热量却稍有下降，它能刺激消化器官，增进食欲，促进营养的消化吸收，中和胃酸，具有润肺、安神、养阴止血、降压的食疗作用。

保健食疗 瘦肉生姜粥

【秘方来源】民间方

【选取原料】生姜、猪瘦肉、大米、料酒、葱花、盐、味精、胡椒粉各适量

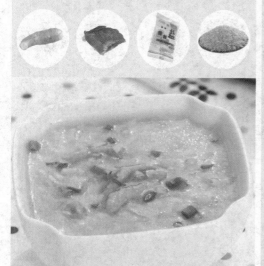

【制作方法】①生姜洗净，去皮，切末。猪肉洗净，切丝，用盐腌15分钟。大米淘净，泡好。②锅中放水，下入大米，大火烧开，改中火，下入猪肉、生姜，煮至猪肉变熟。③待粥熟化，下盐、味精、胡椒粉、料酒调味，撒上葱花即可。

【性味归经】猪肉性温，味甘、咸；归脾、胃、肾经。

【疗　　效】增强食欲、补气安神。

【用法用量】温热食用，早晚各1次。

【食用禁忌】风邪偏盛者忌食。

【药粥解说】生姜有解表、散寒、止呕、化痰的功效。生姜与瘦肉熬煮成粥后有很好的增强免疫力、补气安神的功效。

保健食疗 鸡蛋玉米瘦肉粥 - - -

【秘方来源】经验方

【制作方法】①大米洗净，用清水浸泡。猪肉洗净切片。鸡蛋煮熟切碎。②锅置火上，注入清水，放入大米、玉米粒，煮至七成熟。③再放入猪肉，煮至粥成，放入鸡蛋，加盐、香油、胡椒粉调匀，撒上葱花即可。

【选取原料】大米、玉米粒、鸡蛋、猪肉、盐、香油、胡椒粉、葱花各适量

【性味归经】玉米性平，味甘；入肝、膀胱经。

【疗　　效】镇静安神。

【用法用量】温热服用，每日1次。

【食用禁忌】遗尿、糖尿病患者忌食。

【药粥解说】鸡蛋能益精补气、润肺利咽、清热解毒，还具有护肤美肤的作用，有助于延缓衰老。玉米有开胃益智、宁心活血、调理中气等功效，还能降低血脂，延缓人体衰老。

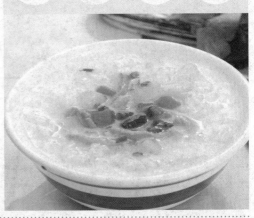

保健食疗 银杏瘦肉粥 - - - -

【秘方来源】民间方

【制作方法】①玉米粒拣尽杂质，洗净。猪肉洗净，切丝。红枣洗净，去核，切碎。大米淘净，泡好。银杏去外壳，入锅中煮熟，剥去外皮，切掉两头，取心。②锅中注水，下入大米、玉米粒、银杏、红枣，旺火烧开，改中火，下入猪肉，煮至猪肉变熟。③熬煮成粥，加调味料，撒上葱花即可。

【选取原料】银杏、猪肉、玉米粒、红枣、大米、盐、味精、葱花各适量

   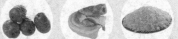

【性味归经】银杏性平，味甘、苦、涩。归肺、肾经。

【疗　　效】润肺平喘、行血利尿、安神。

【用法用量】温热服用，每日1次。

【食用禁忌】有实邪者忌食。

【药粥解说】银杏与瘦肉同熬成粥，具有润肺平喘、镇静安神的功效。

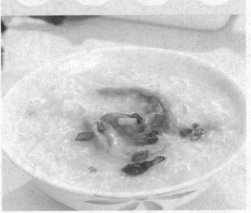

保健食疗 柏子仁粥

【秘方来源】《粥谱》

【选取原料】粳米50克●柏子仁10克●蜂蜜适量

【制作方法】①粳米洗净，柏子仁洗净捣烂。②锅中注入适量清水，放入粳米、柏子仁同煮。③待粥将熟时加入蜂蜜即可。

【性味归经】柏子仁性平，味甘；归心、肾、大肠经。

【疗　　效】用于失眠、心烦等症，有安神养心之功效。

【用法用量】温热空腹服用。

【食用禁忌】脾虚腹泻者忌服用。

【药粥解说】柏子仁有润肠通便、静心凝神的效用。主治失眠、惊悸、遗精、盗汗、便秘等症。

保健食疗 黄鳝小米粥

【秘方来源】民间方

【选取原料】黄鳝1条●小米100克●细盐少许

【制作方法】①黄鳝去内脏，洗净切细。②锅中注入适量清水，放入小米、盐共煮粥。

【性味归经】黄鳝性平，味甘；归肝、脾、肾经。

【疗　　效】和胃安眠。

【用法用量】温热空腹用。

【食用禁忌】黄鳝血液有毒。

【药粥解说】鳝鱼能温补强壮、补中益血、温阳健脾、滋补肝肾、祛风通络。小米有清热解渴、健胃除湿、和胃安眠等功效。小米与黄鳝同煮为粥，可增强其益气补虚的功效。

保健食疗 猪心粥

【秘方来源】《食医心鉴》

【选取原料】粳米150克●猪心1只●精盐、猪油各适量

【制作方法】①粳米洗净，猪心洗净切碎炒熟。②锅中注入适量清水，放入粳米、猪心同煮。③粥将熟时加入精盐，猪油煮沸即可。

【性味归经】猪心性平，味甘；归心经。

【疗　　效】用于失眠、惊悸等症。有安神定惊之功效。

【用法用量】温热服用，每日2次。

【食用禁忌】高胆固醇者忌食。

【药粥解说】猪心能滋养血液、养心安神、养血安神，对心虚多汗、惊悸恍惚有一定的食疗效果。

保健食疗 夜交藤粥

【秘方来源】民间方

【选取原料】粳米100克●夜交藤50克●大枣、白糖各适量

【制作方法】①夜交藤洗净煮后取汁。②锅中注入适量清水，放入粳米，大枣，白糖同煮粥即可。

【性味归经】夜交藤性平，味甘；归心、肝经。

【疗　　效】用于治疗失眠、多汗等症，有养血安神之功效。

【用法用量】睡前温热服用，每日一次。

【食用禁忌】不宜过量。

【药粥解说】夜交藤有养心安神、润肠通便养血、通经络的效用。粳米有补气的功效。此粥治疗失眠、多汗的效果极佳。

保健食疗 桂枝甘草粥

【秘方来源】《伤寒论》

【选取原料】粳米50克●桂枝12克●炙甘草5克

【制作方法】①取粳米洗净熬煮。②桂枝、炙甘草洗净煮后取汁，与粳米同煮，煮沸即可。

【性味归经】桂枝性温，味辛、甘；归心、肺、膀胱经。

【疗　　效】用于失眠、心悸等症。有安心定神之功效。

【用法用量】温热服用，每日2次。

【食用禁忌】孕妇忌服用。

【药粥解说】桂枝有温胃、助消化等作用，还可预防感冒。炙甘草有补气润肺、清热止咳等效用。此粥对失眠、多梦者效果显著。

保健食疗 生地枣仁粥

【秘方来源】《饮膳正要》

【选取原料】粳米50克●生地黄、酸枣仁各30克●白糖适量

【制作方法】①取粳米洗净熬煮。②生地黄、酸枣仁洗净煮后取汁，与粳米同煮。③加入白糖煮沸即可。

【性味归经】生地黄性寒，味甘苦；归心、肝、肾经。

【疗　　效】用于失眠、多梦等症。有安神、凉血之功效。

【用法用量】温热服用。

【食用禁忌】不宜长久服用。

【药粥解说】生地黄有滋阴、养血生津等效用。酸枣仁具有养肝、安神定气的作用。两者结合对于治疗失眠、多梦等症效果极佳。

保健食疗 鳜鱼菊花粥

【秘方来源】民间方

【选取原料】鳜鱼50克●大米100克●菊花瓣少量●盐3克●味精2克●料酒、姜丝、麻油、葱花、枸杞子各适量

【制作方法】①大米洗净，鳜鱼用料酒腌制。②锅中注入适量清水，放入大米、鳜鱼同煮。③粥将熟时加入菊花瓣、盐、味精、姜丝、麻油、葱花、枸杞子，煮沸即可。

【性味归经】鳜鱼性平，味甘；归脾、胃经。

【疗　　效】用于失眠、心悸等症。

【用法用量】温热服用。

【食用禁忌】哮喘、咯血者忌食。

【药粥解说】此粥能治疗失眠、心悸等症。

保健食疗 胡萝卜粥

【秘方来源】《本草纲目》

【选取原料】粳米、新鲜胡萝卜各适量

【制作方法】粳米洗净，胡萝卜洗净切碎后，一同煮沸即可。

【性味归经】胡萝卜性平，味甘；归肺、脾经。

【疗　　效】用于失眠、心悸等症。

【用法用量】温热服用，早晚各1次。

【食用禁忌】不宜过量服用。

【药粥解说】胡萝卜能健脾、化滞，可治消化不良、失眠、久痢、咳嗽、眼疾，还可降血糖。它提供的维生素A，具有促进机体正常生长与繁殖、维持上皮组织、防止呼吸道感染及保持视力正常、治疗夜盲症和眼干燥症等功能。经常食用此粥，可治疗失眠等症。

腹痛

腹痛是由腹部、胸部、全身性疾病引发的腹部疼痛，有急性与慢性之分，现代医学中的急性阑尾炎、肠结核、胆道蛔虫症、急性腹膜炎等均可出现本症。中医学认为，腹痛的发生部位主要为外感时邪、饮食不节、情志失调及素体阳虚等导致气机郁滞、脉络痹阻或经络失养、气血运行不畅所致，并将其分为实寒、实热、虚寒、食滞、气滞、瘀血等几种类型。根据病因不同，分别采取不同的治疗方法，可采用理气祛邪、清热化湿、消食导滞、行气化瘀、温中补虚等方法。患者应注意饮食、休息。急性患者应立即就医诊治。

腹痛预防与调摄的大要是节饮食、适寒温、调情志。寒痛者应注意保温，虚痛者应进食易消化的食物，热痛者忌食肥甘厚味和醇酒辛辣，食积者注意节制饮食，气滞者要保持心情舒畅。

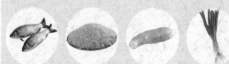

保健食疗 鲫鱼红豆粥

【秘方来源】民间方

【选取原料】鲫鱼、粳米、红豆、葱白、生姜末、黄酒、精盐、味精各适量。

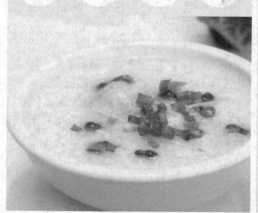

【制作方法】①粳米洗净熬煮。②红豆洗净，鲫鱼洗净切好后加入粥中。③粥将熟时加入葱白、生姜末、黄酒、精盐、味精即可。

【性味归经】鲫鱼性平，味甘；归胃、肾经。

【疗　　效】用于胃脘冷痛等症。有散寒止痛之功效。

【用法用量】温热服用，每日2次。

【食用禁忌】忌服用生冷之物。

【药粥解说】鲫鱼具有健脾、益气、利水、通乳之功效。鲫鱼有利于增强心血管功能，降低血液黏度，促进血液循环。慢性肾炎水肿、肝硬化腹水、营养不良性水肿、脾胃虚弱者可以食用，以补充营养，增强抗病能力。

保健食疗 花椒粥

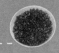

【秘方来源】《食疗本草》

【选取原料】粳米50克●花椒粉5克●葱末、姜末、盐、味精各适量

【制作方法】①粳米洗净熬煮。②花椒粉煮后取汁与粳米同煮。③粥将熟时加入葱末、姜末、盐、味精，煮沸即可。

【性味归经】花椒性温，味辛；归脾、胃、肾经。

【疗　　效】用于脘腹冷痛等症，有散寒止痛之功效。

【用法用量】空腹温热服用。

【食用禁忌】阴虚火旺者忌食。

【药粥解说】花椒有芳香健胃、温中散寒、除湿止痛、杀虫解毒、止痒解腥之功效，对呕吐、风寒湿痹、齿痛等症有食疗作用。

保健食疗 荜澄茄粥

【秘方来源】《滇南本草》

【选取原料】粳米50克●荜澄茄3克●红糖适量

【制作方法】①粳米洗净熬煮。②荜澄茄洗净研末与粳米同煮。③粥将熟时加入红糖煮沸即可。

【性味归经】荜澄茄性温，味辛；归脾、胃、肾、膀胱经。

【疗　　效】用于胃脘冷痛等症。有散寒止痛之功效。

【用法用量】温热服用，每日2次。

【食用禁忌】阴虚火旺，发热者忌服用。

【药粥解说】荜澄茄有健胃消食等作用。荜澄茄还有散寒治疗小便不利等效用。此粥治疗胃寒疼痛等症效果显著。

保健食疗 桂圆肉粥

【秘方来源】《粥谱》

【选取原料】干桂圆肉20克●粳米50克●空心莲子25克●芡实15克●白糖适量

【制作方法】①芡实煮熟去壳，捣碎成米粒状。②芡实同粳米、莲子、干桂圆肉共煮粥。③粥将熟时加白糖调味。

【性味归经】桂圆性温，味甘；归心、脾经。

【疗　　效】健脾补血，散寒止痛。

【用法用量】温热服用，每日1次。

【食用禁忌】有痰火及湿滞停饮者忌用。

【药粥解说】桂圆有补气血、益心脾的功效，它不仅可以治疗心脾虚损、腹痛、气血不足所致的失眠、惊悸、眩晕等症，还可治疗病后体弱。

保健食疗 蒲公英金银花粥

【秘方来源】《粥谱》

【选取原料】蒲公英60克●金银花30克●粳米70克

【制作方法】①煎蒲公英、金银花，去渣取汁。②汁与粳米共煮粥。

【性味归经】蒲公英性寒，味甘、苦；归肝、胃经。

【疗　　效】散寒止痛。

【用法用量】温热服用，每日2次。

【食用禁忌】蒲公英不宜大量服用。

【药粥解说】蒲公英有清热解毒、消痈散结、利湿通淋的功效。金银花有清热解毒、凉散风热的功效。蒲公英、金银花与粳米合煮为粥，能共奏清热解毒、消肿散结、散寒止痛之效。

痢疾

痢疾，古称肠辟、滞下，为急性肠道传染病之一。临床以发热、腹痛、里急后重、大便脓血为主要症状。痢疾初起，先见腹痛，继而下痢，日夜数次至数十次不等；多发于夏秋季节。痢疾主要是因饮食不节或误食不洁之物、伤及脾胃、湿热疫毒趁机入侵、壅滞肠胃、熏灼脉络，致使气血凝滞化脓而发病。中医把痢疾分为以下四种类型：湿热性痢疾主要表现为腹痛、腹泻、里急后重、下痢脓血、肛门灼热、小便短赤等；疫毒痢（中毒性痢疾）表现为发病急骤、高热口渴、腹痛烦躁、里急后重、便下紫色脓血，甚至神志不清等；寒湿痢疾表现为腹痛、里急后重、便下赤白、白多红少或纯白黏液、纳少脘胀、精神倦怠等；休息痢表现为痢疾时临厕腹痛、里急后重、大便夹有黏液、精神倦怠、食少畏寒等。痢疾急性发病阶段应给予清淡的流质或半流质饮食；病情稳定的时候，可食用营养丰富、易于消化的半流质食物；患病期间要补充淡盐水，以维持体内电解质的平衡。急性发病阶段应忌食油腻、辛辣食物；恢复期间不要暴饮暴食。

保健食疗 山药黑豆粥

【秘方来源】经验方

【选取原料】大米60克●山药、黑豆、玉米粒各适量●薏苡仁30克●盐2克●葱8克

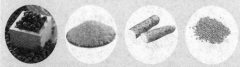

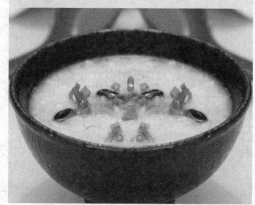

【制作方法】①大米、薏苡仁、黑豆均泡发洗净。山药、玉米粒均洗净，再将山药切成小丁。葱洗净，切花。②锅置火上，倒入清水，放入大米、薏苡仁、黑豆、玉米粒，以大火煮至开花。③加入山药丁煮至浓稠状，调入盐拌匀，撒上葱花即可。

【性味归经】山药性平，味甘。归肺、脾、肾经。

【疗　　效】消炎止泻。

【用法用量】温热服用，每日1次。

【食用禁忌】慢性肾炎、长期腹泻者忌食。

【药粥解说】黑豆有祛风除湿、调中下气、活血、解毒、利尿、明目等功效。山药与黑豆同煮粥，有养胃护胃、防治痢疾的作用。

扁豆山药粥 - - - -

【秘方来源】民间方

【选取原料】扁豆20克●山药30克●红腰豆10克●大米90克●葱少许●盐2克

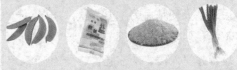

【制作方法】①扁豆洗净，切段。红腰豆洗净。山药去皮洗净，切块。大米洗净，泡发。葱洗净，切花。②锅置火上，注入清水后，放入大米、红腰豆、山药，用大火煮至米粒开花，再放入扁豆。③用小火煮至粥浓稠时放入盐调味，撒上葱花即可食用。

【性味归经】扁豆性平，味甘；归脾、胃经。

【疗　　效】健脾和中，除湿止泻。

【用法用量】温热服用，早晚各1次。

【食用禁忌】患寒热症者，患疟者、腹胀者。

【药粥解说】扁豆是甘淡温和的健脾化湿药，能健脾和中、消暑清热、解毒消肿，适用于脾胃虚弱、便溏腹泻等症。

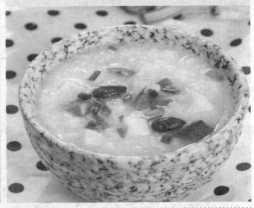

绿豆苋菜枸杞粥 - - - -

【秘方来源】经验方

【选取原料】大米、绿豆各40克●苋菜30克●枸杞子5克●冰糖10克

   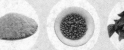

【制作方法】①大米、绿豆均泡发洗净。苋菜洗净，切碎。枸杞子洗净，备用。②锅置火上，倒入清水，放入大米、绿豆、枸杞子，煮至开花。③待煮至浓稠状时，加入苋菜、冰糖，稍煮即可。

【性味归经】苋菜性凉，味微甘；归肺、大肠经。

【疗　　效】抗菌止泻，消炎消肿。

【用法用量】温热服用，每日1次。

【食用禁忌】腹满、肠鸣、大便稀薄等脾胃虚寒者。

【药粥解说】中医认为，苋菜具有解毒清热、补血止血、抗菌止泻、消炎消肿、通利小便等功效。绿豆、苋菜、枸杞子三者同煮粥，有增强人体免疫、消炎止痛、防治痢疾的作用。

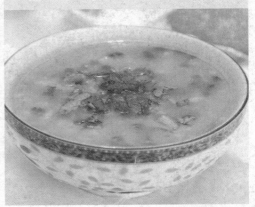

保健食疗 豆芽豆腐粥

【秘方来源】民间方

【选取原料】大米100●黄豆芽15克●豆腐30克●盐2克●香油5克●葱少许

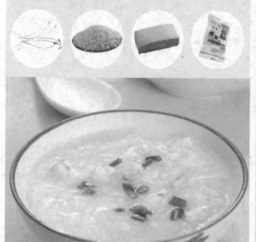

【制作方法】①豆腐洗净，切块。黄豆芽洗净。大米洗净。葱洗净，切花。②锅置火上，注水后放入大米，用大火煮至米粒完全绽开。③放入黄豆芽、豆腐，改用小火煮至粥成，调入盐、香油入味，撒上葱花即可。

【性味归经】豆腐性凉，味甘；归脾、胃、大肠经。

【疗　　效】温中补气、防治痢疾。

【用法用量】温热服用，3天1次。

【食用禁忌】痛风、肾病、缺铁性贫血、腹泻患者。

【药粥解说】豆腐含有脂肪、碳水化合物、维生素和矿物质等。此粥具有温中补气、防治痢疾的功效。

保健食疗 黄瓜芦荟大米粥

【秘方来源】经验方

【选取原料】黄瓜、芦荟各20克●大米80克●盐2克●葱少许

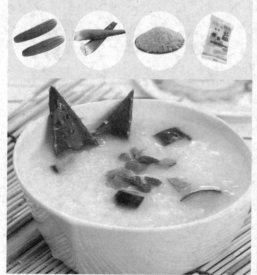

【制作方法】①大米洗净，泡发。芦荟洗净，切成小粒备用。黄瓜洗净，切成小块。葱洗净，切花。②锅置火上，注入清水，放入大米煮至米粒熟烂后，放入芦荟、黄瓜。③用小火煮至粥成时，加入盐入味，撒上葱花，即可食用。

【性味归经】黄瓜性凉，味甘；归肺、胃、大肠经。

【疗　　效】调理肠胃。

【用法用量】温热服用，每日1次。

【食用禁忌】腹痛、肺寒咳嗽者。

【药粥解说】芦荟多糖的免疫复活作用可提高机体的抗病能力，对脂肪代谢、胃肠功能、排泄系统都有很好的调整作用。常食黄瓜有增强免疫力、养颜护肤的功效。此粥有调理肠胃的作用。

保健食疗 阳桃西米粥 -----

【秘方来源】民间方

【制作方法】①西米泡发洗净。阳桃、胡萝卜均洗净，切丁。②锅置火上，倒入清水，放入西米煮开。③加入阳桃、胡萝卜，同煮至浓稠状，调入白糖拌匀，即可食用。

【性味归经】芝麻性平，味甘；归肝、肾、大肠经。

【适用疗效】防治痢疾。

【用法用量】温热服用，每日1次。

【食用禁忌】不能过量食用。

【药粥解说】花生仁有健脾和胃、润肺化痰、清喉补气、利肾去水、降压止血、增强记忆力、延缓衰老、促进人体的新陈代谢的功效。杏仁镁、钙含量丰富，对骨骼生长极为有利。此粥有防治痢疾的功效。

【选取原料】阳桃、胡萝卜各30克●西米70克●白糖4克

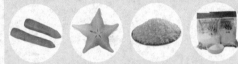

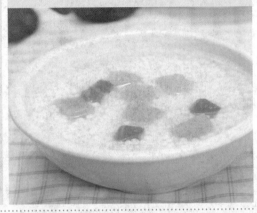

保健食疗 红薯小米粥 -----

【秘方来源】经验方

【制作方法】①红薯去皮洗净，切小块。小米泡发洗净。②锅置火上，注入清水，放入小米，用大火煮至米粒绽开。③放入红薯，用小火煮至粥浓稠时，加入白糖，入味即可。

【性味归经】红薯性平，微凉，味甘。归脾、胃经。

【疗　　效】健脾和中、除湿止泻。

【用法用量】温热服用，每日1次。

【食用禁忌】胃及十二指肠溃疡及胃酸过多的患者。

【药粥解说】红薯的蛋白质含量高，可弥补大米、白面中的营养缺失，经常食用，能使人身体健康，延年益寿。红薯所含的膳食纤维也比较多，对促进胃肠蠕动和防治痢疾非常有效。

【选取原料】红薯20克●小米90克●白糖4克

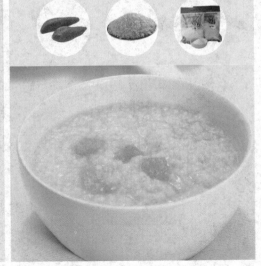

肾炎

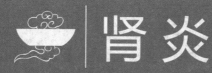

　　肾炎以蛋白尿、血尿、高血压、水肿为基本临床症状，发病方式各有不同，病情迁延，病变缓慢进展，可出现不同程度肾功能减退，最终发展为慢性肾衰竭的一组肾小球病。肾炎的病因多种多样，临床所见肾小球疾病大部分属于原发性，小部分为继发性，如糖尿病、过敏性紫癜、系统性红斑狼疮等引起的肾损害。我们常说的肾炎属原发性，病因尚未完全阐明。在整个疾病的过程中，大多数患者会出现不同程度的水肿。水肿程度可轻可重，轻者仅早晨起床后发现眼眶周围、面部肿胀或午后双下肢踝部出现水肿。严重的患者，可出现全身水肿。

　　患者宜食米饭、馒头、麦淀粉（即小麦粉加水反复揉搓，提取了面筋剩余下来的淀粉）加工的食品，藕粉、牛奶、鸡蛋、猪肉末、鸡肉、鸭肉、鱼类、新鲜果蔬。有持续少尿和高血钾时，避免吃含钾高的食品，如各种水果等。肾功能不全时应低盐并控制各种动物蛋白质的摄入。

保健食疗 鱼嘴粥

【秘方来源】民间方

【选取原料】鱼嘴、咸菜、大米、盐、鸡精、胡椒粉、姜末、葱花各适量

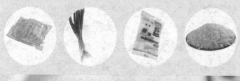

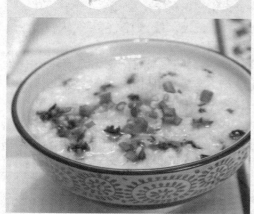

【制作方法】①大米淘洗干净，放入清水中浸泡。鱼嘴洗净。咸菜洗净切碎。②锅置火上，注入清水，放入大米煮至五成。③倒入鸡汤调匀，放入鱼嘴、咸菜、姜末煮至米粒开花，加盐、鸡精、麻油、胡椒粉调匀，撒上葱花便可食用。

【性味归经】大米性平，味甘；归脾、胃、肺经。

【疗　　效】利水消肿，通便利尿。

【用法用量】温热服用，每日1次。

【食用禁忌】孕产妇不宜多食。

【药粥解说】鲫鱼有益气健脾、利水消肿、清热解毒、通络下乳、祛风湿病痛之功效。此粥还对预防心脑血管疾病也具有明显的作用。

保健食疗 商陆粥

【秘方来源】《肘后备急方》

【选取原料】粳米100克●商陆5克

【制作方法】①商陆用水煎汁,去渣。②汁中加入粳米煮粥。

【性味归经】商陆性寒,味苦;归肺、肾、大肠经。

【疗　　效】利水消肿,通利大小便。

【用法用量】每日1次或每2日1次。

【食用禁忌】商陆有小毒,应慎用。

【药粥解说】商陆有祛痰、平喘、镇咳、抗菌等功效。因商陆有毒,胃气虚弱的人不可食用,如果水肿膨胀的人需要服用时需配粳米,这样才能养护中气、扶正利水。商陆和粳米煮的粥可用来治疗肝硬化腹水、慢性肾炎水肿等症。

保健食疗 鸭粥

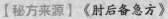

【秘方来源】《肘后备急方》

【选取原料】粳米100克●葱白3茎●雄鸭一只

【制作方法】①切细鸭肉;煮鸭肉至极烂。③鸭肉中加米、葱白、适量清水共煮成粥。

【性味归经】鸭肉性微寒,味甘、咸;归肺、胃、肾经。

【疗　　效】能补益脾胃、补脑益智、滋阴血、利水消肿。

【用法用量】每日2次。

【食用禁忌】阴虚脾弱和大便泄泻者忌服用。

【药粥解说】鸭有利水消肿、滋阴养胃、清肺补血等功效,可用来治疗低热、血晕头痛、肾炎水肿等症。

保健食疗 百合杏仁粥

【秘方来源】《家庭药膳》

【选取原料】粳米50克●鲜百合40克●杏仁5克●白糖适量

【制作方法】①取粳米、鲜百合洗净熬煮。②杏仁洗净碾碎后加入粥中同煮。③待粥将熟时,加入白糖即可。

【性味归经】百合性微寒,味甘;归心、肺经。

【适用疗效】利水消肿。

【用法用量】温热服用,每日2次。

【食用禁忌】脾胃虚弱,外感风寒者忌服用。

【药粥解说】百合有良好的营养滋补之功,特别是对病后体弱、神经衰弱等症大有裨益。常食此粥有润肺、清心、调中、利水消肿的功效。

保健食疗 银花薏苡仁粥

【秘方来源】《食疗百味》

【选取原料】金银花15克●薏苡仁30克●粳米50克

【制作方法】①煎金银花水3次,取汁去渣。②粳米与薏苡仁煮粥至八分熟。③调汁入粥,粥熟时放入冰糖。

【性味归经】薏苡仁性寒,味甘;归脾、胃、肺经。

【疗　　效】疏风清热、利水消肿。

【用法用量】每日2次,连续服用3日。

【食用禁忌】适量服用。

【药粥解说】薏苡仁有健脾去湿、清热排脓、利水消肿、舒筋除痹等功效;金银花有抗炎去热的功效。二味与粳米合煮为粥,有利水消肿、健脾去湿的功效。

贫血

　　贫血是指人体外周血在单位体积中的血红蛋白浓度、红细胞计数或血细胞比容低于正常低限，以观察血红蛋白的浓度较为重要。这个正常值可因不同的性别、年龄、生活地区海拔高度的不同及生理性血浆容量的变化而有所差异。贫血一般表现为头晕、头痛、乏力、易倦、心悸、气促、眼花、耳鸣、食欲减退和腹胀等症状。

　　预防贫血，要为骨髓提供充足的造血物质，因为铁是制造血红蛋白的主要原料。婴幼儿需要更多的铁以适应生长发育的需要。平时应有意识地给宝宝多吃含铁丰富的食物，如瘦肉、猪肝、海带、蛋黄、发菜、紫菜、木耳、香菇、豆类等。同时也要注意饮食的合理配合，如餐后适当吃些水果。

保健食疗 桂圆枸杞糯米粥

【秘方来源】 经验方

【选取原料】 桂圆肉40克●枸杞子10克●糯米100克●白糖5克

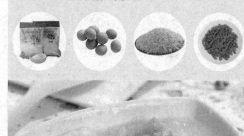

【制作方法】 ①糯米洗净，用清水浸泡。桂圆肉、枸杞子洗净。②锅置火上，放入糯米，加适量清水煮至粥将成。③放入桂圆肉、枸杞子煮至米烂，加白糖稍煮，调匀便可。

【性味归经】 桂圆性温，味甘；归心、肝、脾、肾经。

【疗　　效】 补中益气，养血安神。

【用法用量】 温热服用，每日1次。

【食用禁忌】 肠滑泄泻，风寒感冒者忌食。

【药粥解说】 红枣含丰富的蛋白质、脂肪、粗纤维、糖类、有机酸、黏液质和钙、磷、铁等营养物质，又含有多种维生素，故有"天然维生素丸"之美称。

保健食疗 桂圆莲子糯米粥

【秘方来源】民间方

【制作方法】①糯米、莲子洗净，放入清水中浸泡。桂圆肉、红枣洗净，再将红枣去核备用。②锅置火上，放入糯米、莲子，煮至将熟。③放入桂圆肉、红枣煮至酥烂，加白糖调匀即可。

【性味归经】桂圆性温，味甘；归心、肝、脾、肾经。

【疗　　效】补益心脾、补血养颜。

【用法用量】温热服用，早晚各1次。

【食用禁忌】肠滑泄泻和风寒感冒者食。

【药粥解说】桂圆的营养价值很高，它富含高碳水化合物、蛋白质、多种氨基酸和维生素，不仅有保护血管、防止血管硬化的作用，还有养血安神的功效。本粥适用于气血不足、血虚萎黄等症。

【选取原料】桂圆肉、莲子、红枣各10克●糯米100克●白糖5克

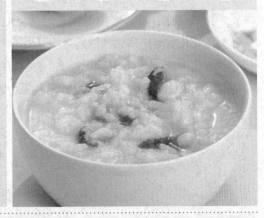

保健食疗 山药枣荔粥

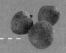

【秘方来源】经验方

【制作方法】①大米淘洗干净，用清水浸泡。荔枝去壳洗净。山药去皮，洗净切小块，氽水后捞出。红枣洗净，去核备用。②锅置火上，注入清水，放入大米煮至八成熟。③放入荔枝、山药、红枣煮至米烂，放入冰糖熬融后调匀，撒上葱花便可。

【性味归经】山药性平，味甘；归肺、脾、肾经。

【疗　　效】补血益气，提高免疫力。

【用法用量】温热服用，早晚各1次。

【食用禁忌】肠滑泄泻和风寒感冒者忌食。

【药粥解说】山药是虚弱、疲劳或病愈者恢复体力的最佳食品，经常食用又能提高免疫力。

【选取原料】山药、荔枝各30克●红枣10克●大米100克●冰糖5克●葱花少许

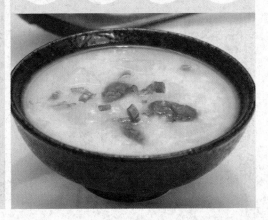

核桃生姜粥

【保健食疗】

【秘方来源】民间方

【选取原料】核桃仁15克●生姜5克●红枣10克●糯米80克●盐2克●姜汁适量

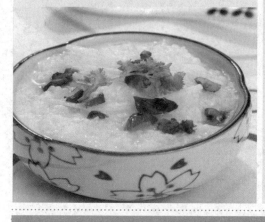

【制作方法】①糯米置于清水中泡发后洗净。生姜去皮,洗净,切丝。红枣洗净,去核,切片。核桃仁洗净。②锅置火上,倒入清水,放入糯米,大火煮开,再淋入姜汁。③加入核桃仁、生姜、红枣同煮至浓稠,调入盐拌匀即可。

【性味归经】核桃性温,味甘;归肾、肺、大肠经。

【疗　效】补血养颜、润肺补肾。

【用法用量】温热服用,早晚各1次。

【食用禁忌】肺脓肿、慢性肠炎患者。

【药粥解说】核桃是轻身益气、延年益寿的上品;经常吃核桃能润血脉、黑须发、让皮肤细腻光滑等。此粥具有润肺止咳、养气安神的功效。

红豆腰果燕麦粥

【保健食疗】

【秘方来源】经验方

【选取原料】红豆30克●腰果适量●燕麦片40克●白糖4克

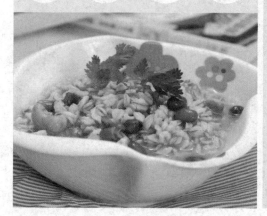

【制作方法】①红豆泡发洗净,备用。燕麦片洗净。腰果洗净。②锅置火上,倒入清水,放入燕麦片和红豆、腰果,以大火煮开。③转小火,将粥煮至呈浓稠状,调入白糖,拌匀即可。

【性味归经】腰果性平,味甘;归脾、胃、肾经。

【疗　效】补血、止血,促进血液循环。

【用法用量】温热服用,早晚各1次。

【食用禁忌】孕妇忌食。

【药粥解说】红豆富含铁质,有补血、促进血液循环、强化体力、增强抵抗力的效果。燕麦有补益脾肾、润肠止汗、止血的作用。此粥能补血、止血。

保健食疗 桃仁红米粥 - - - -

【秘方来源】经验方

【制作方法】①红米淘洗干净，置于冷水中泡发半小时后捞出沥干水分。核桃仁洗净。枸杞子洗净，备用。②锅置火上，倒入清水，放入红米煮至米粒开花。③加入核桃仁、枸杞子同煮至浓稠状，调入白糖拌匀即可。

【选取原料】核桃仁30克●红米80克●枸杞子少许●白糖3克

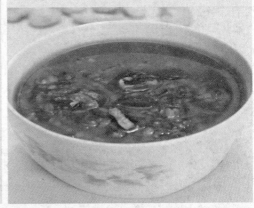

【性味归经】核桃性温，味甘；归肾、肺、大肠经。

【疗　　效】预防贫血、舒缓疲劳、改善失眠。

【用法用量】温热服用，可当早餐食用。

【食用禁忌】肺脓肿、慢性肠炎患者。

【药粥解说】红米含蛋白质、糖类、膳食纤维等。其中以铁质最为丰富，故有补血及预防贫血的功效。

保健食疗 猪肝粥 - - - - - - - - - -

【秘方来源】民间方

【制作方法】①猪肝洗净，切片，用料酒腌渍。大米淘净，泡好。②锅中注水，放入大米，旺火烧沸，下入姜末，转中火熬至米粒开花。③放入猪肝，慢火熬粥至浓稠，加入盐、味精调味，撒上葱花即可。

【选取原料】大米、猪肝、盐、味精、料酒、葱花、姜末各适量

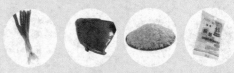

【性味归经】猪肝性温，味甘、苦；归肝经。

【疗　　效】补血健脾，养肝明目。

【用法用量】温热服用，当早餐食用。

【食用禁忌】高血压、肥胖症、冠心病及高脂血症患者。

【药粥解说】猪肝中铁的含量是猪肉的18倍，人体的吸收率也很高，是天然的补血妙品，用于贫血、头昏、目眩、夜盲及目赤等均有较好的效果。

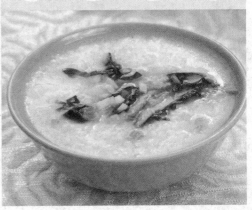

保健食疗 瘦肉猪肝粥

【秘方来源】经验方

【选取原料】猪肝、猪肉、大米、青菜、葱花、料酒、胡椒粉各适量。

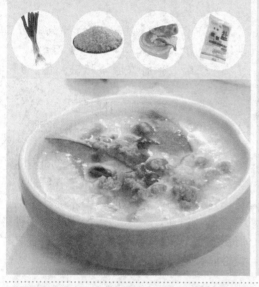

【制作方法】①猪肉、青菜洗净，切碎。猪肝洗净，切片。大米淘净，泡好。②锅中注水，下入大米，开旺火，煮至米粒开花，改中火，下入猪肉熬煮。③转小火，下入猪肝、青菜，烹入料酒，熬煮成粥，加盐、胡椒粉调味，撒上葱花即可。

【性味归经】猪肝性温，味甘、苦；归肝经。

【疗　　效】补血养颜、保肝明目。

【用法用量】温热服用，每日1次。

【食用禁忌】高血压、肥胖症、冠心病及高血脂患者。

【药粥解说】中医认为，猪肝有补血健脾、养肝明目的功效。此粥适合贫血患者食用。

保健食疗 猪肉玉米粥

【秘方来源】民间方

【选取原料】玉米50克●猪肉100克●枸杞子适量●大米、盐、味精、葱各适量

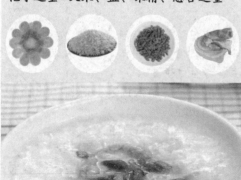

【制作方法】①玉米拣尽杂质，用清水浸泡。猪肉洗净，切丝。枸杞子洗净。大米淘净，泡好。葱洗净，切花。②锅中注水，下入大米和玉米煮开，改中火，放入猪肉、枸杞子，煮至猪肉变熟。③小火将粥熬化，调入盐、味精调味，撒上葱花即可。

【性味归经】玉米性平，味甘；入肝、膀胱经。

【疗　　效】宁心活血，调理中气，增强免疫。

【用法用量】温热服用，当早餐食用。

【食用禁忌】遗尿、糖尿病患者忌食。

【药粥解说】玉米有开胃益智、宁心活血、调理中气等功效，还能降低血脂，延缓人体衰老。

保健食疗 羊骨粥

【秘方来源】《银膳正要》

【选取原料】羊骨1000克●粳米100克●陈皮、良姜各5克●草果2个●生姜、葱白各适量。

【制作方法】①羊骨加水煎汤；②将各味药加入汤中共煎汁；③取汁同米共煮，粥将成时加盐、生姜、葱白。

【性味归经】羊骨性温，味甘；归脾、肾经。

【疗　　效】益气血，补肝脏。

【用法用量】温热服用。

【食用禁忌】感冒发热及阴虚火旺者忌服用。

【药粥解说】羊骨能补肾壮骨、温中止泻、益气血，可以治疗虚劳羸瘦。陈皮能缓和和刺激消化道。

保健食疗 动物肝粥

【秘方来源】《粥·炖品·饮料》

【选取原料】粳米150克●动物肝100克●葱、油、盐各适量

【制作方法】①将洗净动物肝切成小块。②加粳米、葱、姜、油、盐同煮。

【性味归经】猪肝性温，味甘、苦。归肝经。

【疗　　效】益气血，补肝脏。

【用法用量】温热服用，每天早晚空腹。

【食用禁忌】胆固醇高者忌服用。

【药粥解说】动物肝脏含有丰富的维生素A、蛋白质等营养成分，能滋补肝血，可以用来治疗产后贫血。粳米能补中益气。动物肝脏与粳米合煮为粥，能够补肝脏、益气血，可以用来治疗肝阴虚之慢性肝炎及气血虚弱所致的贫血等。

保健食疗 鸡汁粥

【秘方来源】《本草纲目》

【选取原料】粳米200克●母鸡1只

【制作方法】①用水煎煮鸡肉至浓汁。②鸡汁同粳米煮粥。

【性味归经】鸡肉性温，味甘；归脾、胃经。

【疗　　效】补益气血、滋养五脏。

【用法用量】温热服用，每日2次。

【食用禁忌】发热或伤风感冒者忌用。

【药粥解说】鸡肉煮食炖汁有温养补益的功效，其含有丰富的蛋白质、脂肪、钙、磷、铁、烟酸等营养成分。鸡汁与粳米合煮为粥，不仅味道鲜美，营养价值也极高，对老年体弱、气血两亏、一切气血不足类衰弱病有很好的疗效。

保健食疗 茅根赤小豆粥

【秘方来源】《补缺肘后方》

【选取原料】大米200克●干茅根50克●赤小豆50克

【制作方法】①洗净茅根，加水煎煮半小时。②捞出药渣。③加大米和赤小豆，煮至成粥。

【性味归经】茅根性寒、味甘；归肺、胃、膀胱经。

【疗　　效】补益气血。

【用法用量】温热服用，每日2次。

【食用禁忌】大便溏薄、脾胃虚寒者忌服用。

【药粥解说】茅根有凉血止血、清热利尿的功效，可用来治疗因血热妄行所致的咯血、吐血、尿血及因肺胃蕴热所致的心烦口渴等症。

痛经

痛经是指女性经期或月经前后发生的下腹部疼痛、腰痛，甚至剧痛难忍的一种自觉症状，是妇科患者最常见的一种症状。疼痛多在月经来潮后数小时，也可从经前1~2天开始，经期加重。

痛经可分为原发性痛经和继发性痛经。原发性痛经是周期性月经期痛但没有器质性疾病，而继发性痛经常见于子宫内膜异位症、肌瘤、盆腔炎症性疾病、子宫腺肌病、子宫内膜息肉和月经流出道梗阻。因此，继发性痛经常伴有其他妇科症状，如性交困难、排尿困难、异常出血、子宫肌瘤或不孕。痛经的临床表现为下腹坠胀痛，或下腹冷痛、绞痛，可放射至肛门、会阴部。疼痛可持续数小时或2~3天，其疼痛持续的时间因人而异。严重者面色苍白、四肢发冷，甚至晕厥，还伴有恶心、呕吐、腹泻、头晕、心慌等症。中医学认为，痛经的主要病理为情志不舒、肝气郁结，或感受寒凉、瘀阻经络，或体质虚弱、气血不足致气血运行不畅。

保健食疗 红枣豌豆肉丝粥

【秘方来源】经验方

【选取原料】红枣10克●猪肉30克●大米80克●豌豆适量●盐、淀粉适量

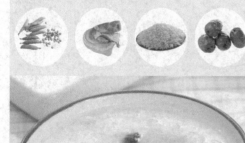

【制作方法】①红枣、豌豆洗净。猪肉洗净，切丝，用盐、淀粉稍腌，入油锅滑熟，捞出。大米淘净，泡好。②大米入锅，放适量清水，大火煮沸，改中火，下入红枣、豌豆煮至粥将成时。③下入猪肉，文火将粥熬好，加盐、味精调味即可。

【性味归经】红枣性温，味甘。归脾、胃经。

【疗　　效】和中益气，补血养颜。

【用法用量】温热服用，每日1次。

【食用禁忌】湿热内盛者忌食。

【药粥解说】豌豆的蛋白质含量非常丰富，而且包括了人体所必需的8种氨基酸。豌豆中含有丰富的维生素C，具有增强人体免疫力、防癌抗癌的作用。

红枣茄子粥

【秘方来源】经验方

【选取原料】 大米80克●茄子30克●红枣20克●盐3克

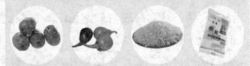

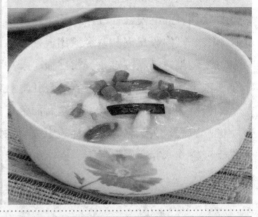

【制作方法】 ①大米洗净，用清水浸泡。茄子洗净切小条，用清水略泡。红枣洗净，去核。鸡蛋煮熟后切碎。②锅置火上，注入清水，放入大米，煮至五成熟。③放入茄子、红枣煮至粥成时，放入鸡蛋，加盐、香油、胡椒粉调匀，撒上葱花即可。

【性味归经】 红枣性温、味甘，入脾、胃经。

【疗　　效】 健脾胃、补气血。

【用法用量】 温热服用，每日1次。

【药粥解说】 红枣具有补虚益气、养血安神、健脾和胃的功效。茄子具有清热解毒、利尿消肿、祛风通络、活血化瘀的功效。

豌豆肉末粥

【秘方来源】民间方

【选取原料】 大米70克●猪肉100克●嫩豌豆60克●鸡精1克●盐适量

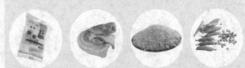

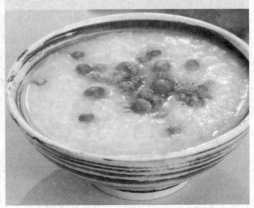

【制作方法】 ①猪肉洗净，切成末。嫩豌豆洗净，大米用清水淘净，用水浸泡半小时。②大米放入锅中，加清水烧开，改中火，放入嫩豌豆、猪肉，煮至猪肉熟。③小火熬至粥浓稠，下入盐、鸡精调味即可。

【性味归经】 豌豆性味甘平，入脾、胃、大肠经。

【疗　　效】 暖脾胃，散寒止痛。

【用法用量】 温热服用，每日1次。

【药粥解说】 豌豆有益中气、止泻痢、利小便、消痈肿、增强免疫力的功效，可用来治疗脚气、脾胃不适、心腹胀痛病症。猪肉有补肾、滋阴润燥的功效。

保健食疗 银耳桂圆蛋粥

【秘方来源】经验方

【选取原料】银耳、桂圆肉各20克●鹌鹑蛋2个●大米80克

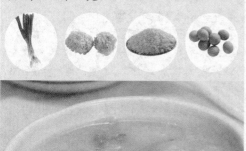

【制作方法】①大米洗净，入清水浸泡。银耳泡发，洗净后撕小朵。桂圆去壳洗净。鹌鹑蛋煮熟去壳。②锅置火上，注入清水，放入大米，煮至七成熟。③放入银耳、桂圆煮至米粒开花，放入鹌鹑蛋稍煮，加冰糖煮融后调匀，撒上葱花即可。

【性味归经】银耳性味甘平，入心、肺、肾、胃经。

【疗　效】补气血，活血化瘀。

【用法用量】温热服用，每日1次。

【食用禁忌】变质的银耳忌食用。

【药粥解说】银耳具有"菌中之冠"的美称，其富含维生素、天然植物性胶质、硒等营养物质，有滋阴润燥、益气养胃、增强抵抗力、护肝的功效。

保健食疗 萝卜红糖粥

【秘方来源】民间方

【选取原料】萝卜30克●粳米100克●红糖5克

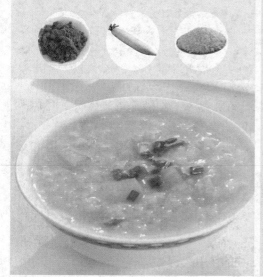

【制作方法】①粳米泡发洗净。萝卜去皮洗净，切小块。②锅置火上，注水后，放入粳米，用旺火煮至米粒开花。③放入萝卜，用文火煮至粥成，加入红糖调味，即可食用。

【性味归经】白萝卜性平，味甘、辛；归肺、脾经。

【疗　效】活血化瘀、散寒止痛。

【用法用量】温热服用，每日1次。

【药粥解说】白萝卜中含有大量的植物蛋白、维生素C等营养成分，能阻止脂肪氧化，防止脂肪沉积。红糖能益气养血、健脾暖胃、祛风散寒、活血化瘀。红糖、萝卜、粳米合熬为粥，有散寒止痛、活血化瘀的功效。

保健食疗 韭菜粥

【秘方来源】《本草纲目》

【选取原料】粳米、新鲜韭菜各50克●韭菜籽5克●盐少量

【制作方法】①洗净韭菜，将其切细(韭菜籽研为细末)。②煮粳米为粥。③粥煮沸时加韭菜或韭菜籽末。

【性味归经】韭菜性温，味辛、甘；归肝、脾、胃、肾经。

【疗　效】固精止遗，补肾壮阳，健脾暖胃。

【用法用量】温热服用，每日2次。

【食用禁忌】炎夏季节忌服用。

【药粥解说】韭菜有温补肾阳、固精止遗、行气活血、温中开胃的功效，能治疗由肾阳不足引起的阳痿、遗精、早泄、遗尿。

保健食疗 养血止痛粥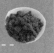

【秘方来源】民间方

【选取原料】大米100克●黄芪、当归、白芍各15克●红糖适量。

【制作方法】①黄芪、当归、白芍放入锅中，加水煎煮15分钟。②放入大米煮粥。③粥将成时加入红糖，继续煮至熟即可。

【性味归经】当归性温，味甘；归心、肝、脾经。

【疗　效】健脾胃、补气血。

【用法用量】温热服用，每日1次。

【食用禁忌】表实邪盛、湿阻气滞者忌服。

【药粥解说】黄芪是一味好药，民间自古就有"冬令取黄芪配成滋补强身之食品"的习惯。

保健食疗 桃仁粳米粥

【秘方来源】《食医心鉴》《多能鄙事》

【选取原料】粳米75克●桃仁10～15克

【制作方法】①桃仁捣烂如泥，加水研汁去渣。②汁同粳米煮为稀粥。

【性味归经】桃仁性平，味苦、甘。归心、肝、肺、大肠经。

【疗　效】活血化瘀、痛经止痛。

【用法用量】温热空腹，每日2次。

【食用禁忌】桃仁有小毒，不宜过量食用。孕妇及便溏病人忌服用。

【药粥解说】桃仁是中医传统的活血药，它有活血通经、散瘀止痛的功效，能治疗血瘀病，诸如外伤引起的跌打青肿、瘀滞作痛、妇女血滞经闭、痛经、癥瘕积聚等症。桃仁汁与粳米同煮粥，可增强治疗效果。

保健食疗 阿胶粥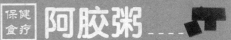

【秘方来源】《小儿药症直诀》

【选取原料】糯米30克●阿胶15克●杏仁、马兜铃各10克

【制作方法】①先取糯米洗净熬煮。②杏仁、马兜铃洗净煎后取汁，阿胶熔化取汁。③待糯米将熟时，加入以上要汁煮沸即可。

【性味归经】阿胶性平，味甘。归肺、肝、肾经。

【疗　效】用于咳嗽、气短、慢性支气管炎等症。有润肺平喘之功效。

【用法用量】脾胃虚弱者忌服用。

【食用禁忌】温热服用，早晚各1次。

【药粥解说】阿胶具有很好的补血护肤的养颜功效。杏仁有止咳平喘、润肠通便的作用。

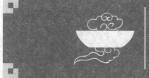

月经不调

月经不调是妇女的一种常见疾病，多见于青春期的青年或绝经期妇女。月经不调是指月经周期、经量、经色、经质等方面出现异常等一系列病症。其病因可能是神经内分泌系统功能失调、器质病变或药物引起，如血液病、高血压病、肝病、内分泌病、流产、宫外孕、葡萄胎、生殖道感染、肿瘤（如卵巢肿瘤、子宫肌瘤）等均可引起月经不调。

月经不调的症状有：①不规则子宫出血。包括月经过多或持续时间过长。②功能性子宫出血。指内外生殖器无明显器质性病变，而由内分泌调节系统失调所引起的子宫异常出血。是月经失调中最常见的一种，常见于青春期及更年期。③绝经后阴道出血。指月经停止6个月后的出血，常由恶性肿瘤、炎症等引起。④闭经。指从未来过月经或月经周期已建立后又停止3个周期以上，前者为原发性闭经，后者为继发性闭经。

保健食疗 益母红枣粥

【秘方来源】经验方

【选取原料】益母草20克●红枣10枚●大米100克●红糖适量

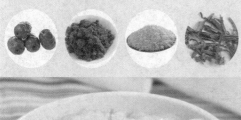

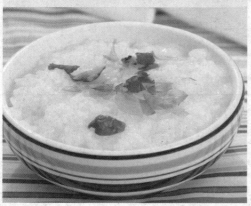

【制作方法】①大米泡发。红枣去核，切成小块。益母草嫩叶洗净切碎。②大米与适量清水煮开。③放入红枣煮至粥成浓稠状时，下入益母草，调入盐拌匀。

【性味归经】益母草味辛、苦，性微寒，归心、肝、膀胱经。

【疗　　效】活血化瘀，调经消水。

【用法用量】温热服用，每天服用1次。

【药粥解说】益母草嫩茎叶含有蛋白质、碳水化合物等多种营养成分，具有活血、祛瘀、调经消水的功效；红枣具有补虚益气、养血安神、健脾和胃的功效。益母草、红枣与大米同煮为粥，能活血化瘀、补血养颜，可以治疗妇女月经不调、痛经等症。

保健食疗 鸡蛋麦仁葱香粥 ----

【秘方来源】经验方

【制作方法】①麦仁洗净，放入清水中浸泡。鸡蛋洗净，煮熟后切碎。②锅置火上，注入清水，放入麦仁，煮至粥将成。③再放入鸡蛋丁，加盐、麻油、胡椒粉调匀，撒上葱花即可。

【性味归经】鸡蛋性味甘平，归脾、胃经。

【疗　　效】活血化瘀，通经止痛。

【用法用量】每日食用1次。

【食用禁忌】鸡蛋不能与红糖同食。

【药粥解说】鸡蛋常被人们称为"理想的营养库"，能健脑益智、延缓衰老、保护肝脏，补充营养。麦仁含有蛋白质、纤维和矿物质，可用于治疗营养不良等症。

【选取原料】鸡蛋1个●麦仁100克●盐2克

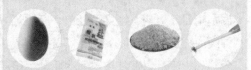

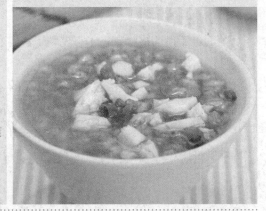

保健食疗 牛奶鸡蛋小米粥 ---

【秘方来源】民间方

【制作方法】①小米洗净，浸泡片刻。鸡蛋煮熟后切碎。②锅置火上，注入清水，放入小米，煮至八成熟。③倒入牛奶，煮至米烂，再放入鸡蛋，加白糖调匀，撒入葱花即可。

【性味归经】小米性味甘、咸；入肾、脾、胃经。

【疗　　效】通经止痛。

【用法用量】每日食用1次。

【食用禁忌】鸡蛋不能与红糖同食。

【药粥解说】牛奶含有丰富的蛋白质、脂肪、糖类及矿物质钙、磷、铁、镁、钾和维生素等营养成分，有镇静安神、美容养颜的功效。鸡蛋能健脑益智、延缓衰老。

【选取原料】牛奶50克●鸡蛋1个●小米100克●白糖5克

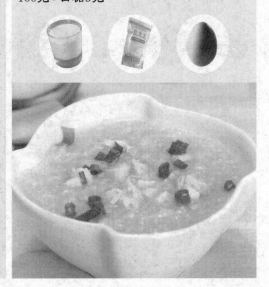

保健食疗 冬瓜鸡蛋粥

【秘方来源】经验方

【选取原料】冬瓜20克●鸡蛋1个●大米80克●盐3克●麻油、胡椒粉、葱花适量

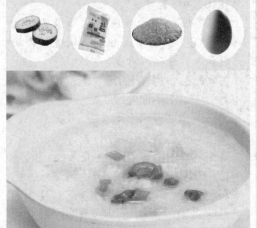

【制作方法】①大米淘洗干净，放入清水中浸泡。冬瓜去皮洗净，切小块。鸡蛋煮熟取蛋黄，切碎。②锅置火上，注入清水，放入大米煮至七成熟。③再放入冬瓜，煮至米稠瓜熟，放入鸡蛋黄，加盐、麻油、胡椒粉调匀，撒上葱花即可食用。

【性味归经】冬瓜性寒，味甘；归肺 肾经。

【疗　　效】活血化瘀，通经止痛。

【用法用量】每日1次。

【药粥解说】冬瓜有止烦渴、利小便的功效。鸡蛋含有丰富的营养，能健脑益智、保护肝脏、延缓衰老。

保健食疗 鸡蛋生菜粥

【秘方来源】民间方

【选取原料】鸡蛋1个●玉米粒20克●大米80克●盐2克●生菜叶、香油适量

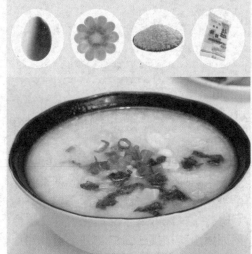

【制作方法】①大米洗净，用清水浸泡。玉米粒洗净。生菜叶洗净，切丝。鸡蛋煮熟后切碎。②锅置火上，注入清水，放入大米、玉米粒煮至八成熟。③倒入鸡汤稍煮，放入鸡蛋、生菜叶，加盐、香油调匀，撒上葱花即可。

【性味归经】生菜性凉，味甘，入膀胱经。

【疗　　效】活血调经。

【用法用量】每日食用1次。

【药粥解说】生菜有清热安神、清肝利胆、养胃的功效，适用于神经衰弱者。鸡蛋有健脑益智、延缓衰老、保护肝脏，补充营养的功效。

桃仁生地粥

【秘方来源】民间方

【选取原料】粳米50克●桃仁、生地各10克●肉桂粉2克●红糖适量

【制作方法】①桃仁、生地同煮半小时，去渣取汁。②粳米和药汁同煮。③粥煮熟时放入肉桂粉及红糖。

【性味归经】桃仁性平，味苦；归心、肝、大肠经。

【疗　　效】活血化瘀，通经止痛，滋养脾胃。

【用法用量】温热服用，每日2次。

【食用禁忌】用量不宜过大，孕妇忌用。

【药粥解说】桃仁有活血化痰、润肠通便的功效，可以用来治疗痛经、经闭、癥瘕痞块、跌扑损伤、肠燥便秘。

月季花粥

【秘方来源】经验方

【选取原料】西米50克●桂圆肉20克●月季花10克●蜂蜜适量

【制作方法】①切桂圆肉成碎米状、切碎月季花。②西米与桂圆肉同煮，粥快好时调入月季花、蜂蜜。

【性味归经】月季花性温，味甘。归肝经。

【疗　　效】活血调经，疏肝理气。

【用法用量】温热服用，每日1次。

【食用禁忌】孕妇忌服用。

【药粥解说】月季花有活血调经、消肿解毒的功效，是妇科的常用药之一。西米有温中健脾的功效。月季花、桂圆肉与西米合煮为粥，可以用来治疗妇女月经不调、痛经、赤白带下等症。

糯米阿胶粥

【秘方来源】经验方

【选取原料】大米100克●益母草20克●红枣10枚●红糖适量

【制作方法】①大米泡发。红枣去核，切成小块。益母草嫩叶洗净切碎。②大米与适量清水煮开。③放入红枣煮至粥成浓稠状时，下入益母草，调入盐拌匀即可。

【性味归经】益母草性寒，味辛、苦；归心、肝、膀胱经。

【疗　　效】活血化瘀，调经消水。

【用法用量】温热服用。

【食用禁忌】孕妇忌服用。

【药粥解说】益母草嫩茎叶含有蛋白质、碳水化合物等多种营养成分，具有活血、祛瘀、调经、消水的功效。

坤草粥

【秘方来源】《民间方》

【选取原料】鲜益母草50克●粳米150克●红糖适量

【制作方法】①益母草煎水取汁。②同粳米、红糖煮粥。

【性味归经】益母草味辛苦、凉。

【疗　　效】祛痰止血。

【用法用量】温热服用，每日2次。

【食用禁忌】气血虚少引起的恶露不绝者忌用。

【药粥解说】益母草又称坤草，能去瘀生新，活血调经，利尿消肿；粳米能补中益气，止泻痢；红糖能益气养血，健脾暖胃，祛风散寒，活血化瘀。三味合熬为粥，有祛痰止血的功效，可以治疗妇女产后恶露淋漓、涩滞不爽。

带下病

白带是女性阴道里流出来的一种白色液体，其质与量随月经周期而改变。正常为透明、微黏、似蛋清样。带下病是指带下绵绵不断，量多腥臭，色泽异常，并伴有全身症状者，称"带下病"。带下病症见从阴道流出白色液体，或经血漏下挟有白色液体，淋沥不断，质稀如水者，称之为"白带"，还有"黄带""黑带""赤带""青带"。中医学认为，主要病因是湿邪，湿有内外之别。外湿指外感之湿邪，如经期涉水淋雨，感受寒湿，或产后胞脉空虚，摄生不洁，湿毒邪气乘虚内侵胞宫，以致任脉损伤，带脉失约，引起带下病。内湿的产生与脏腑气血功能失调有密切的关系：脾虚运化失职，水湿内停，下注任带；肾阳不足，气化失常，水湿内停，又关门不固，精液下滑；素体阴虚，感受湿热之邪，伤及任带。总之，带下病系湿邪为患，而脾肾功能失常又是发病的内在条件；病位主要在前阴、胞宫；任脉损伤、带脉失约是带下病的核心机理。西医认为，白带异常是生殖器官疾病的一种信号，如患有真菌性阴道炎、子宫颈的炎症、息肉或癌变、子宫内膜炎等疾病时，白带可出现异常。

保健食疗 莲子百合糯米粥

【秘方来源】经验方

【选取原料】莲子、胡萝卜各15克●糯米100克●盐3克

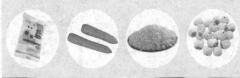

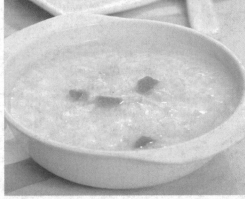

【制作方法】①糯米洗净。百合洗净。莲子泡发洗净。胡萝卜洗净，切丁。②锅置火上，注入清水，放入糯米，用大火煮至米粒开花。③放入百合、莲子、胡萝卜，改用小火煮至粥成，加入盐、味精调味即可。

【性味归经】莲子性平，味甘。归心、脾、肾、胃、肝、膀胱经。

【疗　　效】收涩止带。

【用法用量】每日1次，空腹温热食用。

【食用禁忌】阴虚内热、年老体弱者不宜食用。

【药粥解说】莲子有防癌抗癌、降血压、强心安神、滋养补虚、止遗涩精、补脾止泻、养心安神的功效。

保健食疗 莲子桂圆糯米粥

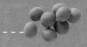

【秘方来源】民间方

【制作方法】①糯米淘洗干净，放入清水中浸泡；莲子、桂圆肉洗净。②锅置火上，注入清水，放入糯米、莲子，煮至粥将成。③放入桂圆肉，煮至米粒开花后加白糖调匀，撒葱花便可。

【性味归经】桂圆性温，味甘。归心、肝、脾、肾经。

【疗　　效】收涩、补肾、固精。

【用法用量】每日1次。

【食用禁忌】阴虚内热、年老体弱者不宜食用。

【药粥解说】桂圆有补气血、益心脾的功效。莲子有强心安神、滋养补虚、止遗涩精、补脾止泻、养心安神的功效。糯米有益气解毒、除烦止渴的功效。其合熬为粥，有收涩固精的功效。

【选取原料】莲子、桂圆肉各25克●糯米100克●白糖5克●葱花少许

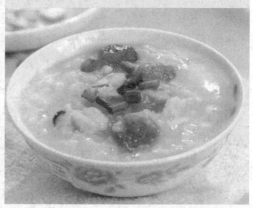

保健食疗 糯米香蕉粥

【秘方来源】经验方

【制作方法】①糯米洗净。香蕉去皮，切片。葱洗净，切花。②锅置火上，注入清水，放入糯米，用大火煮至米粒开花。③再放入香蕉，用小火至粥成闻见香味时，调入白糖入味，撒上葱花即可食用。

【性味归经】香蕉性寒，味甘；归脾、胃经。

【疗　　效】润肺肠、止带。

【用法用量】温热服用。

【食用禁忌】胃酸、胃痛者忌服。

【药粥解说】香蕉有"快乐水果"之称，其富于营养，含有丰富的蛋白质、糖、钾、维生素A、维生素C、膳食纤维等营养成分，有止烦渴、润肺肠、通血脉、填精髓的功效。

【选取原料】糯米80克●香蕉30克●白糖10克

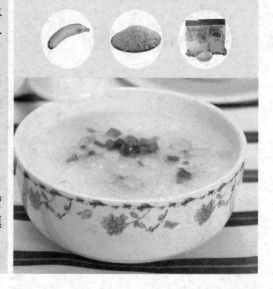

保健食疗 **木瓜莲子粥**

【秘方来源】民间方

【选取原料】大米90克●莲子、木瓜各适量●盐2克

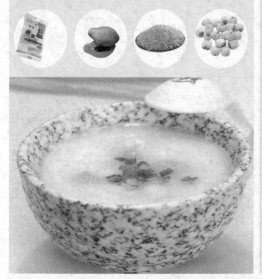

【制作方法】①大米泡发洗净。莲子泡发洗净。木瓜去皮洗净，切小块。②锅置火上，注入清水与大米煮至米粒开花后，加入木瓜、莲子一起焖煮。③煮至粥浓稠时，调入盐入味，撒上葱花即可食用。

【性味归经】木瓜性平、微寒，味甘；归肝、脾经。

【疗　　效】收涩、补肾、固精。

【用法用量】每日食用1次。

【食用禁忌】此粥忌长久服用。

【药粥解说】莲子有滋养补虚、止遗涩精、补脾止泻、养心安神的功效。木瓜富含糖分、有机酸、苹果酸、维生素C和钙、铁等矿物质，有健脾消食、提高抗病能力和抗痉挛的功效。

保健食疗 **桂圆枸杞红枣粥**

【秘方来源】经验方

【选取原料】桂圆肉、枸杞子、红枣各适量●大米80克●白糖适量

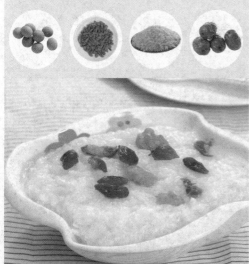

【制作方法】①大米泡发洗净。桂圆肉、枸杞子、红枣均洗净，红枣去核，切成小块备用。②锅置火上，倒入清水，放入大米，以大火煮开。③加入桂圆肉、枸杞子、红枣同煮片刻，再以小火煮至浓稠状，调入白糖搅匀入味即可。

【性味归经】枸杞子味甘，性平，入心、肺、脾、肾经。

【疗　　效】补气血、止带。

【用法用量】温热食用，每日1次。

【药粥解说】桂圆富含高碳水化合物、蛋白质、多种氨基酸和维生素，有补益心脾、养血宁神的功效。枸杞子有滋补肝肾、益精明目的功效，适用于虚劳精亏、腰膝酸痛等症。

保健食疗 桂圆莲藕糯米粥

【秘方来源】民间方

【制作方法】①糯米淘洗干净，放入清水中浸泡2小时，备用。莲藕洗净后，去皮，切片。桂圆肉洗净。②锅置火上，注入清水，放入糯米，煮至八成熟。③再放入藕片、桂圆肉，煮至米粒开花，加白糖稍煮便可。

【性味归经】桂圆性温，味甘；归心、肝、脾、肾经。

【疗　效】健脾和胃、止带。

【用法用量】每日1次。

【食用禁忌】温热服用。

【药粥解说】莲藕有清热凉血、通便止泻、健脾开胃、止血散瘀的功效。糯米营养丰富，是温补强壮的食品，有补中益气、健脾养胃的功效，对食欲不佳等症状有一定的缓解作用。

【选取原料】糯米100克●桂圆肉20克●莲藕30克●白糖5克

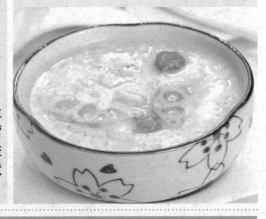

保健食疗 山药荔枝糯米粥

【秘方来源】经验方

【制作方法】①糯米、莲子洗净，用清水浸泡。荔枝去壳洗净。山药去皮洗净，切小块后焯水捞出。②锅置火上，注入清水，放入糯米、莲子煮至八成熟。③放入荔枝、山药，煮至粥将成，放入冰糖调匀，撒上葱花便可食用。

【性味归经】山药性平，味甘；归脾、肺、肾经。

【疗　效】补肾养阴，退热，止带。

【用法用量】空腹温热服用。

【食用禁忌】大便秘结、胸腹满闷者不宜服用。

【药粥解说】山药又名薯芋、薯药、延章、玉延等。它有益气养阴、补脾肺肾、固精止带的功效。荔枝有理气补血、止痛等的作用。

【选取原料】荔枝、山药、莲子各20克●糯米100克●冰糖若干●葱花若干

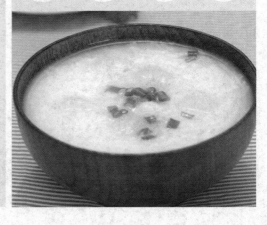

保健食疗 山药赤豆糯米粥

【秘方来源】民间方

【选取原料】山药35克●赤豆15克●糯米90克●白糖10克

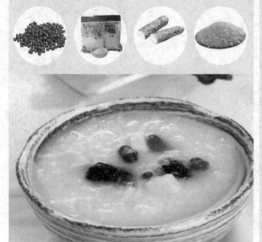

【制作方法】①糯米泡发洗净。山药去皮洗净，切块。赤豆泡发洗净。蜜枣去核洗净。②锅内注水，放入糯米，用大火煮至米粒绽开，放入山药、赤豆、蜜枣。③改用小火煮至粥成闻见香味时，放入白糖调味，即可食用。

【性味归经】红豆性平，味甘、酸；入心、小肠经。

【疗　　效】补肾养阴，止带。

【用法用量】空腹温热服用。

【食用禁忌】大便秘结者不宜服用。

【药粥解说】红豆富含蛋白质及多种矿物质，有补血、利尿、消肿、强化体力、增强抵抗力等功效。山药有益气养阴、补脾养肾、固精止带的功效。

保健食疗 山药枸杞甜粥

【秘方来源】经验方

【选取原料】山药30克●枸杞子15克●大米100克●白糖10克

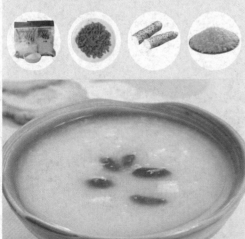

【制作方法】①大米泡发洗净。山药去皮洗净，切块。枸杞子泡发洗净。②锅内注水，放入大米，用大火煮至米粒绽开，放入山药、枸杞子。③改用小火煮至粥闻见香味时，放入白糖调味，即可食用。

【性味归经】山药性味甘平；归脾、肺、肾经。

【疗　　效】补肾养阴，止带。

【用法用量】空腹温热服用。

【食用禁忌】大便秘结者不宜服用。

【药粥解说】山药有益气养阴、补脾肺肾、固精止带的功效。枸杞子常被当作滋补调养和抗衰老的良药，能治疗虚劳津亏、腰膝酸痛、眩晕耳鸣、内热消渴等症。

保健食疗 花生银耳粥

【秘方来源】民间方

【制作方法】①大米泡发洗净。银耳泡发洗净，切碎。花生米泡发，洗干净备用。②锅置火上，注入适量清水，放入大米、花生米煮至米粒开花。③最后放入银耳，煮至浓稠，再加入白糖，拌匀即可。

【性味归经】银耳性味甘平，入心、肺、肾、胃经。

【疗　效】滋阴润燥、止带。

【用法用量】每日1次。

【食用禁忌】需温热食用。

【药粥解说】花生有扶正补虚、悦脾和胃、润肺化痰、滋养调气、利水消肿的功效。银耳富含维生素、天然植物性胶质、硒等营养物质，能滋阴润燥、护肝，可用来治疗妇女月经不调等症。

【选取原料】银耳20克●花生米30克●大米80克●白糖3克

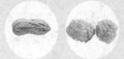

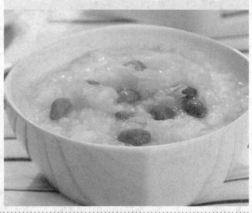

保健食疗 花生红枣大米粥

【秘方来源】经验方

【制作方法】①大米泡发洗净。花生米洗净。红枣洗净，去核，切成小块。葱洗净，切花。②锅置火上，倒入清水，放入大米、花生米煮开。③再加入红枣，同煮至粥呈浓稠状，调入白糖拌匀，撒上葱花即可。

【性味归经】红枣性温，味甘；归脾、胃经。

【疗　效】有止带的功效。

【用法用量】需温热食用。每日食用1次。

【药粥解说】红枣自古以来就被列为"五果"之一，历史悠久。红枣具有健脾、益气、和中功效，可用于脾胃虚弱、肠胃病食欲缺乏、大便溏泄、疲乏无力、气血不足的功效。

【选取原料】花生米30克●红枣20克●大米80克●白糖3克

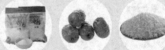

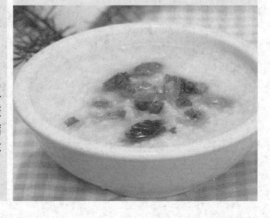

玉米芋头粥

【秘方来源】民间方

【选取原料】玉米粒、芋头各20克●大米80克●白糖5克

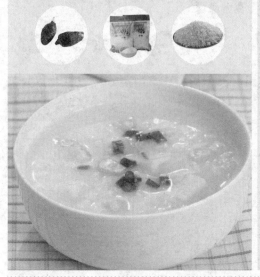

【制作方法】①大米洗净，泡发洗净。芋头去皮洗净，切成小块。玉米粒洗净。葱洗净，切花。②锅置火上，注入清水，放入大米，用大火煮至米粒绽开后，放入芋头、玉米粒。③用小火煮至粥成，加入白糖调味，撒上少许葱花，即可食用。

【性味归经】芋头性平，味辛；入脾、胃经。

【疗　　效】挑中补虚，滋阴润燥。

【用法用量】每日早晚皆可服用。

【食用禁忌】脘腹胀满、脾胃气滞者忌服。

【药粥解说】芋头有益胃、宽肠、通便散结、补中益肝肾、添精益髓等功效，对辅助治疗大便干结有一定的疗效。

银耳双豆玉米粥

【秘方来源】经验方

【选取原料】绿豆片、红豆片、玉米片各20克●大米80克●银耳　克●白糖适量

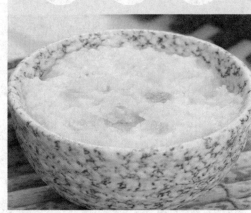

【制作方法】①大米浸泡半小时后，捞出备用。银耳泡发洗净，切碎。绿豆片、红豆片、玉米片均洗净，备用。②锅置火上，放入大米、绿豆片、红豆片、玉米片，倒入清水，煮至米粒开花。③放入银耳同煮片刻，待粥至浓稠状时，调入白糖，拌匀即可。

【性味归经】银耳性味甘平，入心、肺、肾、胃经。

【疗　　效】活血散结、止带。

【用法用量】温热服用，每日早晚各1次。

【药粥解说】红豆含蛋白质及多种矿物质，有补血、利尿、增强抵抗力等功效。银耳富含维生素、天然植物性胶质等营养物质，有滋阴润燥的功效。

保健食疗 鱿鱼猪骨核桃粥

【秘方来源】民间方

【制作方法】①大米淘洗干净，入清水浸泡。鱿鱼须洗净，用料酒腌渍去腥。猪脊骨洗净，剁小段，汆去血水。核桃仁洗净。②锅置火上，注入清水，放入大米、猪脊骨煮熟。③再放入鱿鱼须、姜丝、核桃仁，煮至米粒开花，加盐、香油调匀，撒上葱花。

【性味归经】核桃性温，味甘；归肺、肾经。

【疗　　效】滋阴养胃，止带。

【用法用量】温热食用，每日1次。

【药粥解说】鱿鱼富含蛋白质、牛磺酸、钙、磷、铁、微量元素等营养物质，有滋阴养胃、补虚润肤的功效。核桃有润肺、补肾、壮阳的功效。

【选取原料】鱿鱼须、猪脊骨各30克●核桃仁20克●大米80克●姜丝、料酒、盐、香油适量

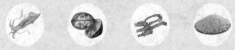

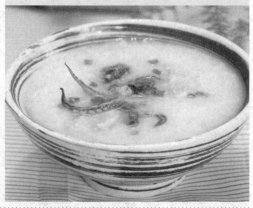

保健食疗 金针菇猪肉粥

【秘方来源】民间方

【制作方法】①猪肉洗净切丝，用盐腌渍片刻。金针菇洗净，去老根。大米淘净，浸泡半小时后捞出沥干水分。②锅中放入大米和适量的清水，旺火煮开，改中火，放入猪肉。③放入金针菇，熬至成粥，下入盐、味精调味，撒上葱花。

【性味归经】猪肉性平，味甘、咸；入脾、胃、肾经。

【疗　　效】滋阴养血、补肾益肝。

【用法用量】温热服用，每日1次。

【食用禁忌】脾胃虚寒者忌食。

【药粥解说】金针菇有补肝、益肠胃、抗癌的功效，可用来治疗肝病、胃肠道炎症、溃疡、癌瘤等症；猪肉有补肾养血、滋阴润燥的功效。金针菇与猪肉合熬为粥，能养血益肝、补肾强腰。

【选取原料】大米80克●猪肉80克●金针菇100克●盐、味精、葱花适量

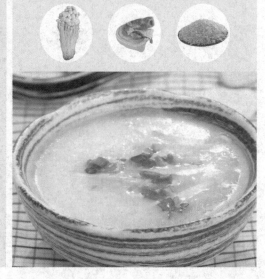

闭经

闭经是妇科疾病常见的症状之一，正常发育的女性，一般在14岁左右月经即可来潮，但如果超过18岁，而仍无月经来潮，或月经周期已建立，但又出现3个月以上（孕期、哺乳期除外）无月经者，总称为闭经。前者为原发性闭经，后者为继发性闭经，闭经患者常伴有精神疲倦、腰酸乏力，甚至头昏、失眠、毛发脱落等症。生殖器官发育不良或畸形、神经及内分泌系统疾患、全身性疾病等都可引发闭经。

中医学认为，闭经可分为肾虚精亏型、气血虚弱型、气滞血瘀型、痰湿凝滞型四种类型，应针对不同病因加以治疗。闭经症状有：①子宫性闭经：子宫发育不良所致的闭经常表现为年满18岁月经仍未来潮或初潮晚、经量少、渐至闭经。②垂体性闭经：垂体肿瘤所致的闭经可伴有头痛、视物不清、性欲减退、生殖器萎缩、乏力、怕冷、毛发脱落等症状。

保健食疗 桂圆羊肉粥

【秘方来源】经验方

【选取原料】桂圆肉70克●羊肉100克●大米80克●葱花少许

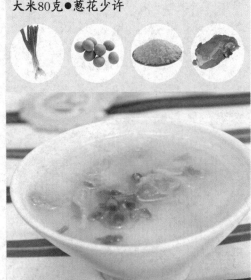

【制作方法】①桂圆去壳，取肉洗净。羊肉洗净，切片。大米淘净，泡好。②锅中注入适量清水，下入大米，大火烧开，下入羊肉、桂圆，改中火熬煮。③转小火，熬煮成粥，加盐、鸡精调味，撒入葱花即可。

【性味归经】羊肉性热，味甘；归脾、胃、肾经。

【疗　　效】活血化瘀，痛经止痛。

【用法用量】温热食用，每日1次。

【药粥解说】羊肉含有丰富的脂肪、维生素、钙、磷、铁等，有补气滋阴、暖中补虚、开胃健力的功效。桂圆肉含有蛋白质、脂肪等营养成分，有开胃益脾、养血安神的功效。

保健食疗 羊肉南瓜薏苡仁粥

【秘方来源】民间方

【制作方法】①南瓜去皮，洗净，切丁。羊肉洗净，切片，用料酒稍腌。薏米、大米淘净，浸泡1小时备用。②大米、薏苡仁放入锅中，加适量清水，旺火煮沸，下入南瓜、姜丝，改中火，煮至米粒开花。③待粥将成时，下入羊肉片煮熟，加盐、味精调味，淋花生油，撒入葱花即可。

【性味归经】南瓜性温，味甘；归脾、胃经。

【疗　效】解郁、活血。

【用法用量】温热食用，每日1次。

【药粥解说】薏苡仁含有蛋白质、维生素B$_1$、维生素B$_2$等营养成分，有利尿、消肿、减少皱纹的功效。

【选取原料】羊肉50克●南瓜80克●薏苡仁40克●大米150克●盐、味精、花生油、葱花各适量

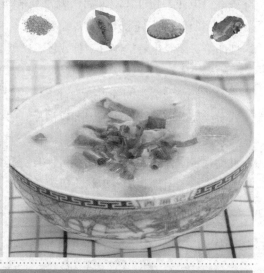

保健食疗 羊肉山药粥

【秘方来源】经验方

【制作方法】①羊肉洗净，切片。大米淘净，泡半小时。山药洗净，去皮，切丁。②锅中注水，下入大米、山药，大火煮开，再下入羊肉、姜丝，改中火熬煮半小时。③慢火熬煮成粥，加盐、味精、胡椒粉调味，淋香油，撒入葱花即可。

【性味归经】山药性味甘平；归脾、肺、肾经。

【疗　效】活血化瘀。

【用法用量】温热食用，每日1次。

【药粥解说】羊肉有补肾填髓、益阴壮阳的功效；山药含多种氨基酸和糖蛋白、黏液质、胡萝卜素等营养成分，有健脾、补肺、固肾的功效。

【选取原料】羊肉100克●山药60克●大米80克●姜丝3克●姜丝、味精、胡椒粉、香油各适量

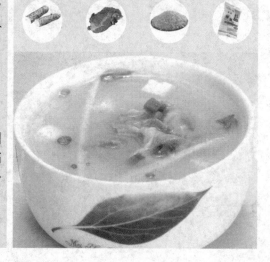

红枣羊肉糯米粥

保健食疗

【秘方来源】民间方

【选取原料】红枣25克●羊肉50克●糯米150克●盐2克●葱白、盐、味精各适量

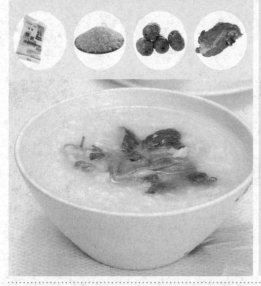

【制作方法】①红枣洗净，去核备用。羊肉洗净，切片，用开水汆烫，捞出。糯米淘净，泡好。②锅中添适量清水，下入糯米，大火煮开，下入羊肉、红枣、姜末，转中火熬煮。③改小火，下入葱白，待粥熬出香味，加盐、味精调味，撒入葱花即可。

【性味归经】红枣性温，味甘；归脾、胃经。

【疗　效】健脾暖胃、活血、解郁。

【用法用量】温热服用，每日1次。

【药粥解说】红枣有补脾和胃、益气生津、解毒药的功效。常用于治疗胃虚食少、脾弱便溏、气血不足、心悸怔忡等病症。

羊肉萝卜粥

保健食疗

【秘方来源】经验方

【选取原料】大米80克●羊肉100克●白萝卜120克●盐3克

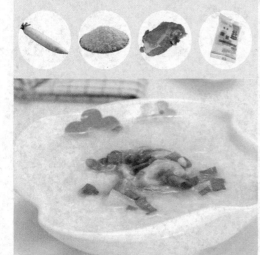

【制作方法】①白萝卜洗净，去皮，切块。羊肉洗净，切片。大米淘净，泡好。②大米放入锅中，加入清水，旺火烧开，下入羊肉，转中火熬煮至米粒软散。③下入白萝卜，慢火熬煮成粥，加盐、鸡精调味，撒入葱花即可。

【性味归经】羊肉性热，味甘；归脾、胃、肾经。

【疗　效】活血化瘀。

【用法用量】温热服用，每日1次。

【药粥解说】白萝卜有止咳化痰、清热生津、凉血止血、促进消化、增强食欲的功效。羊肉有益气补虚、补肾壮阳、养肝等功效，对虚劳羸瘦、腰膝酸软、脾胃虚弱、食少反胃等证有一定的疗效。

保健食疗 羊肉包菜粥

【秘方来源】民间方

【制作方法】①熟羊肉切片。大米淘净，泡半小时。卷心菜洗净，切成丝。②大米入锅，加适量清水，大火煮开，转中火熬煮至米粒开花。③下入熟羊肉、卷心菜，改小火，熬煮成粥，加盐、鸡精调味，撒入葱花即可。

【性味归经】羊肉性热，味甘；归脾、胃、肾经。

【疗　　效】健脾暖胃，活血化瘀。

【用法用量】温热食用，每日1次。

【药粥解说】卷心菜中含有维生素C、花青素等营养成分，能消除疲劳、舒缓压力、延缓老化。羊肉有益气补虚、补肾壮阳、养肝等功效，对虚劳羸瘦、腰膝酸软、脾胃虚弱等症有一定的疗效。

【选取原料】大米80克●熟羊肉120克●卷心菜100克●盐3克●葱花少许

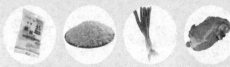

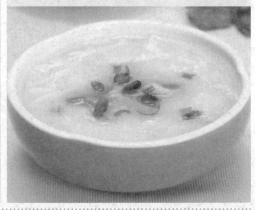

保健食疗 红枣桂圆鸡肉粥

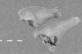

【秘方来源】经验方

【制作方法】①荔枝、桂圆去壳，取肉。红枣洗净，去核，切开。大米淘净，浸泡半小时。鸡脯肉洗净，切丁。②大米放入锅中，加适量清水，大火烧沸，下入处理好的各种原材料，转中火熬煮至米粒软散。③改小火，熬煮成粥，加入盐调味，淋麻油，撒上葱花即可。

【性味归经】红枣性温、味甘；入脾、胃经。

【疗　　效】补血养血、活血化瘀。

【用法用量】温热食用，每日1次。

【药粥解说】鸡肉含有丰富的蛋白质、磷脂类，容易被人体吸收利用，有温中益气、补虚填精、强筋骨的功效。

【选取原料】鸡脯肉50克●红枣10克●大米120克●桂圆肉、荔枝肉适量●葱花5克●盐3克

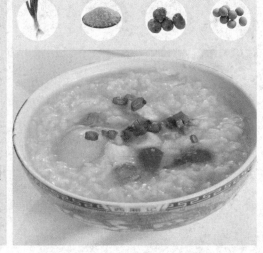

鸡肉枸杞萝卜粥

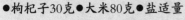

【秘方来源】民间方

【选取原料】鸡脯肉100克●白萝卜120克●枸杞子30克●大米80克●盐适量

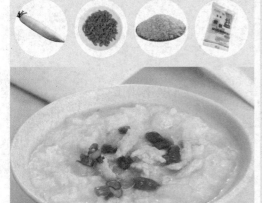

【制作方法】①白萝卜洗净，去皮，切块。枸杞子洗净。鸡脯肉洗净，切丝。大米淘净，泡好。②大米放入锅中，倒入鸡汤，武火烧沸，下入白萝卜、枸杞子，转中火熬煮至米粒软散。③下入鸡脯肉，将粥熬至浓稠，加盐调味，撒上葱花即可。

【性味归经】鸡肉性平，胃甘；归脾、胃经。

【疗　效】补虚填精，活血化瘀。

【用法用量】温热食用，每日1次。

【药粥解说】白萝卜含蛋白质、糖类、B族维生素、维生素C等营养成分，有降低胆固醇的功效。鸡肉有温中益气、补虚填精、健脾胃、活血脉的功效。

蛋黄鸡肝粥

【秘方来源】经验方

【选取原料】鸡肝100克●大米150克●熟鸡蛋黄2个●枸杞子10克●盐3克

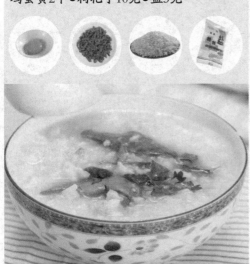

【制作方法】①大米淘净，泡半小时。鸡肝用水泡洗干净，切片。枸杞子洗净。熟鸡蛋黄捣碎。②大米放入锅中，放适量清水煮沸，放入枸杞子，转中火，熬煮至米粒开花。③下入鸡肝、熟鸡蛋黄，小火熬煮成粥，加盐、鸡精调味，撒入香菜即可。

【性味归经】鸡肝性微温，味甘；归肝、肾经。

【疗　效】补肝益肾，补血活血。

【用法用量】每日1次。

【食用禁忌】胆固醇高者忌食用。

【药粥解说】鸡肝含有丰富的蛋白质、钙、磷、铁、锌、维生素A、维生素B类维生素，有补肝益肾、止血补血的功效。熟鸡蛋黄含有矿物质、蛋白质等营养成分。

保健食疗 鸡肝大米粥

【秘方来源】民间方

【制作方法】①大米淘净，泡好。鸡肝用水泡洗干净，切块，再加盐、酱油腌渍5分钟。②鲜汤放入锅中，下入大米，大火煮沸，转中火熬煮至米粒软散。③再下入鸡肝、姜末，小火将粥熬出香味，加盐、鸡精调味，淋入香油，撒上葱花即可。

【性味归经】鸡肝性微温，味甘；归肝、肾经。

【疗　　效】补血活血。

【用法用量】每日1次。

【食用禁忌】胆固醇高者忌食用。

【药粥解说】鸡肝是补血食品中最常用的食物，其含有的维生素A、B类维生素等营养成分，有止血、补血的功效。

【选取原料】鸡肝120克●大米80克●盐2克●葱花4克●酱油、姜末、鸡精、香油各少许

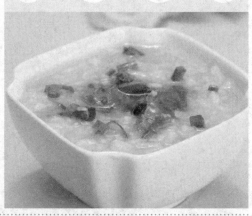

保健食疗 鸡肝萝卜粥

【秘方来源】经验方

【制作方法】①胡萝卜洗净，切丁。大米淘净，浸泡半小时后捞出沥干水分。鸡肝用水泡洗干净，对切。②锅中注水，下入大米、胡萝卜，大火煮沸，再转中火熬煮至米粒软散。③放入鸡肝、蒜末，改小火熬煮成粥，加盐、鸡精调味，淋上香油，撒入葱花即可。

【性味归经】胡萝卜性平，味甘；归肺、脾经。

【疗　　效】补虚填精，活血化瘀。

【用法用量】每日1次。

【食用禁忌】胆固醇高者忌食用。

【药粥解说】胡萝卜营养价值极高，有"小人参"之美称，能益肝明目、利膈宽肠、健脾除疳、增强免疫力、降糖降脂。

【选取原料】鸡肝100克●胡萝卜60克●大米80克●蒜末3克●盐2克

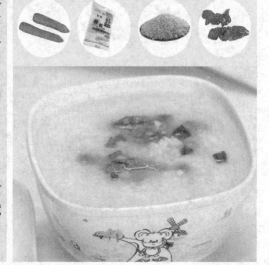

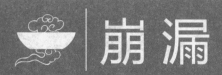

崩漏

　　崩漏是指妇女非周期性子宫出血，其发病急骤，暴下如注，大量出血者为"崩"；病势缓，出血量少，淋漓不绝者为"漏"。崩与漏虽出血情况不同，但在发病过程中两者常互相转化，如崩血量渐少，可能转化为漏，漏势发展又可能变为崩，故临床多以崩漏并称。青春期和更年期妇女多见。崩漏是妇女非行经期间阴道出血的总称。临床以阴道出血为主要表现。功能性子宫出血，女性生殖器炎症，肿瘤等所出现的阴道出血，皆属崩漏范畴。崩漏是妇女月经病中较为严重复杂的一个症状。中医认为，本病的发生，主要与肝、脾、肾三脏有关。崩漏多因血热、气虚、肝肾阴虚、血瘀、气郁等损及冲任，冲任气虚不摄所致。

保健食疗 枸杞牛肉莲子粥

【秘方来源】民间方

【选取原料】牛肉100克●枸杞子30克●莲子50克●大米80克●盐、鸡精、葱花适量

【制作方法】①牛肉洗净，切片。莲子洗净，浸泡后，挑去莲芯。枸杞子洗净。大米淘净，泡半小时。②大米入锅，加适量清水，旺火烧沸，下入枸杞子、莲子，转中火熬煮至米粒开花。③放入牛肉片，用慢火将粥熬出香味，加盐、鸡精调味，撒上葱花即可。

【性味归经】枸杞子性平，味甘；归肝、肾、肺经。

【疗　　效】凉血、止血。

【用法用量】温热食用。每日1次。

【药粥解说】莲子有强心安神、滋养补虚、止遗涩精、补脾止泻、益肾涩精、养心安神的功效，可用来治疗肾虚遗精、滑泄等症。

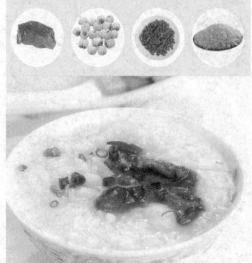

保健食疗 红枣百合核桃粥

【秘方来源】经验方

【制作方法】①糯米泡发洗净。百合洗净。红枣去核洗净。核桃仁泡发洗净。②锅置火上，注水后，放入糯米，用旺火煮至米粒绽开。③放入百合、红枣、核桃仁，改用文火煮至粥成，调入白糖入味即可。

【性味归经】红枣性温、味甘；入脾、胃经。

【疗　　效】补血活血、滋阴补虚。

【用法用量】每日食用1次。

【食用禁忌】虚寒出血者忌食。

【药粥解说】红枣有增强肌力、消除疲劳、补血的功效；百合有良好的营养滋补之功，特别是对病后体弱、神经衰弱等症大有裨益。核桃有润肺、补肾、壮阳、健肾等功能。

【选取原料】糯米100克●红枣、百合、核桃仁各20克●白糖5克

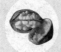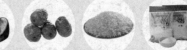

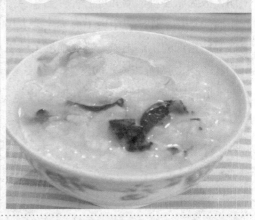

保健食疗 兔肉红枣粥

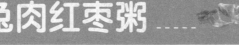

【秘方来源】民间方

【制作方法】①蒜头去皮，切片。红枣洗净，去核，切块。大米淘净，泡好。兔肉洗净，切块，入开水中汆烫，捞出。②锅中放入适量清水，下入大米，旺火煮沸，放入兔肉、蒜头、红枣，转中火熬煮至米粒软散。③下入葱白，转小火熬煮成粥，加盐、鸡精调味，撒入葱花即可。

【性味归经】红枣性温，味甘，入脾经、胃经。

【疗　　效】用于崩漏等症，有补中益气、活血、利大肠、治消温之功效。

【用法用量】温热服用，每日1次。

【食用禁忌】不能过量食用。

【药粥解说】兔肉含蛋白质、脂肪、钙、磷、铁等，可补中益气、活血。

【选取原料】大米80克●兔肉200克●红枣50克●盐3克●蒜头、葱白适量

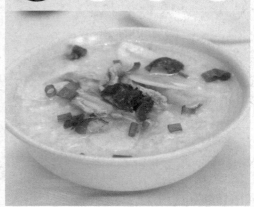

保健食疗 羊肉枸杞姜粥

【秘方来源】经验方

【选取原料】羊肉100克●枸杞子30克●大米80克●盐3克●生姜20克●葱花、味精适量

【制作方法】①大米淘净，泡半小时。羊肉洗净，切片。生姜洗净，去皮，切丝。枸杞子洗净。②大米入锅，加水旺火煮沸，下入羊肉、枸杞子、姜丝，转中火熬煮至米粒软散。③慢火熬煮成粥，加盐、味精调味，撒上葱花即可。

【性味归经】枸杞子味甘，性平，归肝、肾、肺经。

【疗　　效】适用于男子阳痿、早泄，女子月经不调，有补气滋阴之功效。

【用法用量】温热服用，每日1次。

【食用禁忌】一般不宜和过多性温热的补品（如桂圆、红参、大枣等）共同食用。

【药粥解说】羊肉含有丰富的脂肪、维生素、钙、磷等，有补气滋阴的功效。

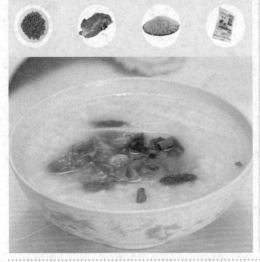

保健食疗 羊肉薏苡仁萝卜粥

【秘方来源】民间方

【选取原料】羊肉50克●薏苡仁120克●白萝卜30克●胡萝卜30克●豌豆、芹菜适量

【制作方法】①白萝卜、胡萝卜洗净，切块。豌豆洗净。羊肉洗净，切片。薏苡仁淘净，泡3小时。芹菜洗净，切丁。②锅中注水，放入薏苡仁大火煮开，下入羊肉、白萝卜、胡萝卜、豌豆，转中火熬煮。③粥快熬好时，下入芹菜拌匀，调入盐、味精调味即可。

【性味归经】羊肉性温，味甘，入脾、肾经。

【疗　　效】用于血虚、崩漏等症，有开胃健脾、补气滋阴之功效。

【用法用量】温热服用，每日1次。

【食用禁忌】煲汤中的盐不要放得太多，以免影响汤的鲜味。

【药粥解说】羊肉含有丰富的脂肪、维生素、钙等，有补肾强筋的功效。

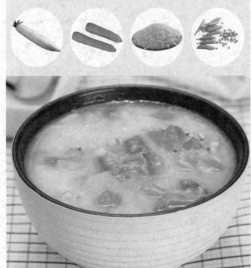

保健食疗 羊肉麦仁粥

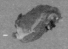

【秘方来源】民间方

【制作方法】①羊肉洗净，切片，用料酒、生抽腌渍。麦仁淘净，浸泡3小时。②锅中注水，下入麦仁，旺火煮沸，下入腌好的羊肉、姜丝，转中火熬煮至麦粒开花。③改小火，待粥熬出香味，放盐、味精、胡椒粉调味即可。

【性味归经】羊肉性温，味甘，入脾、肾经。

【疗　效】用于月经不调、体虚等症，有益肾、和血、补虚益气之功效。

【用法用量】温热服用，每日1次。

【食用禁忌】不能过量食用。

【药粥解说】羊肉营养丰富，有补虚益气、温中暖肾的功能。麦仁含有丰富的糖类、蛋白质、维生素和矿物质，有养心、益肾、和血、健脾的功能。

【选取原料】羊肉100克●盐2克●味精1克●胡椒粉3克●麦仁50克

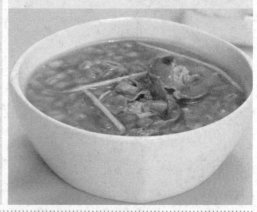

保健食疗 羊肉豌豆粥

【秘方来源】民间方

【制作方法】①南瓜洗净，去皮，切小块。豌豆洗净。羊肉洗净，切片，入开水中汆烫，捞出。大米淘净，泡好。②大米入锅，加适量清水，大火煮开，下入羊肉、南瓜、豌豆，转中火熬煮。③转小火，熬煮成粥，加盐、鸡精调味即可。

【性味归经】羊肉性温，味甘，入脾、肾经。

【疗　效】用于崩漏、乳汁不通等症，有补气滋阴之功效。

【用法用量】每日早餐服用。

【食用禁忌】不能过量食用。

【药粥解说】羊肉含有丰富的脂肪、维生素、钙、磷等，有开胃的功效，对虚劳、崩漏有很好的疗效。

【选取原料】南瓜80克●羊肉55克●大米120克●盐3克●豌豆、鸡精适量

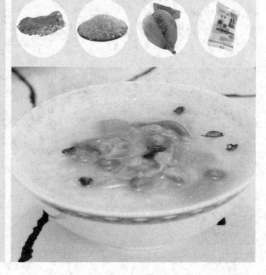

保健食疗 羊肉双色萝卜粥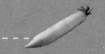

【秘方来源】经验方

【选取原料】羊肉100克●胡萝卜30克●白萝卜30克●大米100克●盐3克●味精、醋、葱花适量

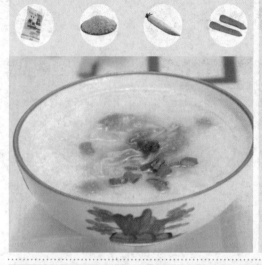

【制作方法】①胡萝卜、白萝卜均去皮，洗净，切块。羊肉洗净，切片，入开水中汆烫，捞出。大米淘净，泡好。②锅中注水，下入大米，大火煮开，下入胡萝卜、白萝卜，转中火熬煮至米粒开花。③下入羊肉片熬煮熟，加盐、味精、醋调味，撒入葱花即可。

【性味归经】羊肉性温，味甘，入脾、肾经。

【疗　　效】用于崩漏、月经不调、消化不良等症，有补气滋阴、生津开胃之功效。

【用法用量】温热服用，每日1次。

【食用禁忌】不宜同时吃醋。

【药粥解说】羊肉含有丰富的脂肪、维生素、钙、磷等，有补气滋阴的功效。

保健食疗 羊肉芹菜粥

【秘方来源】民间方

【选取原料】芹菜50克●羊肉100克●大米80克●盐3克●味精适量

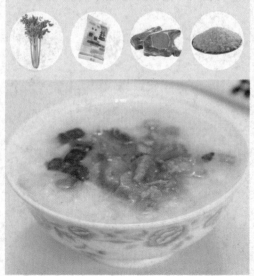

【制作方法】①芹菜洗净，切成小粒。羊肉洗净，切片。大米淘净，泡半小时，捞出沥干水分备用。②锅中注水，下入大米，大火煮开，下入羊肉转中火熬煮。③待粥快熬好时，下入芹菜拌匀，加盐、味精调味即可。

【性味归经】羊肉性温，味甘，入脾、肾经。

【疗　　效】用于崩漏、月经不调、高血压等症，具有温中健脾、补精血之功效。

【用法用量】温热服用，每日2次。

【食用禁忌】不宜马上饮茶。

【药粥解说】中医学认为，羊肉有补精血、益虚劳、温中健脾、补肾壮阳、养肝等功效。

保健食疗 羊骨糯米枸杞粥

【秘方来源】经验方

【制作方法】①糯米淘净，泡3小时。将枸杞子洗净。将羊骨洗净，剁成块，入开水中氽烫，捞出。②锅中注水，下入糯米旺火烧开，下入羊骨、姜末、枸杞子，转中火熬煮至米粒开花。③下入葱白，转小火，熬煮成粥，调入盐、味精调味，撒入葱花即可。

【性味归经】枸杞子味甘，性平，归肝、肾、肺经。

【疗　　效】用于崩漏、体虚等症，有补中益气、健脾养脏之功效。

【用法用量】温热服用，每日1次。

【食用禁忌】不能过量食用。

【药粥解说】羊骨有补肾壮骨、温中止泻的功效，可以治疗虚劳羸瘦，血小板减少等症。

【选取原料】羊骨250克●糯米80克●枸杞子50克●盐2克●生姜、葱白、味精适量

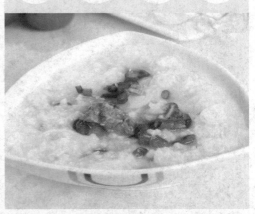

保健食疗 鸡肉豆腐蛋粥

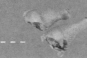

【秘方来源】民间方

【制作方法】①大米淘洗干净，放入清水中浸泡。鸡肉洗净切小块。豆腐洗净切方块。皮蛋去壳，洗净切小丁。②油锅烧热，入鸡肉块，烹入料酒，加盐炒熟盛出。③锅置火上，注入清水，放入大米煮至五成熟，放入皮蛋、鸡肉、豆腐、姜末煮至粥成，放入盐、麻油调匀，撒上葱花即可。

【性味归经】鸡肉性味甘平，入脾、胃经。

【疗　　效】具有温中益气、活血脉之功效。

【用法用量】温热服用，每日1～2次。

【食用禁忌】不能与鲤鱼、鳖肉、虾、兔肉同食。

【药粥解说】鸡肉有补虚填精的功效。

【选取原料】鸡肉、豆腐各30克●皮蛋1个●大米100克●盐3克●麻油、葱花适量

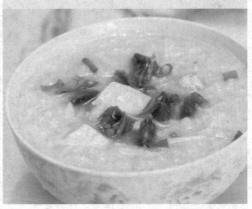

保健食疗 鸡肉金针菇木耳粥

【秘方来源】民间方

【选取原料】大米120克●金针菇50克●鸡肉100克●盐2克●葱花适量

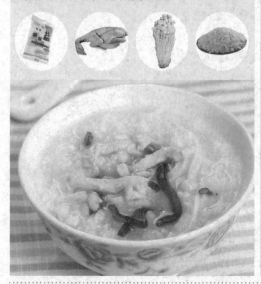

【制作方法】①大米淘净，泡半小时。木耳洗净，切丝。金针菇洗净，切去老根。鸡肉洗净，切丝。②锅中注入适量清水和高汤，下入大米，武火烧开，下入鸡肉、木耳，转中火熬煮至粥将成。③下入金针菇，文火熬煮成粥，调入盐调味，撒少许葱花即可。

【性味归经】鸡肉性味甘平，入脾、胃经。

【疗　　效】用于崩漏、胃肠道炎症等症，有活血脉、益肠胃、补血之功效。

【用法用量】温热服用，每日1次。

【食用禁忌】不宜与菊花同食。

【药粥解说】鸡肉有温中益气、补虚填精、健脾胃、活血脉、强筋骨的功效。

保健食疗 香菇煲鸡翅粥

【秘方来源】经验方

【选取原料】香菇60克●鸡翅150克●大米80克●盐3克●味精、胡椒粉、葱花适量

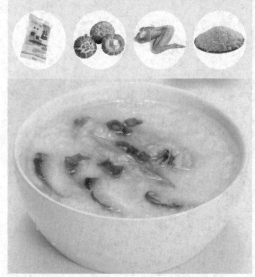

【制作方法】①香菇洗净，切小片。大米淘净，泡半小时后捞出沥干水分。鸡翅洗净，加盐、料酒腌渍入味。②大米入锅，放适量清水，旺火煮沸，下入香菇和鸡翅，转中火熬煮至米粒开花。③小火将粥熬出香味，加盐、味精、胡椒粉调味，撒上葱花即可。

【性味归经】鸡翅性温、味甘，归脾、胃经。

【疗　　效】用于高血压、糖尿病、血虚等症，有补血、益气之功效。

【用法用量】早晚各服用1次。

【食用禁忌】不能过量食用。

【药粥解说】香菇有降血压、降血脂、降胆固醇、延缓衰老、防癌抗癌的功效，可治疗糖尿病、肺结核等。

鸡翅火腿粥

保健食疗

【秘方来源】民间方

【制作方法】①火腿剥去肠衣，切片。香菇泡发，洗净切丝。大米淘净，浸泡半小时。鸡翅洗净，剁成块。②锅中注水，下入大米，用大火煮沸，下入鸡翅、香菇，再转中火熬煮。③下入火腿，改文火熬煮成粥，加盐、味精、姜汁调味，撒上葱花即可。

【性味归经】鸡翅性温、味甘，归脾、胃经。

【疗　　效】用于近视、身体虚弱、崩漏等症，具有温中益气、滋养身体之功效。

【用法用量】温热服用，每日1次。

【食用禁忌】不能长期过量食用。

【药粥解说】鸡翅含有多量可强健血管及皮肤的成胶原及弹性蛋白。

【选取原料】鸡翅50克●火腿50克●香菇35克●大米120克●盐3克●味精、姜汁、葱花适量

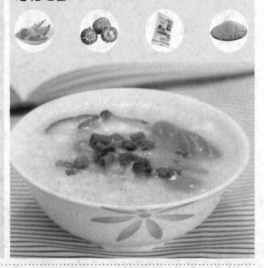

鸡丝虾粥

保健食疗

【秘方来源】民间方

【制作方法】①鸡肉洗净，切丝，用料酒腌制。虾洗净。大米淘净，泡好。②大米放入锅中，加入适量清水，大火烧沸，下入腌好的鸡肉、虾，倒入鸡高汤，转中火熬煮。

【性味归经】虾性温，味甘、咸。

【疗　　效】用于缺乳、食欲减退、崩漏等症，具有壮阳益肾、补精、通乳之功效。

【用法用量】温热服用，每日1次。

【食用禁忌】不能与维生素C同食用。

【药粥解说】鸡丝是将鸡肉做成丝，含有丰富的蛋白质、磷脂类，容易被人体吸收利用，有温中益气、补虚填精、健脾胃、活血脉、强筋骨的功效。

【选取原料】鸡肉120克●虾60克●大米80克●盐2克●高汤适量

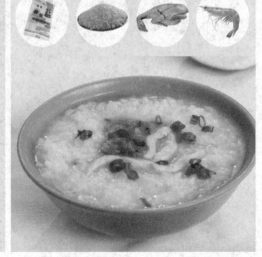

保健食疗 瘦肉青菜黄桃粥

【秘方来源】经验方

【选取原料】瘦肉100克●青菜50克●黄桃2个●大米80克●盐3克●味精适量

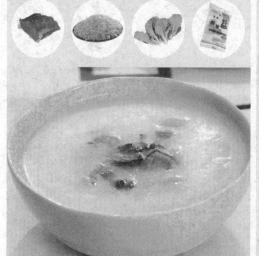

【制作方法】①猪瘦肉洗净，切丝。青菜洗净，切碎。黄桃洗净，去皮，切块。大米淘净，浸泡半小时后，捞出沥干水分。②锅中注水，下入大米，旺火煮开，改中火，下入猪肉，煮至猪肉变熟。③放入黄桃和青菜，慢熬成粥，下入盐、味精调味即可。

【性味归经】瘦肉性温，味甘。

【疗　　效】用于体虚、营养不良等症，有补肾养血、提高免疫力之功效。

【用法用量】温热服用，每日2次。

【食用禁忌】不能过量食用。

【药粥解说】瘦肉有补肾养血、滋阴润燥的功效。青菜为含维生素和矿物质最丰富的蔬菜之一，就能满足人体所需的促进食欲。长期服用此粥可治疗崩漏。

保健食疗 山药藕片南瓜粥

【秘方来源】民间方

【选取原料】大米90克●山药30克●南瓜25克●玉米、藕片、盐适量

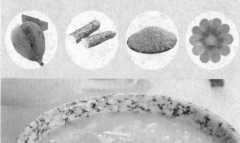

【制作方法】①山药去皮洗净，切块。藕片、玉米洗净。南瓜去皮洗净，切丁。②锅内注水，放入大米，用大火煮至米粒开花，放入山药、藕片、南瓜、玉米。③改用下火煮至粥成、闻见香味时，放入盐调味，即可食用。

【性味归经】山药性味甘平，归脾、肺、肾经。

【疗　　效】用于缺铁性贫血、营养不良等症，具有益血生肌、止血散瘀之功效。

【用法用量】温热服用，每日1次。

【食用禁忌】不宜与猪肝同食。

【药粥解说】山药有补脾养胃、生津益肺、补肾涩精的功效，可用来治疗脾虚泄泻、久痢、虚劳咳嗽、消渴。

保健食疗 山药青豆竹笋粥

【秘方来源】经验方

【制作方法】①山药去皮洗净，切块。竹笋洗净，切片。青豆洗净。大米泡发洗净。②锅内注水，放入大米，用大火煮至米粒绽开，放入山药、竹笋、青豆。③改用小火煮至粥成，调入盐、味精入味即可食用。

【性味归经】山药性味甘平，归脾、肺、肾经。

【疗　　效】用于脾虚泄泻、外伤出血等症，有生津益肺、通血脉之功效。

【用法用量】温热服用，每日2次。

【食用禁忌】不能过量食用。

【药粥解说】山药有补脾养胃、生津益肺、补肾涩精的功效，可用来治疗脾虚泄泻、久痢、虚劳咳嗽、消渴、遗精、带下、小便频数等病症。

【选取原料】大米100克●山药25克●竹笋、青豆各适量●盐、味精适量

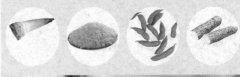

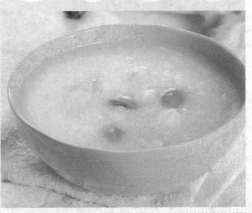

保健食疗 南瓜薏苡仁粥

【秘方来源】民间方

【制作方法】①大米、薏苡仁均泡发洗净。南瓜去皮洗净，切丁。②锅置火上，倒入清水，放入大米、薏苡仁，以大火煮开。③加入南瓜煮至浓稠状，调入盐拌匀，撒上葱花即可。

【性味归经】南瓜性温，味甘。归脾，胃经。

【疗　　效】用于消化不良、体弱、崩漏等症，有补益之功效。

【用法用量】温热服用，每日1次。

【食用禁忌】不能过量食用。

【药粥解说】南瓜中含有维生素A、微量元素钴和果胶，有解毒、保护胃黏膜、助消化、防治糖尿病、降低血糖、消除致癌物质、促进生长发育、减肥养颜等功效。

【选取原料】南瓜40克●薏苡仁50克●大米70克●盐2克●葱8克

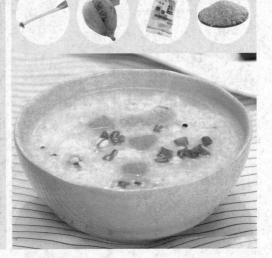

流产

流产是指妊娠在28周前终止，胎儿体重在1000克以下者。流产发生在妊娠12周以前称早期流产，发生在12～28周的为晚期流产。其主要症状是阴道流血和腹痛。流产的症状：①阴道出血可分为少量出血和大量出血，持续性出血和不规律出血。孕期的前三个月出现阴道出血现象应立即就医，尤其是阴道出血还伴随着疼痛，这就需要特别注意了，因为那可能是流产的征兆。②骨盆、腹部或者下背可能会有持续的疼痛感。当阴道出血的症状出现后，可能几小时或者几天后就会开始感到疼痛了。根据流产的发展过程及特点，可分为先兆流产、难免流产、不全流产、完全流产、过期流产、习惯性流产六种，临床上较为常见的是先兆流产和习惯性流产、怀孕后由于孕妇体质虚弱或受跌仆外伤，导致阴道出血，量不多，严重者可见腰腹疼痛、小腹坠胀等，称为先兆流产。经过休息和保胎措施，大多数患者能安然度过妊娠期，顺利生产。习惯性流产为自然流产连续发生3次或3次以上，每次发生的时间多在同一妊娠月份，中医称之为"滑胎"，是由于肾虚或元气未恢复所致。

保健食疗 青菜枸杞牛奶粥

【秘方来源】民间方

【选取原料】青菜、枸杞子、牛奶各适量●大米80克●白糖3克

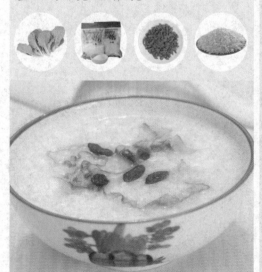

【制作方法】①大米泡发洗净。青菜洗净，切丝。枸杞子洗净。②锅置火上，倒入鲜牛奶，放入大米煮至米粒开花。③加入青菜、枸杞子同煮至浓稠状，调入白糖拌匀即可。

【性味归经】枸杞子味甘，性平，归肝、肾、肺经。

【疗　效】用于流产、腰膝酸痛等症，有滋补、抗衰老、安胎之功效。

【用法用量】温热服用，每日1次。

【食用禁忌】不能过量食用。

【药粥解说】青菜为含维生素和矿物质最丰富的蔬菜之一，能满足人体所需的维生素、胡萝卜素、钙、铁等，有助于增强机体免疫能力。枸杞子常常被当作滋补调养和抗衰老的良药。

保健食疗 黑枣高粱粥

【秘方来源】经验方

【制作方法】①高粱米、黑豆均泡发1小时后，洗净捞起沥干。黑枣洗净。②锅置火上，倒入清水，放入高粱米、黑豆煮至开花。③加入黑枣同煮至浓稠状，调入盐拌匀即可。

【选取原料】黑枣20克●黑豆30克●高粱米60克●盐2克

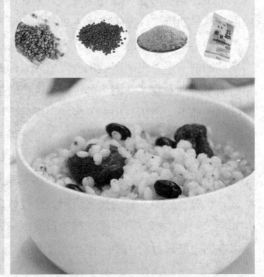

【性味归经】黑枣性温，味甘。

【疗　　效】用于贫血、妇女倒经、流产等症，具有抑制呕吐、益脾温中之功效。

【用法用量】温热服用，每日1次。

【食用禁忌】忌与柿子同食。

【药粥解说】黑枣以含维生素C和钙质、铁质最多。有很高的药用价值。多用于补血和作为调理药物，对贫血、血小板减少、肝炎、乏力、失眠有一定的疗效。

保健食疗 山药人参鸡粥

【秘方来源】民间方

【制作方法】①山药洗净，去皮，切片。人参洗净。大米淘净，泡好。鸡肝用水泡洗干净，切片。②大米放入锅中，放适量清水，旺火煮沸，放入山药、人参，转中火熬煮至米粒开花。③再下入鸡肝，慢火将粥熬至浓稠，加盐、鸡精调味，撒入葱花即可。

【选取原料】山药100克●人参1根●大米80克●盐3克●鸡肝、鸡精、葱花各适量

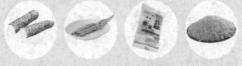

【性味归经】人参性平，味甘、微苦，归脾、肺、心经。

【疗　　效】用于虚劳咳嗽、流产等症，具有补气生血、健脾胃、活血脉之功效。

【用法用量】温热服用，每日1次。

【食用禁忌】不能过量食用。

【药粥解说】山药有补脾养胃、生津益肺、补肾涩精的功效。

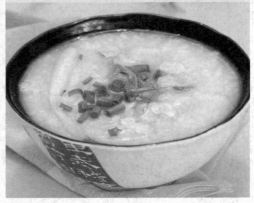

保健食疗 芋头红枣蜂蜜粥

【秘方来源】民间方

【选取原料】芋头、红枣、玉米糁、蜂蜜各适量●大米90克●白糖5克●葱少许

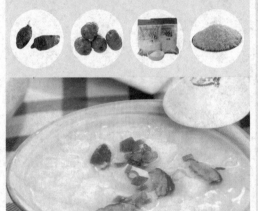

【制作方法】①大米泡发1小时；芋头去皮切小块；红枣去核切瓣；葱切花。②将大米、玉米糁、芋头、红枣入锅加水，大火煮至米粒开花。③改小火煮至粥稠，加白糖调味，撒上葱花即可。

【性味归经】红枣性温味甘，入脾、胃经。

【疗　　效】用于便秘、流产等症，有添精益髓、扩张血管之功效。

【用法用量】温热服用，每日1次。

【食用禁忌】芋头一定要煮熟，否则其中的黏液会刺激咽喉。

【药粥解说】芋头有益胃健脾、宽肠通便、化痰消肿、补中益肝、调节中气、添精益髓的功效，治疗肠胃病、结核病、肿毒等病。

保健食疗 百合板栗糯米粥

【秘方来源】经验方

【选取原料】百合、板栗各20克●糯米90克●白糖5克●葱少许

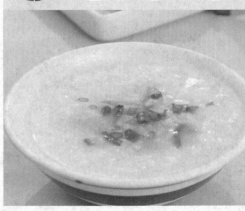

【制作方法】①板栗去壳。糯米泡发。葱切花。②锅置火上，加清水，放入糯米，大火煮至米粒绽开。③百合、板栗入锅，中火煮至粥成，加白糖，撒葱花即可。

【性味归经】百合性平，味甘，入心、肺经。

【疗　　效】用于流产、脾胃虚弱等症，有滋补、安神之功效。

【用法用量】温热服用，每日1次。

【食用禁忌】不能过量食用。

【药粥解说】百合含生物素、秋水碱等多种生物碱和营养物质，对病后体弱、神经衰弱等症有很好营养疗效。栗子有补肾强腰、益脾胃、止泻的功效，可治由肾气不足引起的脾胃虚弱等症。

保健食疗 鸡蛋紫菜粥

【秘方来源】民间方

【制作方法】①大米淘净浸泡。紫菜泡发撕碎。鸡蛋煮熟切碎。②锅置火上，加水、大米煮至粥成。③放入紫菜、鸡蛋煮至粥稠，加盐、香油、胡椒粉调匀，撒上葱花即可。

【性味归经】紫菜味甘咸、性寒，入肺经。

【疗　　效】用于流产、贫血等症，有预防流产之功效。

【用法用量】温热服用，每日1次。

【食用禁忌】胃肠消化功能不好的人应少量食用。

【药粥解说】鸡蛋能健脑益智、延缓衰老、保护肝脏。紫菜有软坚散结功能，含胆碱和钙、铁能增强记忆、治疗妇幼贫血、促进骨骼、牙齿的生长和保健。

【选取原料】大米100克●紫菜10克●鸡蛋1个●盐3克●香油、胡椒、葱花适量

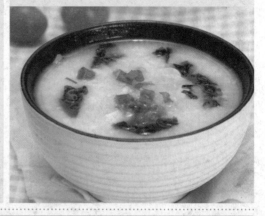

保健食疗 花生猪排粥

【秘方来源】民间方

【制作方法】①猪骨砍小块，入开水中余烫去血水，再放入加盐、姜末的水中煮熟。大米淘净浸泡半小时。②将排骨连汤倒入锅中，旺火烧开，下入大米、花生同煮成粥。③加盐、味精调味，撒入香菜即可。

【性味归经】花生味甘，性平，入肺、脾经。

【疗　　效】用于贫血、流产等症，有补中益气，健脾和胃之功效。

【用法用量】温热服用，每日1次。

【食用禁忌】腹泻的患者不宜多吃。

【药粥解说】花生有润肺、健脾、和胃和通乳的功效；粳米能补中益气、健脾和胃、止泻痢；花生与粳米合煮为粥，有健脾开胃、润肺等功效。

【选取原料】大米200克●花生米50克●猪骨180克●姜、盐、味精、香菜适量

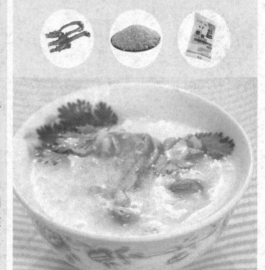

保健食疗 白菜鲤鱼粥

【秘方来源】民间方

【选取原料】大米80克●鲤鱼50克●白菜20克●盐、味精、葱姜、料酒适量

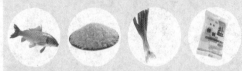

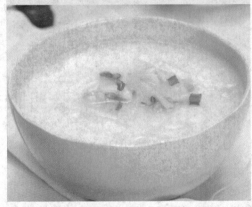

【制作方法】①大米淘净，入水浸泡。鲤鱼切小块，用料酒腌渍。白菜切丝。②锅置火上，加清水、大米煮至五成熟。③放入鱼肉、姜丝煮至粥将成，再入白菜稍煮，加盐、味精调匀，撒葱花即可。

【性味归经】鲤鱼性温，味甘，入脾、胃、肝、肺经。

【疗　　效】用于肠癌、流产等症，有安胎通乳、助消化之功效。

【用法用量】温热服用，每日1次。

【食用禁忌】不能过量食用。

【药粥解说】白菜含有丰富的粗纤维，能润肠、促进排毒，还能刺激肠胃蠕动，促进大便排泄，帮助消化，对预防肠癌有良好作用。长期服用白菜鲤鱼粥，可以预防和治疗流产。

保健食疗 红枣鲫鱼粥

【秘方来源】民间方

【选取原料】大米90克●红枣10克●鲫鱼50克●盐、味精、葱、料酒适量

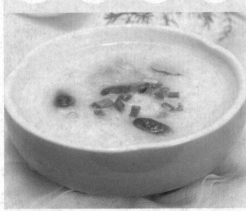

【制作方法】①大米淘净，入清水浸泡。鲫鱼切小片，用料酒腌渍。红枣切开。②锅置火上，加清水、大米煮至五成熟。③放入鱼肉、红枣煮至粥将成，加盐、味精调匀，撒上葱花便可。

【性味归经】鲫鱼性味甘温，入脾、胃、大肠经。

【疗　　效】用于流产、贫血、水肿等症，有益气健脾、通络下乳之功效。

【用法用量】温热服用，每日1次。

【食用禁忌】感冒发热期间不宜多吃。

【药粥解说】红枣有较强的抗过敏作用，还能扩张血管、增加心肌收缩力、对防治心血管疾病有良好作用。鲫鱼有益气健脾、利水消肿、通络下乳等功效，可治水肿、腹水、产妇乳少等症。

保健食疗 鲤鱼冬瓜粥

【秘方来源】经验方

【制作方法】①大米淘净，用清水浸泡。鲤鱼切小块，用料酒腌渍。冬瓜去皮切小块。②锅置火上，加清水、大米煮至五成熟。③放入鱼肉、姜丝、冬瓜煮至粥将成，加盐、味精、葱花便可。

【性味归经】鲤鱼性温，味甘，入脾、胃、肝、肺经。

【疗　　效】用于流产、糖尿病等症，有安胎通乳、促进血液循环之功效。

【用法用量】温热服用，每日1次。

【食用禁忌】不宜食醋，会降低营养。

【药粥解说】鲤鱼有健脾开胃、利尿消肿、止咳平喘、安胎通乳、清热解毒的功效。冬瓜有降血压、保护肾脏、减肥降脂、美容养颜、消热祛暑的功效。

【选取原料】大米80克●鲤鱼50克●冬瓜20克●盐、味精、姜、葱、料酒适量

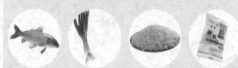

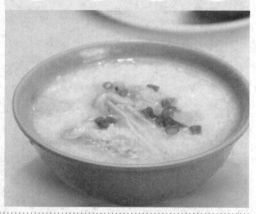

保健食疗 番茄猪骨粥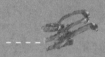

【秘方来源】民间方

【制作方法】①番茄切小块。大米淘净浸泡。猪骨斩件，入沸水汆烫。②猪骨转入高压锅中，加清水、盐、姜块煲煮，另起锅烧开，入大米、青豆，煮至米粒开花。③转小火，加番茄煮粥，加盐、味精调味，撒上葱花即可。

【性味归经】猪骨性温，味甘、咸，入脾、胃经。

【疗　　效】用于食欲缺乏、流产等症，有养血健骨、补中益气之功效。

【用法用量】温热服用，每日1次。

【食用禁忌】感冒发热期间忌食。

【药粥解说】番茄有清热解毒、生津止渴、养阴凉血、健胃消食的功效。猪骨有补脾气、润肠胃、丰机体、泽皮肤、补中益气、养血健骨的功效。

【选取原料】番茄80克●猪骨500克●青豆30克●大米80克●盐、味精、葱姜适量

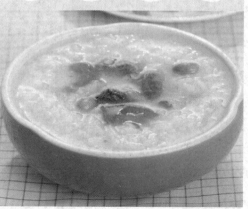

保健食疗 豌豆豆腐粥

【秘方来源】民间方

【选取原料】豌豆、豆腐、胡萝卜各20克●大米100克●盐、味精、香油适量

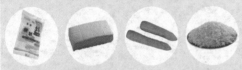

【制作方法】①胡萝卜切丁。豆腐切丁。大米泡发半小时。②锅置火上，加清水、大米、豌豆、胡萝卜，用旺火煮至米粒绽开。③放入豆腐，改小火煮至粥成，加盐、味精、香油调味即可。

【性味归经】豆腐性味甘凉，入脾、胃、大肠经。

【疗　效】用于乳汁不通、流产等症，有补益中气、健脾利湿之功效。

【用法用量】温热服用，每日1次。

【食用禁忌】不宜与菠菜同食。

【药粥解说】豌豆能益中气、止泻痢、利小便、消痈肿、增强免疫力、解乳石毒；可用来治疗脚气、痈肿、乳汁不通、脾胃不适、呃逆呕吐、心腹胀痛、口渴泻痢等症。

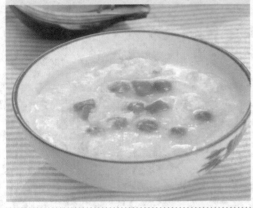

保健食疗 豌豆樱桃粥

【秘方来源】民间方

【选取原料】豌豆30克●樱桃、山药各20克●小米70克●白糖5克●蜂蜜6克

【制作方法】①豌豆泡发半小时后捞起沥干。樱桃、山药均切丁。②锅置火上，倒入清水，放入小米、豌豆、山药煮至米粒开花。③加入樱桃同煮至浓稠状，调入白糖、蜂蜜拌匀即可。

【性味归经】樱桃性温、味甘，入心、胃经。

【疗　效】用于流产、乳汁不通等症，有促进血红蛋白再生之功效。

【用法用量】温热服用，每日1次。

【食用禁忌】热性病及虚热咳嗽者忌服。

【药粥解说】豌豆能益中气、止泻痢、利小便、消痈肿、增强免疫力、解乳石毒；可治疗脚气、痈肿、乳汁不通、脾胃不适、呃逆呕吐、心腹胀痛、口渴泻痢等症。

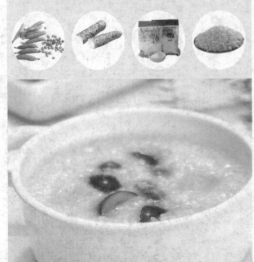

保健食疗 鱼肉鸡蛋粥

【秘方来源】经验方

【制作方法】①大米淘净，入清水浸泡。草鱼取肉切块，用料酒腌渍。②锅置火上，加清水、大米煮至五成熟。③放入鱼肉、胡萝卜丁煮至粥将成，将火调小，倒入鸡蛋清并打散，稍煮后加盐、香油、胡椒粉调匀，撒上葱花便可。

【选取原料】草鱼50克●蛋清、胡萝卜适量●大米100克●盐、料酒、葱、胡椒粉

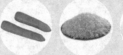

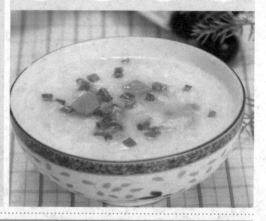

【性味归经】鸡蛋性味甘、平，归脾、胃经。

【疗　效】用于胎动不安、流产等症，有安胎之功效。

【用法用量】温热服用，每日1次。

【食用禁忌】忌喝茶，忌与猪肝同食，影响消化。

【药粥解说】鱼肉营养价值极高，食用鱼肉对孕妇胎动不安、妊娠性水肿有很好的疗效。

保健食疗 美味排骨砂锅粥

【秘方来源】民间方

【制作方法】①大米淘净泡半小时。猪排骨砍小块，入开水汆烫。生菜切碎。②将排骨放入砂锅，加适量清水和姜末煮开，再入大米、青豆一起烧开。③改小火煲煮成粥，下入生菜拌匀，调入盐、味精调味，撒入葱花即可。

【选取原料】大米80克●猪骨400克●青豆50克●生菜30克●盐、味精、姜、葱

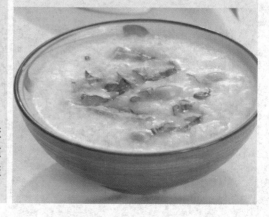

【性味归经】排骨性温，味甘，入脾、胃经。

【疗　效】用于身体虚弱、流产等症，有补中益气、通血脉之功效。

【用法用量】温热服用，每日1次。

【食用禁忌】不宜与茶同食。

【药粥解说】排骨含钙丰富，具有补肾益气、健身壮力作用，适于孕妇食用，可健体祛病。大米有补中益气、健脾养胃、益精强志、和五脏、通血脉的功效。

妊娠呕吐

妊娠呕吐多发生在受孕后6～12周之间，是妊娠早期症状之一。本症患者轻者出现择食、食欲缺乏、晨起恶心以及轻度呕吐等症状，一般在3～4周后即自行消失，不需要特殊治疗。但如果妊娠反应严重，持续性呕吐甚至不能进食、进水，并伴有恶闻食味，头晕乏力，上腹饱胀或喜食酸咸之物等，即是本症。其多见于精神过度紧张，神经系统功能紊乱的年轻孕妇。此外，胃酸过少，胃肠道蠕动减弱等也与妊娠呕吐相关。中医学认为，产生妊娠呕吐的原因，主要是胃气不降，冲脉之气上逆所致，常见的有胃虚及肝热两种类型。

妊娠呕吐的孕妇应适当放松，精神不要太紧张，情绪紧张、压力很大会造成肠胃不适，从而会使呕吐加剧。要避开刺激物，有些孕妇一接触到某些东西或闻到某种气味就会恶心呕吐，因此，孕妈妈最好避开一些刺激物，同时，要加强房间的通风，让某些气味散发出去。

【保健食疗】**蛋奶菇粥**

【秘方来源】民间方

【选取原料】鸡蛋1个●牛奶100克●茶树菇10克●大米80克●白糖5克●葱适量

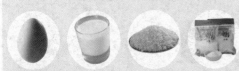

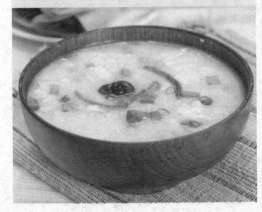

【制作方法】①大米洗净，用清水浸泡。茶树菇泡发摘净。②锅置火上，注入清水，入大米煮至七成熟。③入茶树菇煮至米粒开花，入鸡蛋打散后稍煮，再入牛奶、白糖调匀，撒葱花即可。

【性味归经】香菇味甘、平、性凉；入肝、胃经。

【疗　效】用于妊娠呕吐等症，有增强食欲、提高机体免疫力之功效。

【用法用量】温热服用，每日1次。

【食用禁忌】脾胃寒湿气滞或皮肤瘙痒病患者忌食。

【药粥解说】鸡蛋能健脑益智、延缓衰老、保护肝脏。牛奶可降低胆固醇，防止消化道溃疡。香菇有提高免疫力、延缓衰老、降血压血脂、降胆固醇功效。

蛋花南瓜粥

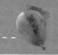

保健食疗

【制作方法】①大米淘净，用清水浸泡。南瓜去皮切小块。②锅置火上，注入清水，放入大米煮至七成熟。③放入南瓜煮至米粒开花，入鸡蛋打散后稍煮，加盐、香油调匀，撒上葱花即可。

【选取原料】大米100克●鸡蛋1个●南瓜20克●盐3克●香油、葱花各适量

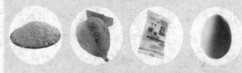

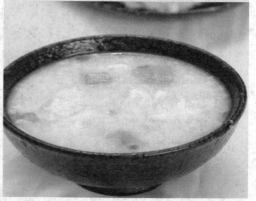

【性味归经】南瓜性温，味甘。归脾、胃经。

【疗　效】用于妊娠呕吐、营养不良等症，有补中益气、健脾养胃之功效。

【用法用量】温热服用，每日1次。

【食用禁忌】南瓜性温，素体胃热炽盛者少食。

【药粥解说】鸡蛋能健脑益智、延缓衰老、保护肝脏。南瓜有解毒、保护胃黏膜、助消化、防治糖尿病、降低血糖、消除致癌物质、促进生长发育的功效。

白菜鸡蛋大米粥

保健食疗

【制作方法】①大米淘净，入清水浸泡。白菜切丝。鸡蛋煮熟切碎。②锅置火上，注入清水，放入大米煮至粥将成。③放入白菜、鸡蛋煮至粥黏稠时，加盐、香油调匀，撒上葱花即可。

【选取原料】大米100克●白菜30克●鸡蛋1个●盐3克●香油、葱花适量

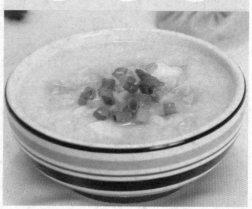

【性味归经】白菜味甘性平，入胃、大肠经。

【疗　效】用于妊娠呕吐、消化不良等症，有补中益气、健脾养胃之功效。

【用法用量】温热服用，每日1次。

【食用禁忌】腹泻者不宜食用。

【药粥解说】白菜能润肠、促进排毒、刺激肠胃蠕动、促进大便排泄、帮助消化，对预防肠癌有良好作用。鸡蛋能健脑益智、延缓衰老、保护肝脏。大米有补中益气、健脾养胃、益精强志功效。

保健食疗 生姜黄瓜粥

【秘方来源】经验方

【选取原料】鲜嫩黄瓜、生姜各20克●大米90克●盐3克

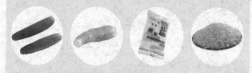

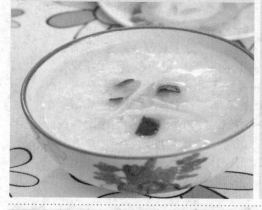

【制作方法】①大米泡发。黄瓜切小块。生姜切丝。②锅置火上，注入清水，入大米用大火煮至米粒开花。③放入黄瓜、姜丝，用小火煮至粥成，加盐入味，即可食用。

【性味归经】生姜性温，味辛。

【疗　效】用于妊娠呕吐、糖尿病等症，有温中止呕、降胆固醇之功效。

【用法用量】温热服用，每日1次。

【食用禁忌】不宜与花生、辣椒、芹菜同食。

【药粥解说】生姜有温中止呕、温肺止咳、解鱼蟹毒、解药毒的功效，可用来治疗外感风寒、头痛、痰饮、咳嗽、胃寒呕吐等症。黄瓜能促进肠道蠕动，加速废物排泄，改善人体新陈代谢。

保健食疗 皮蛋玉米萝卜粥

【秘方来源】民间方

【选取原料】皮蛋1个●玉米、胡萝卜适量●白粥1碗●盐、麻油、葱适量

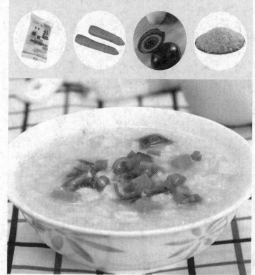

【制作方法】①白粥倒入锅中，再加少许开水，烧沸。②皮蛋去壳，洗净切丁。将玉米粒、胡萝卜丁洗净，与皮蛋丁一起倒入白粥中煮至各材料均熟。③再调入盐、胡椒粉，撒上葱花即可。

【性味归经】萝卜性味甘辛、平，无毒，入肺、脾经。

【疗　效】用于妊娠呕吐、肺热、心脏病等，有调中开胃、益肺宁心功效。

【用法用量】温热服用，每日1次。

【食用禁忌】服人参及滋补药品期间忌服用。

【药粥解说】皮蛋能泻肺热、醒酒、去大肠火、治泻痢。其合熬为粥，能提高免疫力，降血压，可用来治疗咽喉痛、声音嘶哑、便秘等症。

保健食疗 安胎鲤鱼粥

【秘方来源】《太平圣惠方》

【选取原料】活鲤鱼1条●糯米50克●葱、姜、油、盐各适量

【制作方法】①鲤鱼去鳞及内脏，洗净后切块煮汤。②鲤鱼汤中加糯米、盐、葱、姜，共煮粥。

【性味归经】鲤鱼性寒味苦；归肺、脾，肾经。

【疗　　效】安胎，止呕，止血消肿。

【用法用量】温热服用，每日2次。

【食用禁忌】脾胃虚寒、消化不良者忌服用。

【药粥解说】鲤鱼有利水、安胎、通乳、清热解毒等功效；与糯米合煮为粥，有安胎、止血和消肿的功效，可以治疗胎动不安、妊娠水肿等症。

保健食疗 菟丝子粥

【秘方来源】《粥谱》

【选取原料】菟丝子30克●粳米50克●白糖适量

【制作方法】①捣碎洗净后的菟丝子，煎煮去渣取汁。②汁同粳米煮粥。③粥将成时加白糖。

【性味归经】菟丝子性平，味甘辛；归肝，肾经。

【疗　　效】止呕，降逆，安胎。

【用法用量】温热服用，每日2次。

【食用禁忌】需长期服用。

【药粥解说】菟丝子能补肾益精，健脾气、平补阴阳，能治疗阳虚或肝肾阴虚等症。其与粳米合煮为粥，能调补脾胃、补肾安胎、强身健体，延年益寿。

保健食疗 生芦根粥

【秘方来源】《食医心鉴》

【选取原料】鲜芦根100~150克●竹茹15~20克●粳米100克●生姜2克

【制作方法】①洗净鲜芦根并将其切成小段。②与竹茹共煎取汁。③汁与粳米共煮粥，粥将熟时放入生姜，稍煮。

【性味归经】芦根性寒，味甘；归肺，胃经。

【疗　　效】清热，生津，止吐。

【用法用量】温热服用，每日2次。

【食用禁忌】肺寒咳嗽、胃寒呕吐的病人忌服用。

【药粥解说】芦根能清热生津，止呕除烦，利便解毒；竹茹能清热化痰、除烦止呕。此两味与粳米合煮为粥，能清热生津止吐，可治高热所致胃热呕吐等症。

保健食疗 白术鲫鱼粥

【秘方来源】《食疗百味》

【选取原料】白术10克●鲫鱼30~60克●粳米30克

【制作方法】①白术洗净先煎汁100毫升。②鲫鱼去鳞甲及内脏，与粳米煮粥。③粥成入药汁和匀，加适量糖。

【性味归经】鲫鱼性平，味甘；归胃，肾经。

【疗　　效】健脾和胃，降逆止呕。

【用法用量】温热服用，每日1次。

【食用禁忌】素有内热者和阳盛体质者忌服用。

【药粥解说】鲫鱼能利水消肿、益气健脾；粳米能补中益气、健脾和胃、止泻痢；白术能燥湿利水、止汗安胎。此三味合煮粥，使其能健脾和胃、降逆止呕。

妊娠水肿

　　孕妇在妊娠末期，足踝部轻微水肿，并逐渐向外阴、下腹部及面部发展，称为妊娠水肿。如果水肿仅发生在踝关节以下，而并无其他不适症状，则属正常生理现象，不必做特殊治疗，多在产后即可自行消失。妊娠后，若肢体面部水肿，少气懒言、食欲缺乏、腰痛、大便溏薄，舌质淡，苔白，脉滑无力，多为病态。中医学认为，妊娠水肿主要是由脾肾阳虚所致。孕妇身体一直是阳虚，妊娠期间阴血聚以养胎，妨碍肾阳温化，以至水湿不行，故而为水肿。

　　消除妊娠水肿可在医生指导下适当用药外，可配以健脾渗湿、温肾扶阳的饮食疗法，这样既能消除妊娠水肿，又不会影响胎儿发育。此外患者还应注意调整工作和日常生活的节奏，心情放松，不能太紧张和劳累，保证充分的休息和睡眠时间。

保健食疗 玉米须大米粥

【秘方来源】经验方

【选取原料】玉米须适量●大米100克●盐1克●葱5克

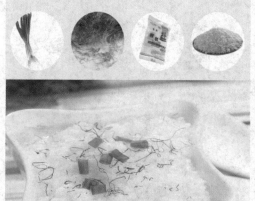

【制作方法】①大米泡发半小时沥干。玉米须稍浸泡沥干。葱切圈。②锅置火上，加大米和水煮至米粒开花。③加玉米须煮至浓稠，加盐拌匀，撒葱即可。

【性味归经】性微温，味甘，归膀胱、肝、胆经。

【疗　　效】用于妊娠水肿等症，有利尿、平肝、健脾养胃之功效。

【用法用量】温热服用，每日1次。

【食用禁忌】不能过量食用。

【药粥解说】玉米须有利尿、平肝、利胆的功效。大米有补中益气、健脾养胃、益精强志、和五脏、通血脉、聪耳明目、止烦、止渴、止泻的功效，因此，因肺阴亏虚所致的咳嗽、便秘患者可早晚用大米煮粥服用。

保健食疗 莲子红米粥

【秘方来源】民间方

【制作方法】①红米泡发洗干净。莲子去心洗干净。②锅置火上，倒入清水，放入红米、莲子煮至开花。③加入红糖同煮至浓稠状即可。

【性味归经】莲子性味甘平，入脾经、肾经、心经。

【疗　效】用于妊娠水肿等症，有补脾止泻、健脾消食之功效。

【用法用量】温热服用，每日1次。

【食用禁忌】不能过量食用。

【药粥解说】莲子有防癌抗癌、降血压、强心安神、滋养补虚、止遗涩精、补脾止泻、益肾涩精、养心安神的功效，可用来治疗脾虚久泻、泻久痢、肾虚遗精、滑泄、小便不禁、妇人崩漏带下、心神不宁、惊悸、不眠等症。

【选取原料】莲子40克●红米80克●红糖10克

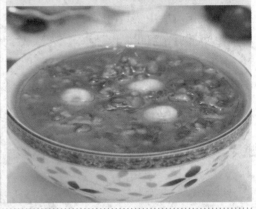

保健食疗 黑枣红豆糯米粥

【秘方来源】经验方

【制作方法】①糯米、红豆均洗净泡发。黑枣洗净。②锅中入清水加热，放入糯米与红豆，以大火煮至米粒开花。③加入黑枣同煮至浓稠状，调入白糖拌匀即可。

【性味归经】红豆性平、味甘酸，入心、小肠经。

【疗　效】用于妊娠水肿、贫血等症，有补血、利尿、消肿之功效。

【用法用量】温热服用，每日1次。

【食用禁忌】不能过量食用。

【药粥解说】黑枣多用于补血调理，对贫血、血小板减少、肝炎、乏力、失眠有一定疗效。红豆富含蛋白质及多种矿物质，有利尿消肿、促进心脏活化、清心养神、健脾益肾等功效。

【选取原料】黑枣30克●红豆20克●糯米80克●白糖3克

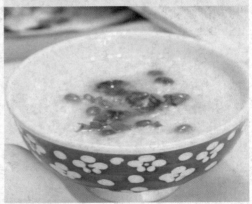

扁豆玉米红枣粥

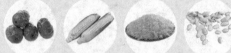

【秘方来源】经验方

【选取原料】玉米、白扁豆、红枣各15克●大米110克●白糖6克

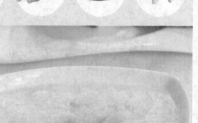

【制作方法】①玉米、白扁豆洗净。红枣去核洗净。大米泡发洗净。②锅置火上，注入清水后，放入大米、玉米、白扁豆、红枣，大火煮至米粒绽开。③再用小火煮至粥成，调入白糖入味即可。

【性味归经】扁豆味甘平、微温。

【疗　效】用于水肿、心血管疾病等症，有补脾胃、利尿之功效。

【用法用量】温热服用，每日1次。

【食用禁忌】不能过量食用。

【药粥解说】扁豆有补脾胃、消暑解毒、除湿止泻等功效，能治疗脾胃虚热、呕吐泄泻、口渴烦躁、妇女白带、糖尿病等症。玉米能调中开胃、益肺宁心、清湿热、利肝胆、延缓衰老，能预防心脏病、癌症。

鲈鱼瘦肉粥

【秘方来源】民间方

【选取原料】大米80克●鲈鱼50克●猪肉20克●盐、味精、姜葱、料酒适量

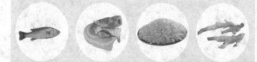

【制作方法】①大米洗净，放入清水中浸泡。鲈鱼洗净后切小块，用料酒腌渍去腥。猪肉洗净切小片。②锅置火上，放入大米，加适量清水煮至五成熟。③放入鱼肉、猪肉、姜丝煮至米粒开花，加盐、味精调匀，撒葱花即可。

【性味归经】鲈鱼味甘，性平，归肝、脾、肾经。

【疗　效】用于胎动不安、水肿等症，有益脾胃、补肾气之功效。

【用法用量】温热服用，每日1次。

【食用禁忌】不可与乳酪同食。

【药粥解说】鲈鱼有补肝肾、益脾胃、化痰止咳之效，对肝肾不足的人有很好的补益作用；还可治胎动不安、少乳等症，适合孕产妇食用。

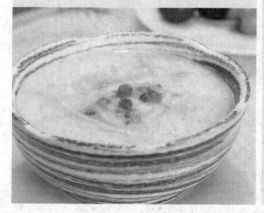

保健食疗 鲈鱼西蓝花粥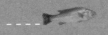

【秘方来源】民间方

【制作方法】①大米洗净。鲈鱼切块，用料酒腌渍。西蓝花洗净掰块。②锅置火上，加清水、大米煮至五成熟。③放入鱼肉、西蓝花、姜末煮至米粒开花，加盐、味精调匀，撒上葱花即可。

【选取原料】大米80克●鲈鱼50克●西蓝花20克●盐、味精、葱姜、料酒适量

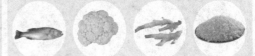

【性味归经】鲈鱼味甘，性平，归肝、脾、肾经。

【疗　效】用于消化不良、水肿等症，有益脾胃、补肾气之功效。

【用法用量】温热服用，每日1次。

【食用禁忌】不能过量食用。

【药粥解说】鲈鱼有补肝肾、益脾胃、化痰止咳之效，对肝肾不足的人有很好的补益作用；还可治胎动不安、少乳等症，适合孕产妇食用，是健身补血、健脾益气和益体安康的佳品。

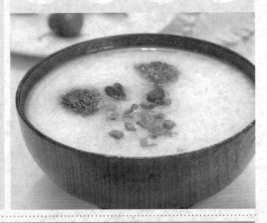

保健食疗 鲤鱼米豆粥

【秘方来源】经验方

【制作方法】①大米、红豆、薏苡仁、绿豆洗净，放入清水中浸泡。鲤鱼洗净切小块，用料酒腌渍去腥。②锅置火上，注入清水，加大米、红豆、薏苡仁、绿豆煮至五成熟。③放入鲤鱼、姜丝煮至粥将成，加盐调匀，撒葱花便可。

【选取原料】大米、红豆、薏苡仁、绿豆30克●鲤鱼50克●盐、姜葱、料酒适量

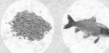

【性味归经】绿豆味甘性寒，入心、胃经。

【疗　效】用于水肿、贫血等症，有利尿消肿、健脾益肾之功效。

【用法用量】温热服用，每日1次。

【食用禁忌】不能过量食用。

【药粥解说】鲤鱼有健脾开胃、利尿消肿、止咳平喘、安胎通乳、清热解毒的功效。薏苡仁能治疗泄泻、湿痹、水肿等症。红豆有补血利尿、消肿清心等效。

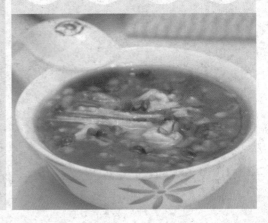

保健食疗 鲜滑草鱼粥

【秘方来源】民间方

【选取原料】草鱼50克●腐竹10克●猪骨30克●大米80克●盐、葱、料酒、枸杞子、香油适量

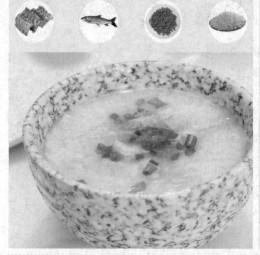

【制作方法】①大米淘净，入清水浸泡。草鱼取肉，用料酒腌渍。猪骨剁小块，入沸水氽去血水。腐竹温水泡发后切细丝。②锅置火上，放入大米，加适量清水煮至五成熟。③放入草鱼肉、猪骨、腐竹、枸杞子煮至粥将成，加盐、香油调匀，撒上葱花便可。

【性味归经】草鱼性温，味甘。

【疗　　效】用于水肿、高血压等症，有消除水肿、清肺养胃之功效。

【用法用量】温热服用，每日1次。

【食用禁忌】不能过量食用。

【药粥解说】草鱼有维持钾钠平衡，消除水肿，调低血压的功效，有利于生长发育。猪骨能补阴益髓、增血液、清热，可用来治疗下痢、疮疡等症。

保健食疗 豌豆鲤鱼粥

【秘方来源】经验方

【选取原料】豌豆20克●鲤鱼50克●大米80克●盐、味精、蒜姜葱、料酒适量

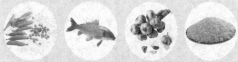

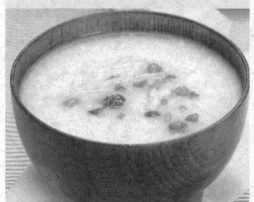

【制作方法】①大米洗净，入清水浸泡。鲤鱼切小块，用料酒腌渍。豌豆泡发。②锅置火上，放入大米，加适量清水煮至五成熟。③放入鱼肉、豌豆、姜丝、蒜末煮至粥将成，加盐、味精调匀，撒上葱花即可。

【性味归经】鲤鱼性味甘平，入脾、胃、肝、肺经。

【疗　　效】用于妊娠水肿、乳汁不通等症，有健脾开胃、利尿消肿之功效。

【用法用量】温热服用，每日1次。

【食用禁忌】不能过量食用。

【药粥解说】豌豆能益中气、止泻痢、利小便、消痈肿、增强免疫力；可治疗脚气、痈肿、乳汁不通、脾胃不适、呃逆呕吐、心腹胀痛等病症。

保健食疗 山药菇枣粥

【秘方来源】经验方

【制作方法】①山药去皮切块。香菇水发。红枣去核切小块。大米浸泡半小时后沥干。②锅内注水，放入大米，用大火煮至米粒绽开，入山药、香菇、红枣同煮。③改小火煮粥，放入白糖即可。

【性味归经】山药性味甘平，归脾、肺、肾经。

【疗　　效】用于水肿、脾胃不和等症，有补脾养胃、降血压之功效。

【用法用量】温热服用，每日1次。

【食用禁忌】不能过量食用。

【药粥解说】山药能补脾养胃、生津益肺、补肾涩精，可治疗脾虚泄泻、久痢、虚劳咳嗽、消渴、遗精、带下、小便频数等。香菇有提高免疫力、延缓衰老、降血压血脂、降胆固醇的功效。

【选取原料】山药、香菇、红枣各适量●大米90克●白糖10克

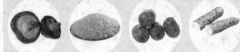

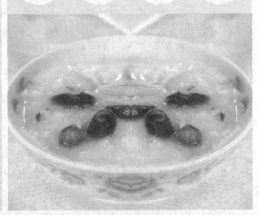

保健食疗 萝卜姜糖粥

【秘方来源】经验方

【制作方法】①生姜洗净，切丝。白萝卜洗净，切块。大米洗净泡发。②锅置火上，注水后，放入大米、白萝卜，用旺火煮至米粒绽开。③再放入生姜，改小火煮至粥成，加红糖煮至入味即可。

【性味归经】白萝卜性味甘辛，入肺、脾经。

【疗　　效】用于水肿、呕吐等症，有清热生津、利尿之功效。

【用法用量】温热服用，每日1次。

【食用禁忌】不能过量食用。

【药粥解说】白萝卜能止咳化痰、清热生津、凉血止血、促进消化、增强食欲。生姜有温中止呕、温肺止咳、解鱼蟹毒、解药毒的功效，可治疗外感风寒、头痛痰饮、咳嗽呕吐等症。

【选取原料】白萝卜、生姜各20克●大米100克●红糖7克

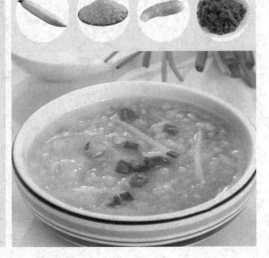

产后缺乳

一般情况下，分娩后2~3天产妇就有乳汁分泌，此时量少为正常现象。但是2~3天后乳房虽胀，乳汁却很少，或乳房不胀，而乳汁点滴皆无，出现这种症状即是产后缺乳。乳汁的分泌与乳母的精神、情绪、营养状况、休息和劳动都有关系。任何精神上的刺激（如忧虑、惊恐、烦恼、悲伤）都会减少乳汁分泌。中医学认为，产后缺乳可分为虚实两种，虚者脾胃虚弱，或是气血虚弱致使气血不足，影响乳汁分泌；实者肝郁气滞，脉道阻滞，致使乳汁运行受阻。气血虚弱致使缺乳应该补气养血，可通乳；肝郁气滞血瘀应该疏肝活血通络。

产后缺乳的产妇应按需哺乳，加强母乳喂养的频率，不需要一定按时喂奶，尽量使乳房排空，以保持乳房的最大分泌量。同时要适当调节情绪，不宜产生过大的情绪波动，负面情绪可能会通过大脑皮质影响垂体的功能，抑制催乳素的分泌，直接导致缺乳。

保健食疗 红薯粥

【秘方来源】《粥谱》

【选取原料】新鲜红薯50克●粳米100克●白糖适量

【制作方法】①洗净红薯，将其连皮切成小块。②加水同粳米共煮稀粥。③粥将成时，加白糖。

【性味归经】粳米性平，味甘、苦；归脾、胃经。

【疗　效】补血活血、健脾养胃、益气通乳。

【用法用量】温热服用。

【食用禁忌】糖尿病患者忌服用，胃病患者不宜多食。

【药粥解说】红薯俗名山芋，能健脾胃，补虚乏，益气力，通乳汁。其与粳米共煮为粥，可以正气，养胃，化食，去积，清热；适合感冒和患肠胃病者食用，经常服用此粥，还能增强抵抗力。

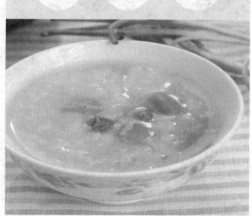

保健食疗 雪梨红枣糯米粥

【秘方来源】民间方

【制作方法】①糯米洗净，用清水浸泡。雪梨洗净后去皮、去核，切小块。红枣、葡萄干洗净备用。②锅置火上，注入清水，放入糯米、红枣、葡萄干煮至七成熟。③放入雪梨煮至米烂、各材料均熟，加白糖调匀便可。

【性味归经】红枣性味甘温，入脾、胃经。

【疗　　效】用于产后缺乳、贫血等症，有止咳化痰、补血益气之功效。

【用法用量】温热服用，每日1次。

【食用禁忌】不能过量食用。

【药粥解说】梨能帮助器官排毒、软化血管、促进血液循环和钙质输送、维持机体健康，有生津止渴、止咳化痰、清热降火、养血生肌、润肺去燥等功效。

【选取原料】糯米80克●雪梨50克●红枣、葡萄干各10克●白糖5克

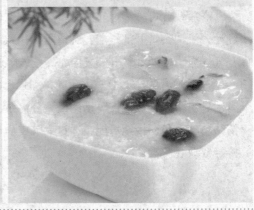

保健食疗 四豆陈皮粥

【秘方来源】经验方

【制作方法】①大米、绿豆、红豆、眉豆均泡发。陈皮切丝。毛豆沥水。②锅置火上，倒入清水，放入大米、绿豆、红豆、眉豆、毛豆，以大火煮至开花。③加陈皮同煮粥至稠，加红糖拌匀。

【性味归经】红豆性平、味甘酸；入心、小肠经。

【疗　　效】用于水肿、产后缺乳等症，有补血和五脏、理中益气之功效。

【用法用量】温热服用，每日1次。

【食用禁忌】对黄豆过敏者不宜多食。

【药粥解说】绿豆能抗菌抑菌、增强食欲、保肝护肾。红豆有补血、利尿、消肿、促进心脏活化、清心养神、健脾益肾、强化体力、增强抵抗力等功效。

【选取原料】绿豆、红豆、眉豆、毛豆各20克●陈皮适量●大米50克●红糖5克

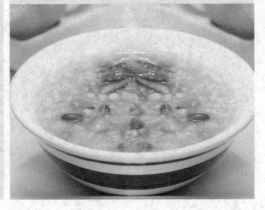

保健食疗 西葫芦韭菜粥

【秘方来源】民间方

【选取原料】西葫芦、韭菜各15克●枸杞适量●大米100克●盐2克●味精1克

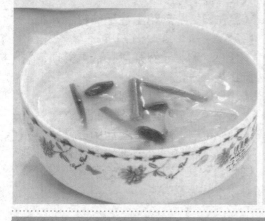

【制作方法】①韭菜切段。西葫芦去皮切薄片。大米泡发半小时。②锅置火上，注水后，放入大米、枸杞，用大火煮至米粒绽开。③放韭菜、西葫芦，改小火煮至粥成，加盐、味精调味即可。

【性味归经】韭菜性温，味辛甘，入肝、脾、胃、肾经。

【疗　　效】补血通乳，利血脉。

【用法用量】每日食用1次。

【食用禁忌】阴虚火旺者忌食。

【药粥解说】韭菜有温肾助阳、益脾健胃、行气理血的功效，能增强脾胃之气。西葫芦有润肺止咳、消肿散结、提高免疫力的功效。韭菜、西葫芦合熬煮粥。能起到补血通乳、疏利血脉的良好功效。

保健食疗 香菇猪蹄粥

【秘方来源】经验方

【选取原料】大米150克●净猪前蹄120克●香菇20克●盐、鸡精、葱适量

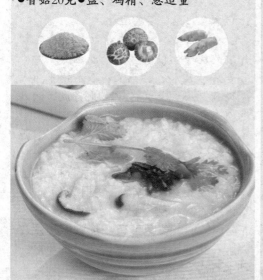

【制作方法】①大米淘净，浸泡半小时后捞出沥干水分。猪蹄洗净，剁成小块，再下入锅中炖好捞出。香菇洗净，切成薄片。②大米入锅，加水煮沸，下入猪蹄、香菇、姜末，再中火熬煮至米粒开花。③粥将熟时调入盐、鸡精，撒上葱花。

【性味归经】香菇性平，味甘；归肝，胃经。

【疗　　效】延缓衰老、利水通乳。

【用法用量】温热服用，每日1次。

【食用禁忌】动脉硬化及高血压患者忌服用。

【药粥解说】香菇有提高机体免疫力、延缓衰老、降血压、降血脂、降胆固醇、防癌、减肥的功效。

保健食疗 小茴香粥

【秘方来源】《寿世青编》

【选取原料】小茴香15克●粳米50克

【制作方法】①粳米加水煮为稀粥。②粥将熟时加入小茴香。

【性味归经】小茴香性温，味甘辛。归肝，肾，脾，胃经。

【疗　效】行气止痛、健脾开胃、通乳。

【用法用量】温热服用，每日2次。

【食用禁忌】实热病及阴虚火旺的患者忌服用。

【药粥解说】小茴香有理气、散寒、开胃、止痛的功效，能治疗寒性腹痛，小肠疝气，妇女小腹冷痛等症。小茴香与米合熬为粥，可增进食欲，调中止呕，行气止痛。

保健食疗 落花生粥

【秘方来源】《粥谱》

【选取原料】落花生45克●粳米50克●冰糖适量

【制作方法】①捣碎花生及山药。②花生、山药及粳米共煮粥。③粥将熟时加入冰糖并调匀。

【性味归经】落花生性平味甘；入肺、脾经

【疗　效】健脾开胃、益气养血、润肺止咳、通乳。

【用法用量】每日早晚服用。

【食用禁忌】腹泻的患者不宜多食。

【药粥解说】落花生有润肺、健脾、和胃、通乳的功效；粳米能补中益气，健脾和胃，止泻痢；两者合煮粥，有健脾开胃，润肺等功效。

保健食疗 芜萎粥

【秘方来源】《遵生八笺》

【选取原料】赤小豆30克●粳米200克●白糖适量

【制作方法】①用砂锅将赤小豆煮烂。②加粳米煮粥。③粥成后加入白糖稍煮即可。

【性味归经】赤小豆性平，味甘酸；归心、小肠经。

【疗　效】通乳汁、利小便。

【用法用量】温热服用。

【食用禁忌】需长期服用。

【药粥解说】赤小豆有散恶血、消胀满、除热毒、利小便、健脾止泻和通乳的作用，可治疗肾炎水肿、心脏性水肿、肝硬化腹水、脚气水肿、营养不良性水肿等症。

保健食疗 黄花菜瘦肉粥

【秘方来源】经验方

【选取原料】黄花菜、瘦肉各50克●大米100克●盐、葱、姜各适量

【制作方法】①瘦肉洗净切片。生姜切片。葱洗净切段。②大米浸泡半小时。③姜片、大米、黄花菜入滚水锅中，大火烧开，小火熬煮成粥，粥将成时放入葱段、肉片，肉将熟时调入盐。

【性味归经】黄花菜性凉，味甘；归肝，脾经。

【疗　效】生津止渴，利尿通乳。

【用法用量】温热服用，每日1次。

【食用禁忌】温热服用。

【药粥解说】黄花菜有清热利尿、解毒消肿、止血除烦、宽胸膈、养血平肝、利水通乳等功效。

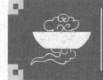

产后恶露不净

恶露为妇女产后由阴道排出的淤血、黏液。是产妇分娩后子宫蜕膜特别是胎盘附着物处蜕膜的脱落，含有血液、坏死蜕膜等组织。正常情况下，一般在产后20天以内，恶露即可排除干净，如果超过20天还淋漓不净，即为"恶露不净"。如果不及时治疗，迁延日久，则会影响身体健康并引发其他疾病。本病主要是气血运行失常，血瘀气滞，或气虚不能摄血，及阴虚血热所致。血瘀所致的产后恶露不净应该活血化瘀，气虚所致的恶露不净应该益气摄血，血热所致的恶露不净应该清热益阴、止血。

产后恶露不净，应多注意观察其气味，分娩后每日观察恶露的颜色、量和气味，如果发现有臭味，则可能是子宫内有胎物残留，应立即治疗。要定期测量子宫收缩度。如果发现收缩差，应该找医生开宫缩剂服用。同时，保持阴道清洁，应勤换卫生棉，保持干爽，最好暂时禁止行房，避免感染。

 芥菜大米粥

【秘方来源】经验方

【选取原料】芥菜20克●大米90克●盐2克●香油适量

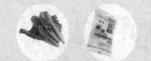

【制作方法】①大米洗净泡发1小时。芥菜洗净，切碎。②锅置火上，注入清水，放入大米，煮至米粒开花。③放入芥菜，改用小火煮至粥成，调入盐入味，再滴入香油，拌匀即可食用。

【性味归经】芥菜性温，味辛；归肺、肝、肾、胃经。

【疗　　效】适用于产后恶露不净等症。补中益气，补虚养血。

【用法用量】每日食用1次。

【食用禁忌】体内热者忌服用。

【药粥解说】芥菜中含有丰富的营养物质，是活性很强的还原物质，能增加大脑中氧含量，激发大脑对氧的利用，有醒脑提神、解除疲劳的作用。芥菜与补中益气的大米合熬为粥，能补中益气。

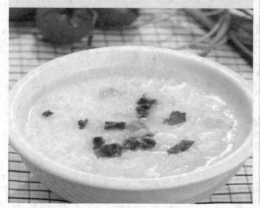

保健食疗 洋葱豆腐粥

【秘方来源】民间方

【制作方法】①豆腐切块。青菜切碎。洋葱切条。猪肉切末。虾米洗净。米泡发。②锅中注水，入大米大火烧开，改中火，下入猪肉、虾米、洋葱煮至虾米变红。③改小火，放入豆腐、青菜熬至粥成，加盐、味精调味，淋上香油搅匀即可。

【选取原料】大米120克●豆腐50克●青菜30克●猪肉50克●洋葱40克●虾米20克●盐3克●味精1克●香油5克

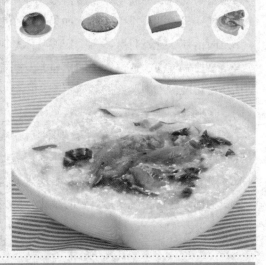

【性味归经】洋葱性温，味甘辛；归肝、脾、胃、肺经。

【疗　效】适用于产后恶露不净等症。补中益气、健脾和胃。

【用法用量】每日食用1次。

【食用禁忌】热病患者慎食。

【药粥解说】豆腐有益气、和胃、健脾等功效，可预防癌症。洋葱有抗糖尿病、杀菌的作用，可用于治疗妇女产后恶露淋漓等症。

保健食疗 猪肉莴笋粥

【秘方来源】经验方

【制作方法】①猪肉洗净，切丝，用盐腌15分钟。莴笋洗净，去皮，切丁。大米淘净，泡好。②锅中放水，下入大米，旺火煮开，下入猪肉、莴笋，煮至猪肉变熟。③再改小火将粥熬化，下入盐、味精、酱油调味，撒上葱花即可。

【选取原料】莴笋100克●猪肉120克●大米80克●味精、盐、酱油、葱适量

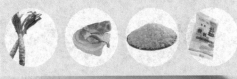

【性味归经】猪肉性平，味甘；归脾、胃、肾经。

【疗　效】用于产后恶露不净等症。

【用法用量】每日食用1次。

【食用禁忌】需温热食用。

【药粥解说】莴笋中有增进食欲、刺激消化液分泌等功能。莴笋与猪肉合熬煮粥，能补虚养血、滋阴润燥，可治疗产后恶露不净等症。

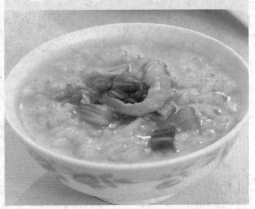

子宫脱垂

　　子宫脱垂是指子宫从正常位置沿阴道下降，子宫颈外口达坐骨棘水平以下，甚至子宫全部脱出于阴道口外的一种妇科疾病。常伴有阴道前、后壁膨出。常发生于劳动妇女、以产后多见。本病患者自觉会阴处有下坠感，阴道内有肿物脱出，并伴有尿频、腰痛或尿失禁等症。脱出物常因摩擦而逐渐发干、变硬，或破溃而有脓性及血性液体渗出。本病主要是因身体虚弱，分娩时用力太过，或产后过早参加体力劳动，特别是重体力劳动。中医认为，子宫脱垂分为气虚与肾虚两种类型，气虚应补气升陷；肾虚应补肾养血，温养益气。

　　患者要注意劳逸结合，应该保证充足的睡眠，避免过度疲劳，但可以适当进行身体锻炼，做到松弛有度。要保持心情愉悦，减少精神负担，排除紧张、焦虑、恐惧的情绪，更有助于缓解病情。

保健食疗 红枣红米补血粥

【秘方来源】民间方

【选取原料】红米80克●红枣、枸杞子各适量●红糖10克

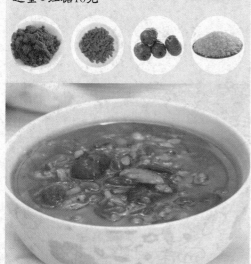

【制作方法】①红米洗净泡发。红枣洗净，去核，切成小块。枸杞子洗净，用温水浸泡至回软备用。②锅置火上，倒入清水，放入红米煮开。③加入红枣、枸杞子、红糖同煮至浓稠状即可。

【性味归经】红枣性温，味甘；归脾、胃经。

【疗　　效】适用于子宫脱垂等症。益气补虚。

【用法用量】需温热食用。每日食用1次。

【药粥解说】红枣有健脾胃、补气养血、安神的功效。红米有活血化瘀、健脾消食的功效。红枣、红米、枸杞子合熬为粥，能益气补虚，适用于子宫下垂等症。

保健食疗 飘香鳝鱼粥

【秘方来源】经验方

【制作方法】①大米洗净，清水浸泡。鳝鱼洗净切小段。②鳝鱼段入油锅，加料酒、盐炒熟。③锅置火上，放入大米，加适量清水煮至五成熟。放入鳝鱼段、枸杞子煮至粥将成，加盐、味精、胡椒粉调匀，撒上香菜叶即可。

【性味归经】鳝鱼性味甘平，入肝、脾、肾三经。

【疗　　效】适用于子宫脱垂等症。补中益血。

【用法用量】每日食用1次。

【食用禁忌】需温热食用。

【药粥解说】鳝鱼有温补强壮、补中益血、温阳健脾的功效；枸杞子有抗衰老、抗动脉硬化的功效。两者与大米合熬粥，有补中益血、滋补肝肾的功效。

【选取原料】鳝鱼50克●大米100克●盐、味精、料酒、香菜叶、枸杞子、胡椒适量

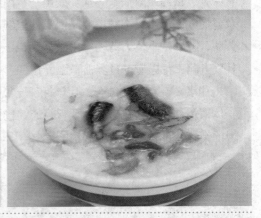

保健食疗 鳝鱼红枣粥

【秘方来源】民间方

【制作方法】①大米淘净，清水浸泡。鳝鱼洗净切段，用料酒腌渍。②锅置火上，加清水、大米、鳝鱼段、姜末煮至五成熟。③入红枣煮至粥将成，加盐、鸡精、胡椒粉调匀即可。

【性味归经】红枣性味甘温，入脾、胃经。

【疗　　效】适用于子宫脱垂等症。补中益血。

【用法用量】每日食用1次。

【食用禁忌】死鳝鱼不宜食用。

【药粥解说】红枣有健脾胃、补气养血、安神、缓和药性的功效。鳝鱼有温补强壮、补中益血、温阳健脾、滋补肝肾的功效。两者与大米合熬为粥，有补中益血的功效，适用于子宫下垂等症。

【选取原料】鳝鱼50克●红枣10克●大米100克●盐、鸡精、料酒、姜、胡椒粉适量

 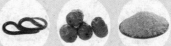

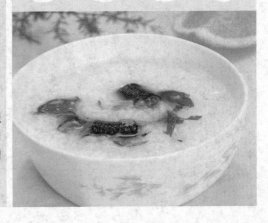

不孕症

夫妻同居3年以上，如果配偶生殖功能及性生活正常，未采取任何避孕措施而不受孕者，称为不孕症。不孕症可分为原发性不孕和继发性不孕。女子从未受孕称为原发性不孕；曾有生育及流产后，2年以上再没有受孕，称为继发性不孕。由于引起不孕的原因不同，可伴有月经失调、痛经、带下异常、盆腔炎症及内分泌失调等症状。中医学认为，因病理变化而导致的不孕，主要是由肾气不足、精亏血少、胞宫虚寒、阴盛血热以及肝郁气滞，引起冲任气血失调所致。

不孕症的原因大多数在于女方，输卵管阻塞是主要原因。随着有关内分泌疾病的认识及检查技术不断进展，对卵巢功能不全所致不孕的诊断率有所提高，卵巢性不孕也开始占据重要地位。患有不孕症会有来自各方面的精神压力，影响着内分泌的调节。尤其夫妻间感情的调节以及科学方法的掌握，尤为重要。

保健食疗 绿豆糯米粥

【秘方来源】经验方

【选取原料】绿豆20克●樱桃适量●糯米90克●白糖10克●葱少许

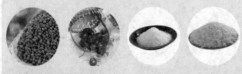

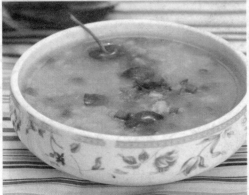

【制作方法】①糯米、绿豆泡发洗净。樱桃洗净。葱洗净，切花。②锅置火上，注入清水，放入大米、绿豆用大火煮至熟烂。③用小火放入樱桃煮至粥成，加入白糖调味，撒上葱花即可。

【性味归经】绿豆性味甘寒，入心、胃经。

【疗　　效】适用于不孕等症。补肾阳、益精血。

【用法用量】每日1次。

【食用禁忌】发热、哮喘、咳嗽勿多食用。

【药粥解说】樱桃有调中益脾、调气活血、平肝祛热的功效。绿豆有抗炎抑菌、增强食欲、保肝护肾的功效。

保健食疗 蛋黄山药粥

【秘方来源】民间方

【制作方法】①大米淘洗干净，放入清水中浸泡。山药洗净，碾成粉末。②锅置火上，注入清水，放入大米煮至八成熟。③放入山药粉煮至米粒开花，再放入研碎的鸡蛋黄，加盐、香油调匀，撒上葱花即可。

【选取原料】大米80克●山药20克●熟鸡蛋黄2个●盐3克●香油、葱花少许

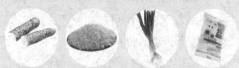

【性味归经】山药性味甘平；归脾、肺、肾经。

【疗　　效】适用于不孕等症。补肾阳、暖脾胃。

【用法用量】每日1次。

【食用禁忌】胆固醇高者忌食用。

【药粥解说】山药有生津益肺、补肾涩精、补脾养胃的功效。与蛋黄、补中益气的糯米合熬为粥，可适用于肾气不足、不孕等症。

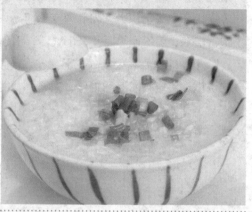

保健食疗 鸡蛋鱼粥

【秘方来源】经验方

【制作方法】①大米淘洗干净，注入高汤煮至粥成。②小鱼洗净，略腌渍后放入锅中，加适量清水煮熟，放入粥中。③鸡蛋打入碗中，加适量清水、盐调匀，加枸杞，蒸熟后盛粥于上，撒葱花便可。

【选取原料】大米100克●鸡蛋3个●鱼50克●高汤500克●盐、料酒、枸杞、葱适量

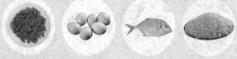

【性味归经】鸡蛋性平，味甘；归胃，大肠经。

【疗　　效】适用于不孕等症。益精血、补肾阳。

【用法用量】每日1次。

【食用禁忌】温热服用。

【药粥解说】鱼有滋补健胃、利水消肿、清热解毒的功效。将鸡蛋、鱼、大米合熬为粥，能起到增强机体免疫力、补肾阳的作用。

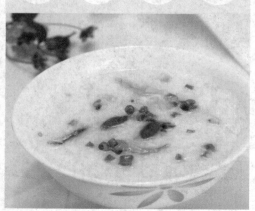

保健食疗 杏仁花生粥

【秘方来源】民间方

【选取原料】大米70克●花生米、南杏仁各30克●白糖4克

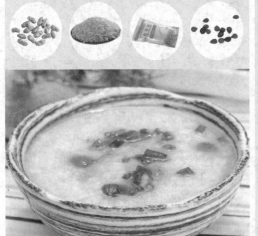

【制作方法】①大米洗净，置于冷水中泡发半小时后捞出沥干水分。花生米、南杏仁均洗净。②锅置火上，倒入适量清水，放入大米、花生米、南杏仁以大火煮开。③再转小火煮至粥呈浓稠状，调入白糖拌匀即可。

【性味归经】杏仁性微温，味苦；归肺、大肠经。

【疗　　效】暖脾胃，散寒止痛。

【用法用量】每日1次。

【食用禁忌】高血脂、腹泻者忌食用。

【药粥解说】花生有健脾和胃、润肺化痰、清喉补气、理气化痰、通乳、利肾去水、降压止血之功效。杏仁、花生、大米合熬为粥，有健脾和胃的功效，适用于不孕等症。

保健食疗 红枣柠檬粥

【秘方来源】经验方

【选取原料】鲜柠檬10克●桂圆、红枣各20克●大米100克●冰糖、葱花适量

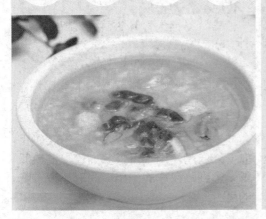

【制作方法】①大米洗净，用清水浸泡。鲜柠檬洗净切小丁。桂圆肉、红枣洗净。②锅置火上，放入大米，加适量清水煮至八成熟。③放入鲜柠檬、桂圆肉、红枣煮至粥将成。放入冰糖熬融后调匀，撒上葱花便可。

【性味归经】红枣性味甘温，入脾、胃经。

【疗　　效】健脾消食、安胎助孕。

【用法用量】每日1次。

【食用禁忌】胃病患者不宜食用。

【药粥解说】红枣有健脾和胃、保护肝脏、养血安神、益气补血、滋补身体的功效。柠檬有健脾消食、增加食欲的功效。红枣、柠檬、桂圆、大米合熬为粥，可辅助治疗不孕等症。

鹿角胶粥

【秘方来源】《本草纲目》

【选取原料】鹿角胶10克●粳米200克●生姜适量

【制作方法】①粳米与清水煮粥。②其沸后，加入鹿角胶、生姜稍煮即可。

【性味归经】鹿角性温，味甘咸；归肝、肾经。

【疗　　效】补肾阳、益精血。

【用法用量】温热服用，每日1～2次。

【食用禁忌】宜冬季服食。阴虚火旺、口舌干燥、尿黄便秘或感冒者忌服。

【药粥解说】鹿角胶能补血益精，可治疗肾虚体弱、阳痿、妇女宫寒痛经、带下等疾病。此粥能益精血、补肾阳，适用于肾气不足、不孕等症。

艾叶粥

【秘方来源】经验方

【选取原料】干艾叶15克●粳米100克●红糖适量

【制作方法】①艾叶煎汁去渣。②汁同粳米、红糖共煮粥。

【性味归经】艾叶性温，味苦，辛；归肝、脾、肾经。

【疗　　效】散寒止痛，温经止血。

【用法用量】温热服用，每日2次。

【食用禁忌】阴虚血热者不宜服用。

【药粥解说】艾叶能温经止血、散寒止痛，适用于妇女虚寒性痛经、月经不调等症。艾叶与粳米煮粥，性温气香，能通十二经，可治疗小腹冷痛、妊娠下血、宫冷不孕等症。

马齿苋粥

【秘方来源】《食疗本草》

【选取原料】粳米100克●鲜马齿苋60克

【制作方法】马齿苋洗净后与粳米同煮粥即可。

【性味归经】马齿苋性寒，味甘酸。归心、肝、脾、大肠经。

【疗　　效】用于肠炎等症。有清热解毒之效用。

【用法用量】温热服用。

【食用禁忌】脾虚者忌服用。

【药粥解说】马齿苋中含有丰富的营养物质，有抗菌消炎等作用。马齿苋还可以润肠通便、降低血糖的效用。此粥对于急慢性痢疾、肠炎患者效果显著。

荷叶冰糖粥

【秘方来源】《饮食治疗指南》

【选取原料】糯米30克●鲜荷叶1张●冰糖适量

【制作方法】①将糯米洗净熬煮。②鲜荷叶洗净后盖在粥上熬煮。③待粥成绿色，加入冰糖即可。

【性味归经】鲜荷叶性平，味苦；归心、肝、肺三经。

【疗　　效】有清热解毒的功效。

【用法用量】温热服用。

【食用禁忌】上焦邪盛，治宜清降者忌服用。

【药粥解说】荷叶有清热解毒、凉血止血、降血脂作用，可扩张血管，清热解暑，起到降血压的作用，同时还是减肥的良药。

更年期综合征

　　更年期是指妇女从生育期向老年期过渡的时期，也是卵巢功能逐渐消退直至完全消失的过渡时期，其标志是以月经紊乱开始到月经停止来潮（绝经）结束。绝经一般发生在45～55岁。在更年期间部分女性可出现一系列因性激素减少而导致的各种症状，称为更年期综合征。患者常有情绪激动，紧张、恐惧、神经过敏、多疑多虑、主观臆断、面部潮红、心率加快、出汗、胸闷等症。中医学认为，妇女在绝经期脏腑功能日趋衰退，可能出现肾阴亏虚、肝失所养、肝阳上亢，以及脾肾不足的病理变化。

　　妇女要保持作息规律，保证足够的睡眠，维持精神心理平衡，适当外出散步，多与人沟通交流，都有助于更年期妇女调节自身生理心理状态。同时应该学会控制调节情绪，可以多阅读一些有益身心的书籍。

保健食疗 甘麦大枣粥

【秘方来源】《金匮要略》

【选取原料】甘草15克●小麦50克●大枣10枚

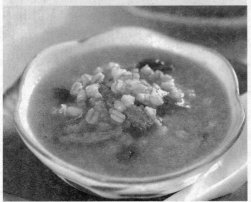

【制作方法】①将甘草入锅熬煮，过滤去渣后取汁，备用。②将药汁与小麦、大枣一起放入锅中煮粥，调味即可。

【性味归经】甘草性平，味甘；归心、肺、脾、胃经。

【疗　　效】适用于更年期综合征。有益气养心安神功效。

【用法用量】每日2次，空腹温热服用。

【食用禁忌】湿盛脘腹胀满及痰热咳嗽者忌服。

【药粥解说】甘草有清热解毒、补脾益气、缓急止痛的功效；小麦有养心、益肾、和血、健脾的功效；大枣有养血安神、缓肝急、治心虚的功效。三味相伍，能甘缓滋补、宁心安神、柔肝缓急，适用于妇女脏躁症。

保健食疗 洋葱青菜肉丝粥

【秘方来源】民间方

【制作方法】①青菜洗净，切碎。洋葱洗净，切丝。猪肉洗净，切丝。大米淘净，泡好。②锅中注水，下入大米煮开，改中火，下入猪肉、洋葱，煮至猪肉变熟。③改小火，下入青菜，将粥熬化，调入盐、鸡精调味即可。

【性味归经】洋葱性温，味甘辛；归肝、脾、胃、肺经。

【疗　效】适用于更年期综合征。养心安神。

【用法用量】每日1次。

【食用禁忌】皮肤瘙痒性患者忌食。

【药粥解说】洋葱有降血脂、杀菌、防治动脉硬化的功效。青菜有降低血脂，润肠通便等功效。两者与猪肉、大米合熬为粥，常食能治妇女更年期综合征。

【选取原料】洋葱50克●青菜30克●猪瘦肉100克●大米80克●盐3克●鸡精1克

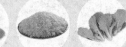

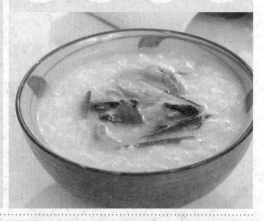

保健食疗 韭菜猪骨粥

【秘方来源】经验方

【制作方法】①猪骨斩件，入沸水汆烫。韭菜切段。大米淘净泡半小时。②猪骨入锅，加清水、料酒、姜末，旺火烧开，滴入醋，下入大米煮至米粒开花。③转小火，放入韭菜熬煮成粥，调入盐、味精调味，撒上葱花即可。

【性味归经】韭菜味辛、甘；入肝、肾经。

【适用疗效】适用于更年期综合征。补肾助阳，养心安神。

【用法用量】每日1次。

【食用禁忌】韭菜与牛肉、白酒不能同食，会令人发燥上火。

【药粥解说】韭菜有温肾助阳、益脾健胃、行气理血的功效。与猪骨、大米合熬粥，能补肾助阳、益脾健胃。

【选取原料】猪骨500克●韭菜50克●大米80克●醋、料酒、盐、味精、姜、葱适量

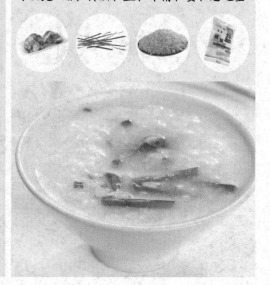

保健食疗 山楂猪骨大米粥

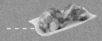

【秘方来源】民间方

【选取原料】干山楂50克●猪骨500克●大米80克●盐、味精、料酒、醋、葱适量

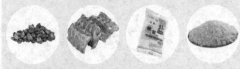

【制作方法】①干山楂用温水泡发，洗净。猪骨洗净，斩件，入沸水汆烫，捞出。大米淘净，泡好。②猪骨入锅，加清水、料酒，旺火烧开，滴入醋，下入大米至米粒开花，转中火熬煮。③转小火，放入山楂，熬煮成粥，加入盐、味精调味，撒上葱花即可。

【性味归经】山楂性温，味甘酸；归脾、胃、肺、肝经。

【疗　效】适用于更年期综合征。健脾和胃，养心安神。

【用法用量】每日1次。

【食用禁忌】脾胃虚弱者忌服用。

【药粥解说】山楂有健脾和胃、保护心肌的作用。与猪骨、大米合熬为粥，有健脾和胃、养心安神的功效。

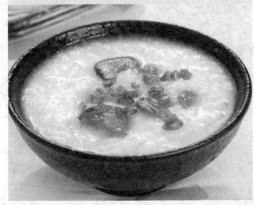

保健食疗 洋葱鸡腿粥

【秘方来源】经验方

【选取原料】洋葱60克●鸡腿肉150克●大米80克●盐、葱、姜、料酒适量

【制作方法】①洋葱切丝。大米淘净浸泡半小时。鸡腿肉切块。②油锅烧热，放入鸡腿肉和洋葱爆炒，再烹入料酒、清水，下入大米，武火煮沸，放入姜末，中火熬煮。③改文火熬粥，调入盐调味，淋上花生油，撒入葱花即可。

【性味归经】洋葱性温，味甘辛；归肝、脾、胃、肺经。

【疗　效】适用于更年期综合征。养心安神。

【用法用量】每日1次。

【食用禁忌】皮肤瘙痒症患者忌食。

【药粥解说】洋葱有降血脂、杀菌、防治动脉硬化的功效。与鸡腿、大米合熬为粥，有健脾和胃、养心安神的功效。

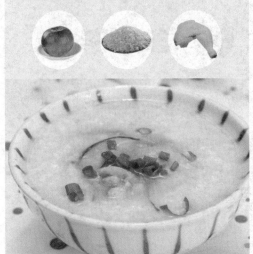

保健食疗 河虾鸭肉粥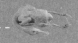

【秘方来源】民间方

【制作方法】①洋鸭肉切块，用料酒、生抽腌渍，入锅煲好。河虾入锅稍煸捞出。大米淘净泡好。②锅中注水，下入大米大火煮沸，入姜丝、河虾，转中火熬煮至米粒开花。③洋鸭肉连汁入锅，改小火煲熟，加盐调味，撒葱花即可。

【选取原料】洋鸭肉200克●河虾70克●大米80克●料酒、生抽、姜、盐、葱适量

【性味归经】鸭肉性味甘平；入脾、胃、肺、肾经。

【疗　　效】适用于更年期综合征。养心安神。

【用法用量】温热食用，每日1次。

【食用禁忌】大便泄泻患者忌食用。

【药粥解说】鸭肉有滋脏清虚、补血行水、养胃生津、止咳息惊等功效。河虾有养血固精、益气滋阳的功效。与大米合熬粥，有养血固精、养心安神功效。

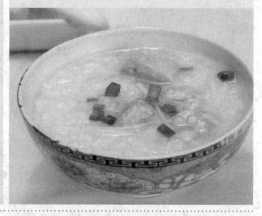

保健食疗 苁蓉虾米粥

【秘方来源】经验方

【制作方法】①大米洗净浸泡。虾米洗净。肉苁蓉、虫草入纱布袋扎紧。②将纱布袋入开水锅煎煮熬汁。③锅置火上，加清水、药汁、大米熬煮，再放入虾米、姜丝煮至粥成，加盐、胡椒粉调匀，撒葱花便成。

【选取原料】肉苁蓉、虫草、虾米20克●大米100克●盐、香油、葱姜、胡椒粉适量

   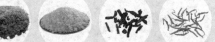

【性味归经】肉苁蓉味甘咸；入肾、大肠经。

【疗　　效】适用于更年期综合征。益气补肾、养心安神。

【用法用量】早晚温热，每日食用。

【食用禁忌】夏季不宜食用。

【药粥解说】虾米有保护心血管系统、防止动脉硬化、预防高血压的功效。肉苁蓉、虫草、虾米、大米合熬为粥，有益气补肾、养心安神的功效。

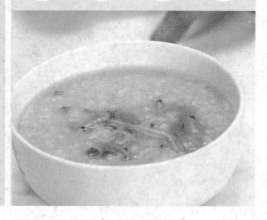

乳腺炎

　　乳腺炎是初产妇常见的一种病症，为乳房的急性化脓性感染，多由细菌经乳头皲裂处或乳管口侵入乳腺组织所引起。本病好发于产后第3～4周，如能及早预防或发现并及时治疗，可避免或减轻病症。本病发病前常有乳头皲裂，乳头隐畸形，乳汁淤积等诱因。本病初起时乳房肿胀、疼痛，有肿块压痛，发热；如再发展，则症状加重，乳房搏动性疼痛。严重的可伴有高热、寒战，乳房肿痛明显，局部皮肤红肿，有硬结、压痛等。

　　乳腺炎患者进食时，要遵循"低脂高纤"饮食原则，多吃全麦食品、豆类和蔬菜，控制动物蛋白的摄入，同时注意补充适当的微量元素。

保健食疗 豆腐杏仁花生粥

【秘方来源】民间方

【选取原料】豆腐、南杏仁、花生仁各20克●大米110克●盐2克●味精1克

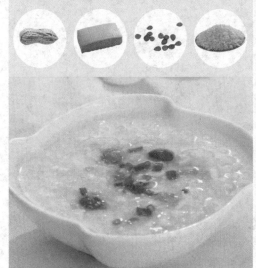

【制作方法】①豆腐切小块。大米洗净泡发半小时。②锅置火上，注水后，放入大米用大火煮至米粒开花。③放入南杏仁、豆腐、花生仁，改用小火煮至粥浓稠时，调入盐、味精即可。

【性味归经】杏仁性微温，味苦；归肺、大肠经。

【疗　　效】适用于乳腺炎。消肿散结，清热解毒。

【用法用量】每日食用1次。

【食用禁忌】需温热食用。

【药粥解说】豆腐能补益清热、常食可补脾益胃、清热润燥、利小便、解热毒的功效。花生有健脾和胃、润肺化痰、清喉补气的功效。长食用此粥，有清热解毒的功效，可治疗乳腺炎。

保健食疗 青菜罗汉果粥

【秘方来源】经验方

【制作方法】①猪肉切丝。青菜切碎。大米淘净泡好。罗汉果打碎入锅煎煮，取汁液。②锅中加清水、大米，旺火煮开，改中火，下入猪肉煮至肉熟。③倒入罗汉果汁，改小火，放入青菜，熬至粥成，下入盐、鸡精调味即可。

【性味归经】罗汉果性凉、味甘；入肺、脾经。

【疗　　效】适用于乳腺炎。利水消肿、清热解毒。

【用法用量】温热服用，每日1次。

【食用禁忌】不宜过量食用。

【药粥解说】罗汉果有清热解毒、清肺利咽、散寒燥湿、化痰止咳、健脾消食、润肠通便、利水消肿的功效。此粥有利水消肿、清热解毒的功效。

【选取原料】大米100克●猪肉50克●罗汉果1个●青菜20克●盐3克●鸡精1克

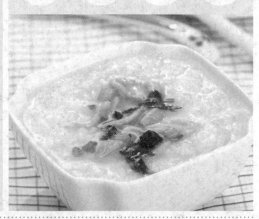

保健食疗 三蔬海带粥

【秘方来源】民间方

【制作方法】①大米浸泡半小时。圣女果、胡萝卜切小块。西蓝花掰小朵。②锅置火上，加水、大米，大火煮至米粒开花，入圣女果、花菜、胡萝卜、海带。③小火煮至粥成，加盐、味精调味。

【性味归经】海带性味咸、寒；归肝、胃、肾经。

【疗　　效】适用于乳腺炎。清热解毒。

【用法用量】温热服用，每日1次。

【食用禁忌】不宜过量食用。

【药粥解说】胡萝卜对人体具有多方面的保健功能，因此被誉为"小人参"。圣女果有健胃消食、生津止渴、清热解毒、补血养血的功效。常食用此粥，可清热解毒。

【选取原料】胡萝卜、圣女果、西蓝花、海带丝各20克●大米90克●盐、味精适量

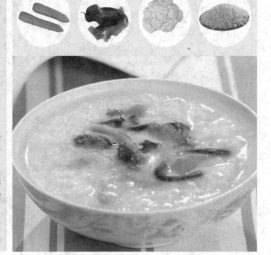

保健食疗 胡萝卜玉米罗汉粥

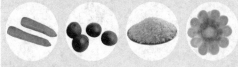

【秘方来源】经验方

【选取原料】罗汉果、郁李仁各15克●大米100克●胡萝卜、玉米、冰糖适量

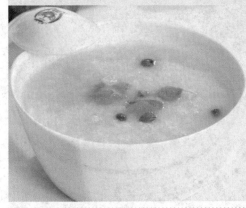

【制作方法】①大米淘净，入清水浸泡。②罗汉果放入纱布袋，扎紧封口，放入锅中加适量清水熬汁。③锅置火上，放入大米、郁李仁，加清水、兑入汤汁煮至八成熟。放入胡萝卜丁、玉米煮至米粒开花，放入冰糖熬煮调匀。

【性味归经】胡萝卜性味甘平；入肝、肺、脾、胃经。

【疗　　效】适用于乳腺炎。利水消肿、清热解毒。

【用法用量】温热服用，每日1次。

【食用禁忌】不宜过量食用。

【药粥解说】玉米有清热利胆、调中开胃的功效。罗汉果有清热解毒、散寒燥湿、化痰止咳的功效。常食用此粥，可辅助治疗乳腺炎。

保健食疗 扁豆山药糯米粥

【秘方来源】民间方

【选取原料】扁豆20克●鲜山药35克●糯米90克●红糖10克

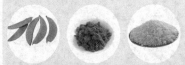

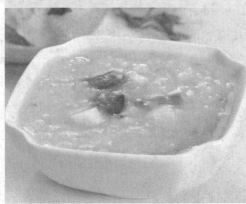

【制作方法】①山药去皮洗净，切块。扁豆撕去头、尾老筋，洗净，切成小段。糯米洗净，泡发。②锅内注入适量清水，放入糯米，用大火煮至米粒绽开时，放入山药、扁豆。③用小火煮至粥成闻见香味时，放入红糖调味即食用。

【性味归经】山药性平，味甘；归肺、脾、肾经。

【疗　　效】适用于乳腺炎，可清热解毒、消肿止痛。

【用法用量】温热服用，每日1次。

【药粥解说】山药有健脾除湿、固肾益精的功效。扁豆有消暑清热、解毒消肿、健脾化湿的功效。长期食用此粥，有清热解毒的功效。

保健食疗 猪肚马蹄粥

【秘方来源】经验方

【制作方法】①马蹄去皮洗净。大米淘净，浸泡半小时。猪肚洗净，切条，用盐、料酒腌制。②锅中注水，放入大米，大火烧开，下入猪肚、马蹄、姜片，转中火熬煮。③至粥变浓稠，加盐、味精调味，撒上葱段即可。

【选取原料】猪肚35克●马蹄50克●大米80克●葱、姜、盐、味精、料酒适量

【性味归经】猪肚性微温，味甘；归脾、胃经。

【疗　　效】适用于乳腺炎。补气健脾、清热解毒。

【用法用量】温热服用。

【食用禁忌】不宜过量食用。

【药粥解说】猪肚有健脾和胃、补虚等作用。马蹄有清热化痰、生津开胃、明目清音、清食消酒的功效。此粥有补气健脾、清热解毒的功效。

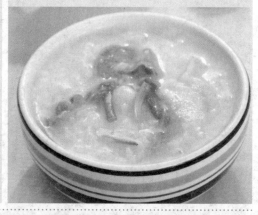

保健食疗 猪腰香菇粥

【秘方来源】民间方

【制作方法】①香菇对切。猪腰去腰臊切花刀。大米淘净浸泡半小时。②锅中注水，入大米以旺火煮沸，再入香菇熬煮至将成。③下入猪腰，待猪腰变熟，调入盐、鸡精搅匀，撒上葱花即可。

【选取原料】大米80克●猪腰100克●香菇50克●盐3克●鸡精1克●葱花适量

【性味归经】猪腰性平，味咸；归肾经。

【疗　　效】适用于乳腺炎。健脾胃、清热解毒。

【用法用量】温热服用，每日1次。

【食用禁忌】血脂胆固醇高者忌服用。

【药粥解说】猪腰有理肾气、舒肝脏、通膀胱等效用。香菇有补肝肾、健脾胃、益智安神、美容养颜之功效。猪腰、香菇、大米合熬为粥，有健脾胃、清热解毒的功效。

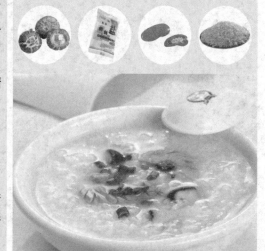

小儿腹泻

小儿腹泻是多病原、多因素引起的以腹泻为主的一组疾病。其主要症状为大便次数增多、粪便稀薄或呈水样、蛋花汤样，并有未消化的乳食及黏液，可伴有发热、呕吐、腹痛等症状及不同程度水电解质、酸碱平衡紊乱。其病原可由病毒、细菌、寄生虫、真菌等引起。本病多发于夏秋季，以2岁以下小儿为多见，如果不及时治疗，会影响小儿的生长发育。小儿腹泻可分为单纯性腹泻和重型腹泻两种。单纯性腹泻症状不明显，体温正常或有低热；重型腹泻除有严重的胃肠道症状外，还伴有重度的水解电解质及酸碱平衡紊乱，明显的全身中毒等症状。喂养不合理、胃肠道感染、过敏、气候的突然变化、小儿腹部受凉使肠道蠕动增加或因天气过热使消化液分泌减少，以及通过污染的日用品、手、玩具或带菌者传播皆会引起小儿腹泻。中医学认为，本病多是感受外邪、内伤乳食、脾胃虚弱及脾肾阳虚等所致，治疗主要以调理脾胃为主。

保健食疗 茯苓大枣粥

【秘方来源】民间验方

【选取原料】茯苓粉20克●粳米50克●大枣10克●白糖适量。

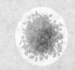

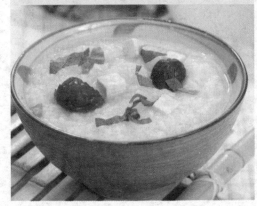

【制作方法】①大枣去核，同粳米煮粥。②粥将熟时加入茯苓粉调匀。

【性味归经】茯苓性平，味甘；归心、肺、脾经。

【疗　　效】健脾益气，利水渗湿。

【用法用量】温热服用，每日2～3次。

【食用禁忌】腹胀及小便多者忌服用。

【药粥解说】茯苓被世人誉为"除湿之圣药"，其有渗湿利水、健脾和胃、宁心安神的功效，可用来治疗小便不利、水肿胀满、呕逆、恶阻、泄泻、遗精、淋浊、惊悸、健忘等症。大枣有温中健脾和益脾的功效。两味合一，使此粥具有利水渗湿、健脾补中的功效。

保健食疗 粟米粥

【秘方来源】《饮食辨录》

【选取原料】粟米100克●大枣、橘饼各10克●白糖适量

【制作方法】①粟米洗净煮粥。②红枣与桔饼切块。③粥将熟时加入红枣块、橘饼块、白糖。

【性味归经】橘饼性温，味甘辛；归肺、胃、脾经。

【疗　　效】健脾养胃，益肾滋阴，清热解毒。

【用法用量】温热服用。

【食用禁忌】老弱妇幼皆可服用。

【药粥解说】橘饼有消痰化食、下气宽中功效。此粥适合腹泻小儿食用，可调理脾胃。

保健食疗 人参扁豆粥

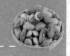

【秘方来源】《食鉴本草》

【选取原料】白扁豆10克●人参5克●粳米100克●胡椒、盐、砂糖少许

【制作方法】①煮扁豆。②豆将熟时放入粳米同煮。③煎人参取汁去渣。④粥将熟时放入人参汁、胡椒末、砂糖。

【性味归经】扁豆性温，味甘；归脾，胃经。

【适用疗效】健脾暖胃，温中止泄。

【用法用量】温热空腹，每日2次。

【食用禁忌】扁豆熟透才能食用。

【药粥解说】扁豆有补脾胃、消暑解毒、除湿止泻等功效，能治疗脾胃虚热、呕吐泄泻等症。

保健食疗 参莲大枣粥

【秘方来源】经验方

【选取原料】党参、莲米各10克●大枣15克●粳米30克

【制作方法】①党参、莲米研成细末，大枣去核切碎。②粳米与党参末、莲米末共煮粥。③粥熟时调入少量白糖。

【性味归经】党参性平，味甘；归脾，肺经。

【适用疗效】可益气健脾止泻。

【用法用量】温热服用，每日2次。

【食用禁忌】需长期服用。

【药粥解说】党参有补中益气、健脾益肺的功效。莲米有养心益肾、补脾润肠的功效。此粥有补中益气、补脾益肾的功效，适合脾胃虚弱的泄泻病症。

保健食疗 糯米固肠粥

【秘方来源】《本草纲目》

【选取原料】糯米50克●山药15克●白糖适量

【制作方法】①糯米炒微黄，山药研成细末。②糯米、山药末共煮稀粥。③粥熟后调入胡椒粉和适量的白糖。

【性味归经】山药性平，味甘；归脾，肺，肾经。

【适用疗效】温中止泻、健脾暖胃。

【用法用量】温热服用，每日2次。

【食用禁忌】需长期服用。

【药粥解说】山药有补脾养胃、生津益肺功效，可治疗脾虚泄泻、久痢等症。此粥有补脾益肺、脾胃得利、补肾的功效，可治疗由脾胃虚寒所致的腹泻。

积滞疳积

　　疳积是疳症和积滞的合称；积滞又称食滞、停食，是由于饮食失节，停滞不化，导致脾胃运化失常；疳症是因积滞日久，导致正气耗伤。所以积滞是本病的早期，是疳症的前奏，疳症是本病的后期，也是积滞发展的后果。常见的疳积有乳食壅滞型疳积、脾虚失荣型疳积、气血两亏型疳积三型。疳积主要表现为消化不良、营养不良、面黄肌瘦、毛发焦枯、肚大筋露、纳呆便溏等症，多见于1～5岁儿童。疳积多因饮食不节，乳食喂养不当，损伤脾胃，运化失职，营养不足，气血精微不能濡养脏腑，或因慢性腹泻、慢性痢疾、肠道寄生虫等病，经久不愈，损伤脾胃等引起。所以平时应养成良好的饮食习惯，定时、定量吃饭，纠正小孩的偏食和嗜食异常等不良习惯。平常多吃健脾助消化的食物，如山楂等。小儿一旦患有此病，会影响的营养吸收，造成生长发育不良，严重者会并发其他疾病，导致死亡。所以应及时治疗。

保健食疗 银耳山楂大米粥 - - -

【秘方来源】经验方

【选取原料】银耳15克●山楂片少许●大米100克●冰糖5克。

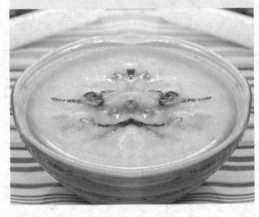

【制作方法】①大米洗净，用清水浸泡；银耳泡发后洗净，撕小块。②锅置火上，放入大米，加适量清水煮至七成熟。③放入银耳、山楂煮至米粒开花，加冰糖熬融后调匀便可。

【性味归经】山楂性温，味甘酸；归脾、胃、肺、肝经。

【疗　　效】宽中下气，消积导滞。

【用法用量】每日2次。

【食用禁忌】空腹、脾胃虚弱者慎服。

【药粥解说】山楂有丰富的营养，适于生食，有开胃消食的功效。银耳富含维生素、天然植物性胶质、硒等营养物质，有滋阴润燥、益气养胃、增强抵抗力、护肝的功效。其合熬为粥，有宽中下气、消积导滞的功效。

保健食疗 茶叶消食粥

【秘方来源】经验方

【制作方法】①粳米泡发洗净，加水煮好，取汁待用。②锅置火上，倒入茶叶汁，放入大米，以大火煮开。③小火煮至浓稠，调入盐拌匀。

【性味归经】茶叶性甘，味苦；归心、肺、胃经。

【适用疗效】化痰消食，利尿消肿，益气提神。

【用法用量】温热服用，每日2次。

【食用禁忌】不能与药物同服。

【药粥解说】茶叶中富含叶绿素、儿茶素、咖啡碱等成分，能开胃消食；粳米能促进血液循环。茶叶、大米合煮为粥，能消积食而不伤胃，特别适合儿童食用。

【选取原料】茶叶适量●大米100克

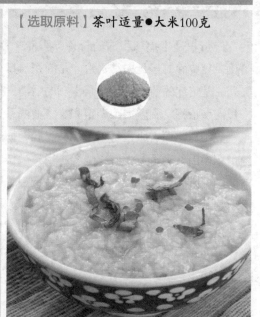

保健食疗 鳜鱼糯米粥

【秘方来源】民间方

【制作方法】①糯米洗净，用清水浸泡；鳜鱼用料酒腌渍以去腥；五花肉洗净后切小块，蒸熟备用。②锅置火上，注入清水，放入糯米煮至五成熟。③放入鳜鱼、猪五花肉、枸杞子、姜丝煮至米粒开花，加盐、味精、香油调匀，撒葱花。

【性味归经】鳜鱼性平，味甘；归脾经。

【适用疗效】消积导滞。

【用法用量】温热服用，每日1次。

【药粥解说】鳜鱼能补虚劳、益胃固脾，可治疗肠风泻血。糯米能健脾暖，适用于脾胃虚寒所致的反胃、食欲减少、小儿疳积等症。

【选取原料】糯米80克●净鳜鱼50克●猪五花肉20克●枸杞子、姜丝、盐、味精、香油、葱花适量

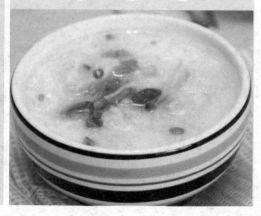

保健食疗 山楂神曲粥

【秘方来源】经验方

【选取原料】山楂50克●神曲15克●粳米30克●白糖适量

【制作方法】①煎山楂和神曲，取汁去渣。②汁同粳米共煮粥。③粥熟时调入白糖。

【性味归经】神曲性温，味甘辛；归脾、胃经。

【适用疗效】健脾和胃，理气化湿。

【用法用量】温热服用，每日2次。

【食用禁忌】空腹、脾胃虚弱者忌服用。

【药粥解说】山楂有开胃消食的功效。神曲，其香能醒脾，能消食和胃，可用来治疗食积不化，不思饮食及肠鸣泄泻等症。此粥能加强健脾消食的功效。

保健食疗 大米胡萝卜粥

【秘方来源】《寿世青编》

【选取原料】胡萝卜约250克●粳米50克

【制作方法】①胡萝卜洗净切片。②与粳米同煮粥。

【性味归经】胡萝卜性平，味甘；归肝、肺、脾、胃经。

【适用疗效】宽中下气，消积导滞，利膈健胃。

【用法用量】温热服用，每日2次。

【药粥解说】胡萝卜素有"小人参"之称，有很好的补益功效。粳米能补中益气，健脾养胃，益精强志。胡萝卜与粳米合熬为粥，有消积导滞、宽中下气的功效。

保健食疗 大麦粥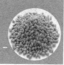

【秘方来源】民间方

【选取原料】大麦米50克●红糖适量

【制作方法】①大麦米浸泡轧碎煮粥。②加适量红糖。

【性味归经】大麦米性凉，味甘咸；归肺、大肠经。

【适用疗效】消积进食，益气调中。

【用法用量】温热服用，每日2次。

【药粥解说】大麦米易于消化，有利水、清热、消积健胃、益气调中、补虚劣的功效，可用来治疗过食胀满，小儿伤食，急性小便淋漓等症。红糖有益气补血、健脾暖胃、缓中止痛、活血化瘀的功效。两味共煮粥，适用于面黄肌瘦、少气乏力、脾胃虚弱等症。

保健食疗 焦三仙粥

【秘方来源】《粥谱》

【选取原料】神曲、麦芽、山楂各15克●粳米100克●砂糖少许

【制作方法】①神曲、麦芽、山楂共煎取汁去渣。②药汁同粳同粳米煮粥。③粥熟时调入砂糖。

【性味归经】神曲性温，味甘辛；归脾、胃经。

【疗　　效】消食积，散淤血，健脾胃。

【用法用量】温热服用。

【食用禁忌】空腹不宜食用。

【药粥解说】山楂有消肉积的功效，是消化油腻肉食积滞的要药。神曲有平胃气、和中消食的功效。此粥能消积食而不伤胃，理中焦而祛食。

保健食疗 芋头甜粥

【秘方来源】《食疗本草》

【选取原料】鲜芋头100克●粳米200克●白糖少许

【制作方法】①芋头切成小块，入锅烧开。②粳米加入锅内，用小火煮熟。③米烂芋熟时调入白糖。

【性味归经】芋头性平，味甘辛；归肠、胃经。

【适用疗效】消瘰散结，补中益气。

【用法用量】早晚都可服用。

【食用禁忌】脾胃气滞、脘腹胀者不宜服用；孕妇慎用。

【药粥解说】芋头能补中、散结、防治淋巴结核、防治中毒。粳米能补脾益胃，与芋头同煮，佐以白糖，使用此粥既能增加营养，又能防病祛病。

保健食疗 梨汁粥

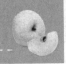

【秘方来源】《凉医心鉴》

【选取原料】白梨3个●粳米100克●冰糖适量

【制作方法】①洗净梨并将其切碎，捣汁。②粳米与水煮粥。③粥将熟时加入梨汁和冰糖。

【性味归经】梨子性凉，味甘酸；归肺、胃经。

【疗　　效】清热解毒，化痰润燥，消积导滞。

【用法用量】每日服用2～3次。

【食用禁忌】腹部冷痛、脾胃虚寒、便溏者不宜服用。

【药粥解说】梨有润肺消痰，清心降火的功效。其与粳米共煮粥，不仅可以清热生津，还可消积导滞。

保健食疗 鸭蛋瘦肉粥

【秘方来源】民间方

【选取原料】咸鸭蛋1个●皮蛋1个●猪瘦肉100克●大米200克●盐3克●葱花2克●味精2克●麻油适量

【制作方法】①咸鸭蛋煮熟切丁；皮蛋去壳漂洗干净切成丁块。②猪肉切成细丁，粳米淘洗干净。③锅内放入清水，加入粳米，熬煮至粥熟时，放入皮蛋、咸鸭蛋，调入盐，撒上葱花，淋麻油。

【性味归经】鸭蛋性凉，味甘；归肺、胃经。

【适用疗效】健脾和胃，清热解毒。

【用法用量】温热服用，每日1次。

【食用禁忌】孕妇忌食。

【药粥解说】此粥能滋阴养血、生津润燥，消积导滞。

保健食疗 香菇泥鳅粥

【秘方来源】民间方

【选取原料】香菇30克●泥鳅30克●大米50克●蒜少许

【制作方法】①泥鳅洗净，清洗干净；香菇洗净泡软。②大米淘洗干净，蒜头切碎。③所有材料放入锅中加适量水，在大火上烧开，再改成小火煮至成粥即可。

【性味归经】泥鳅性味，甘平；归脾、肝经。

【适用疗效】健脾和胃，消积导滞。

【用法用量】每日1次。

【食用禁忌】阴虚火盛者忌食。

【药粥解说】泥鳅富含蛋白质和多种维生素，能暖中益气。香菇、泥鳅与大米合熬为粥，能健脾和胃、消积导滞。

小儿遗尿

　　小儿遗尿是小儿不自觉地排尿，睡中自出，俗称尿床。常见于3岁以上的小儿。轻者数夜一次，严重者每夜一次或一夜数次。本症多发生于深夜熟睡的时候。小儿遗尿的类型主要有两种，一种为遗尿频繁，几乎每夜都发生。另一种遗尿可为一时性，可隔数日或数月发作一次或发作一段时间。小儿遗尿多是因为膀胱炎、包茎、龟头炎、蛲虫病刺激局部所引起，但中枢神经系统功能紊乱为本症的主要原因。中医认为，小儿遗尿多为肾虚冷及膀胱虚冷，不能约束小便所致；或病后体质虚弱，脾肺困损，致使气虚不固而自遗。根据病症的不同，可以分为脾肺气虚、下元虚寒、肝经郁热3种类型。小儿遗尿是可以预防的，平时生活中让小儿养成睡前排尿的习惯，每天睡前3小时前，不要让小儿再喝水，养成睡前把尿的习惯。同时睡前不让小儿太兴奋，让小儿按时睡觉，避免小儿大脑过度兴奋，促发夜里尿床。

【保健食疗】桂圆腰豆粥

【秘方来源】民间方

【选取原料】糯米、麦仁、腰豆、红豆、花生、绿豆、桂圆、莲子适量

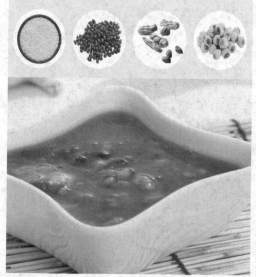

【制作方法】①麦仁、腰豆、红豆、花生、绿豆、桂圆、莲子均泡发洗净；糯米洗净。②锅置火上放入糯米、麦仁、腰豆、红豆、花生、绿豆、桂圆、莲子、水煮至开花。③改用小火煮至粥浓时放入白糖调味即可。

【性味归经】红豆性平，味甘酸；入心、小肠经。

【适用疗效】用于小儿遗尿等症。

【用法用量】温热服用，每日1次。

【食用禁忌】豆子煮熟才可食用。

【药粥解说】麦仁能养心、益肾。腰豆能降糖消渴；红豆能清心养神、健脾益肾；绿豆能保护肾；桂圆能开胃益脾、养血安神、壮阳益气、补虚长智；莲子能清心安神、补脾止泻。

萆薢银花粥

【秘方来源】《食疗百味》

【选取原料】粳米100克●绿豆50克●萆薢、银花各30克●白糖适量

【制作方法】①洗净前两味并用水煎。②药汁和绿豆、粳米共煮粥。③加适量白糖。

【性味归经】萆薢性平，味苦；归肾、胃经。

【适用疗效】清热健脾。

【用法用量】温热服用，每日2次。

【食用禁忌】寒湿带下者不可服用。

【药粥解说】萆薢能利湿祛浊，祛风除痹，可以治疗小便混浊等病症；银花能清热解毒。两味与绿豆、粳米合用，有清热解毒的功效，可治小儿遗尿等症。

水陆二味粥

【秘方来源】《家庭药膳》

【选取原料】芡实米100克●金樱子30克●白糖适量

【制作方法】①金樱子煮汁。②放入芡实米煮粥；加入适量白糖。

【性味归经】芡实性平，味甘；归脾、肾经。

【适用疗效】益肾固精健脾。

【用法用量】每日2次，温热服用。

【食用禁忌】不宜长期服用。

【药粥解说】芡实米有益肾固精、健脾止泻、除湿止带的功效。金樱子有涩肠止泻、固精缩尿的功效，两味合用，可以增强其健脾和固肾缩尿的功效，适用于小儿肾虚遗尿、老人小便失禁等症。

小儿缩泉粥

【秘方来源】经验方

【选取原料】桑螵蛸2个●山萸肉、菟丝子、覆盆子、益智仁各5克●糯米100克●白糖少许

【制作方法】①桑螵蛸、山萸肉、菟丝子、覆盆子、益智仁共煎取汁。②药汁同糯米煮粥。③粥成时调入白糖。

【性味归经】桑螵蛸性味甘，咸；归肾经。

【适用疗效】固精缩尿，补肾助阳。

【用法用量】温热服用，每日2次。

【食用禁忌】阴虚内热者忌服。

【药粥解说】桑螵蛸能补肾固精，能治疗由肾虚而不能固肾所致的遗尿。几味药同用，有增强补肾固精的功效。药汁煮粥，可以缓和药性。

白果羊肾粥

【秘方来源】《饮膳正要》

【选取原料】白果3克●羊肾1个●羊肉50克●粳米200克●葱白5克

【制作方法】①羊肾洗净，去白脂膜，将其切成细丁。②羊肾丁与羊肉、白果、葱白、粳米共煮粥。

【性味归经】羊肾性温，味甘；归肾经。

【适用疗效】补肾止遗。

【用法用量】温热服用，每日2次。

【食用禁忌】阴虚火旺者忌服。

【药粥解说】羊肾有补肾气、益精髓的功效，可治疗尿频等症。白果有敛肺气、抑制细菌的功效。此粥有补肾益智止遗的功效，适用于小儿遗尿等症。

小儿厌食症

　　小儿厌食症是小儿常见的一种杂症，它是指小儿长期的食欲减退或消失，以食量减少为主要症状，是一种慢性消化功能紊乱综合征，是儿科常见病、多发病。此病多发生在5岁以下小儿，1～3岁小儿最多见。小儿厌食症的常见原因有喂养不当，生活环境改变，精神紧张、药物影响、疾病影响等。厌食时间过长会导致小儿营养不良、贫血、佝偻病及免疫力低下，出现反复呼吸道感染，对儿童生长发育、营养状态及智力发展也有不同程度的影响。中医学称厌食为纳呆，主要是由脾胃功能失调所致，临床上分为虚、实两证。偏实证者以消导为主，偏虚证者以调补为主，并结合临床随症加减。小儿厌食症是可以预防的，家长平时应培养小儿良好的饮食习惯，吃饭以"吃饱不过饱"为原则，定时进餐，每天三餐饭，中间加两次点心和水果为宜，少吃油炸等燥热食物、肥厚食物和生冷食物，以免增加胃肠负担，影响食欲。平时还应重视户外活动，让孩子多加强锻炼。

 橘皮粥 - - - - - - - - - - -

【秘方来源】《饮食辨录》

【选取原料】橘皮15克●粳米50克

【制作方法】①橘皮研为细末。②粳米加水煮粥。③粥熟时放入橘皮末。

【性味归经】橘皮性温，味苦；归肺脾经。

【疗　　效】理气健脾，开胃消食。

【用法用量】每日早晚服用。

【食用禁忌】干咳无痰的患者不宜服用。

【药粥解说】橘皮又称陈皮，是芸香科植物橘类的果皮，其有理气健脾、燥湿化痰的功效，能治疗由脾胃气滞所致的厌食，其与粳米煮粥，有顺气健胃、化痰止咳的功效，对治疗脾胃气滞、脘腹胀满、消化不良、食欲缺乏、恶心呕吐、胸膈满闷等症有良好的医疗作用。

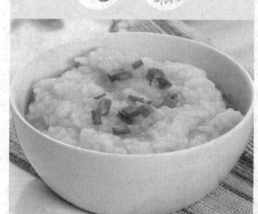

保健食疗 香菜大米粥 - - - - - -

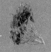

【秘方来源】民间方

【制作方法】①大米泡发洗净；香菜洗净，切成细末。②锅置火上，注入清水，放入大米用大火煮至米粒绽开。③放入香菜，改用小火煮至粥浓稠后，加入红糖调味，即可食用。

【性味归经】香菜性温，味辛。

【疗　　效】用于消化不良、小儿厌食等症，有健脾开胃、止渴、止泻之功效。

【用法用量】温热服用，每日1次。

【食用禁忌】不能过量食用。

【药粥解说】香菜，其气味芳香，有健脾开胃的功效。粳米有补中益气、健脾养胃、益精强志、和五脏、通血脉、聪耳明目、止烦、止渴、止泻的功效。香菜与粳米煮粥，有开胃的功效。

【选取原料】鲜香菜少许●大米90克●红糖5克

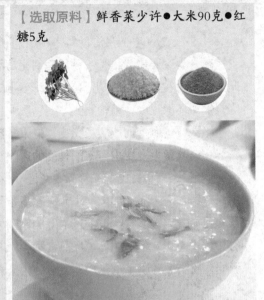

保健食疗 毛豆糙米粥 - - - - - -

【秘方来源】经验方

【制作方法】①糙米泡发洗净；毛豆仁洗净。②锅置火上，倒入清水，放入糙米、毛豆煮开。③待煮至浓稠状时，调入盐拌匀即可。

【性味归经】毛豆性平，味甘，入脾、大肠经。

【疗　　效】用于消化不良等症。

【用法用量】温热服用，每日1次。

【食用禁忌】对黄豆过敏者不宜多食。

【药粥解说】毛豆有健脾宽中、润燥消水、清热解毒、益气的功效。糙米中含有大量纤维素，有减肥、降低胆固醇、通便等功能，有改善肠胃机能、净化血液、预防便秘、减肥，及排毒等作用。

【选取原料】毛豆仁30克●糙米80克●盐2克

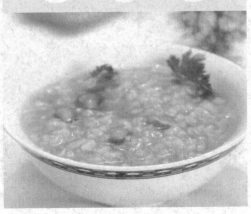

保健食疗 鲜藕雪梨粥

【秘方来源】经验方

【选取原料】莲藕、红枣、雪梨各20克●大米80克●蜂蜜适量

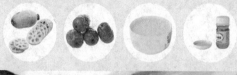

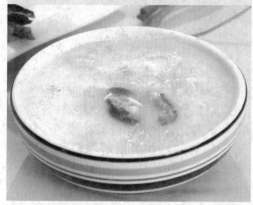

【制作方法】①雪梨去皮洗净，切片；红枣去核洗净；莲藕洗净切片；大米洗净备用。②锅置火上，放入水，大米煮至米粒绽开，放入雪梨、红枣、莲藕。③用小火煮至粥成，调入蜂蜜即可。

【性味归经】莲藕性凉，味甘。

【适用疗效】有健脾开胃、利尿功效。

【用法用量】温热服用，每日1次。

【食用禁忌】不能过量食用。

【药粥解说】莲藕有清热凉血、通便止泻、健脾开胃功效。雪梨能促进食欲，帮助消化，并有利尿通便和解热作用，可用于高热时补充水分和营养。煮熟的雪梨有助于肾脏排泄尿酸和预防痛风、风湿性关节炎。此粥亦适用于小儿厌食症。

保健食疗 菠萝麦仁粥

【秘方来源】民间方

【选取原料】菠萝30克●麦仁80克●白糖12克●葱少许

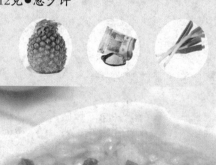

【制作方法】①菠萝去皮洗净切块，浸泡在淡盐水中；麦仁洗净；葱切花。②锅置火上，入清水，放入麦仁煮至熟，放入菠萝同煮。③改用小火煮至浓稠，调入白糖，撒上葱花即可。

【性味归经】菠萝味甘、微酸，性微寒。

【疗　　效】用于消化不良、小便不利等症，有生津止渴、健脾之功效。

【用法用量】温热服用，每日1次。

【食用禁忌】不能过量食用。

【药粥解说】菠萝营养丰富，有清热解暑、生津止渴的功效，可用于消化不良、小便不利、头昏眼花等症。麦仁含有丰富的糖类、蛋白质、维生素和矿物质，有养心、益肾、健脾的功效。

保健食疗 砂仁粥

【秘方来源】《养生随笔》

【选取原料】砂仁5克●大米50克

【制作方法】①砂仁捣碎为细末。②大米煮粥。③粥将熟时调入砂仁末。

【性味归经】砂仁性味辛温；归脾、胃经。

【适用疗效】助消化，健脾胃。

【用法用量】早晚温热，每日服用。

【食用禁忌】阴虚有热者慎服。

【药粥解说】砂仁有行气调中、温中止泻、和胃、醒脾的功效，可以用来治疗腹痛痞胀、胃呆食滞、噎膈呕吐、寒泻冷痢及妊娠胎动等症。其与大米煮粥服食，可健脾开胃，对小儿厌食有很好的治疗效果。

保健食疗 参苓粥

【秘方来源】《圣济总录》

【选取原料】白茯苓20克●人参5克●生姜3克●大米150克

【制作方法】①人参、白茯苓、生姜共煎取汁去渣。②汁同大米煮粥。

【性味归经】人参性温，味甘苦；归脾、肺经。

【适用疗效】益气健脾胃。

【用法用量】每日早晚服用。

【食用禁忌】湿热者忌用。

【药粥解说】人参有补气生血的功效，可以用来治疗慢性胃病、食欲缺乏、大便稀薄等症。茯苓有益脾、和胃、利水渗湿的功效。生姜能解除腥秽，有暖胃、散寒、温中止呕的功效。

保健食疗 绿豆粥

【秘方来源】《普济方》

【选取原料】粳米50克●绿豆30克

【制作方法】①取粳米洗净熬煮。②绿豆浸泡后加入粳米中同煮沸即可。

【性味归经】绿豆性寒，味甘；归心、胃经。

【疗　　效】有清热祛火、开胃消食的功效。

【用法用量】温热服用。

【食用禁忌】虚寒者忌服。

【药粥解说】绿豆有清热消暑、厚肠胃、滋脾胃的功效，粳米有补中益气、健脾和胃的功效。绿豆与粳米合熬为粥，能清热祛火，开胃消食。

保健食疗 莴笋花生粥

【秘方来源】民间方

【选取原料】莴笋100克●大米80克●盐3克●鸡蛋、酥皮花生、味精、枸杞、葱适量

【制作方法】①取大米洗净熬煮。②加入莴笋、鸡蛋、花生一起煮粥。③粥将熟时放入盐、味精、枸杞、葱，稍煮即可。

【性味归经】莴笋性凉，味甘苦；归脾、小肠经。

【适用疗效】用于小儿厌食症。

【用法用量】温热服用。

【食用禁忌】不宜过量服用。

【药粥解说】莴笋能增进食欲、刺激消化液分泌、促进胃肠蠕动等功能。此粥能治疗小儿厌食症。

小儿流涎

　　小儿流涎也就是小儿流口水，是指口中唾液不自觉从口内流溢出的一种病症。正常流口水又称生理性流涎，因为婴儿处于生长发育阶段，唾液腺发育尚不完善，加上婴儿口腔浅，不会自我调节口腔内液体的吞咽。随着乳牙的出齐和月龄的增长，口腔深度增加，流涎也会自然停止。一般来讲，1岁以内的婴幼儿大多都会流口水，在1岁左右流口水的现象会逐渐消失。如果到了2岁以后还在流口水，就可能是异常现象。这种情况的发生大致有两方面的原因：一是大人经常因宝宝好玩而捏压小儿脸颊，导致口腔内腺体机械性损伤；二是小儿患有口腔疾病。平常生活中，当宝宝流口水流得较多时，妈妈应注意护理好宝宝口腔周围的皮肤，每天至少用清水清洗2遍，让宝宝的脸部、颈部保持干爽，避免患上湿疹。擦拭时，应选用非常柔软的手帕或餐巾纸一点点蘸去留在嘴巴外的口水。为了防止口水将颈前、胸上部衣服弄湿，可以给宝宝挂个全棉的小围嘴，小围嘴应选择柔软、吸水性较强的布料。

保健食疗 韭菜枸杞粥

【秘方来源】经验方

【选取原料】白米100克●韭菜、枸杞子各15克●盐2克●味精1克

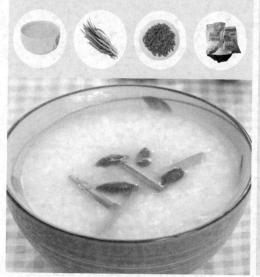

【制作方法】①韭菜洗净，切段；枸杞子洗净；白米泡发洗净。②锅置火上，注水后，放入白米，用大火煮至米粒开花。③放入韭菜、枸杞子，改用小火煮至粥成，加入盐、味精入味即可。

【性味归经】枸杞子味甘、性平。归肝、肾、肺经。

【适用疗效】益脾暖肾。

【用法用量】温热服用，每日1次。

【药粥解说】枸杞子具有补气强精、滋补肝肾、抗衰老、止消渴、暖身体、抗肿瘤的功效。韭菜具有健胃、提神、止汗固涩、补肾助阳、固精等功效。韭菜、枸杞子、大米合熬成粥，共奏温脾暖肾的功效。

保健食疗 多味水果粥

【秘方来源】民间方

【制作方法】①大米洗净，用清水浸泡片刻；梨、苹果洗净切块；杧果、西瓜取肉切块；葡萄洗净。②锅置火上，放入大米，加适量清水煮至粥将成。③放入所有水果煮至米粒开花，加冰糖热融后调匀便可。

【性味归经】杧果味甘、酸，入肺、脾、胃经。

【适用疗效】用于小儿流涎等症。

【用法用量】温热服用，每日2次。

【食用禁忌】不能过量食用。

【药粥解说】梨有助消化、利尿通便的功效。杧果能缓细胞衰老。西瓜有开胃口、助消化、去暑疾的功效。苹果有健脾养胃、润肺止咳、养心益气等作用。葡萄有降低胃酸、利胆的功效。

【选取原料】梨、杧果、西瓜、苹果、葡萄各10克●大米100克●冰糖5克

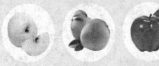

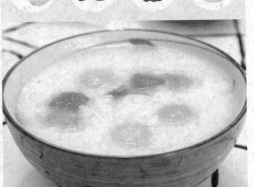

保健食疗 橙香粥

【秘方来源】民间方

【制作方法】①大米泡发洗净；橙子去皮洗净，切小块；葱洗净，切花。②锅置火上，注入清水，放入大米，煮至米粒绽开后，放入橙子同煮。③煮至粥成后，调入白糖入味，撒上葱花即可食用。

【性味归经】橙子性凉，味甘、酸。

【疗　效】益脾暖胃，适用于小儿流涎等症。

【用法用量】温热服用，每日1次。

【食用禁忌】忌与槟榔同食。

【药粥解说】橙子能生津止渴、开胃下气、帮助消化。大米有补中益气、健脾养胃、益精强志、和五脏、通血脉、聪耳明目、止烦、止渴、止泻的功效。

【选取原料】橙子20克●大米90克●白糖12克●葱少许

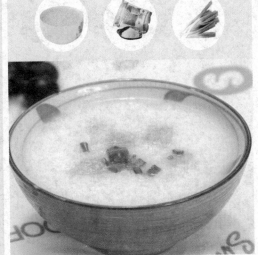

流行性腮腺炎

　　流行性腮腺炎就是我们常说的"痄腮""蛤蟆瘟"，是由腮腺炎病毒引起的急性呼吸道传染病，任何年龄都会发生，但多见于5~9岁的儿童，且好发于冬、春季，在学校、幼儿园等儿童集中的地方易爆发流行。本病由腮腺炎病毒引起，其侵犯腮腺，也可侵犯各种腺组织，神经系统及肝、肾、心脏、关节等几乎所有的器官。本病的症状除腮腺肿痛外，还能引起脑膜脑炎、睾丸炎、胰腺炎、卵巢炎等症状，接种疫苗是预防的最好方法，一旦出现发热、咽痛、腮腺肿大等症状应该就医。中医学认为，本病主要是由感受风湿邪毒所致。邪毒从口鼻而入，侵犯少阳胆经，热毒蕴结经脉，郁结不散，气滞血瘀。因足少阳之脉起于内眦，上抵头角下耳后，绕耳而行，所以耳下腮部漫肿，坚硬作痛。因初起邪犯肺胃，所以伴有恶寒、发热、头身疼痛、咽喉疼痛、呕吐、脑膜炎、等症。归纳本病的基本病机依次为：风热上攻、阻遏少阳、胆热犯胃、气血瘀滞、温毒炽盛、涉及心肝、气血亏损、痰淤阻留、邪退正虚、气阴亏耗等。

保健食疗 猪肉紫菜粥

【秘方来源】民间方

【选取原料】大米、紫菜、猪肉、皮蛋、盐、胡椒粉、葱花、枸杞子各适量

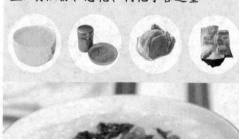

【制作方法】①大米洗净，放入清水中浸泡；猪肉洗净切末；皮蛋去壳，洗净切丁；紫菜泡发后撕碎。②锅置火上，注入清水，放入大米煮至五成熟。③放入猪肉、皮蛋、紫菜、枸杞子煮至米粒开花，加盐、麻油、胡椒粉调匀，撒上葱花即可。

【性味归经】紫菜性寒凉、味甘咸；入肺经。

【适用疗效】清热利湿。

【用法用量】温热服用，每日1次。

【食用禁忌】温热服用。

【药粥解说】紫菜有化痰软坚、清热利水、补肾养心的功效。猪肉有补虚强身、滋阴润燥的功效。此粥有清热利湿、解毒消肿的功效。

保健食疗 玉米须玉米粥

【秘方来源】经验方

【制作方法】①玉米粒泡发洗净；山药去皮，洗净，切丁；玉米须洗净，加水煎煮，滤取汁液备用；大米泡发，洗净备用。②锅置火上，注入适量清水，放入大米、玉米粒、山药烧开。③倒入玉米须汁液，煮至浓稠，调入盐拌匀即可。

【性味归经】玉米须味甘，性平；入膀胱、肝、胆经。

【适用疗效】利尿、泄热。

【用法用量】温热服用，每日1次。

【食用禁忌】温热服用。

【药粥解说】玉米须有利尿、泄热、平肝、利胆的功效。山药有健脾、补肺、固肾、益精等功效。其合熬为粥有清热利尿、泄热的功效。

【选取原料】玉米须、山药各适量●玉米粒80克●大米100克●盐2克

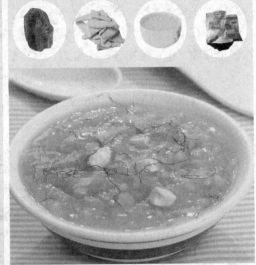

保健食疗 香蕉芦荟粥

【秘方来源】民间方

【制作方法】①大米泡发洗净；香蕉去皮，碾成糊状待用；芦荟洗净，切片。②锅置火上，注入清水，放入大米煮至米粒熟后，放入香蕉糊、芦荟。③改用小火，慢慢熬制成粥后，调入白糖入味，即可食用。

【性味归经】芦荟性味苦寒，入肺、大肠经。

【疗　　效】用于腮腺炎等症，有通血脉、抗炎之功效。

【用法用量】温热服用，每日1次。

【食用禁忌】不能过量食用。

【药粥解说】香蕉有润肺肠、通血脉、填精髓、解酒毒等功效。芦荟有清热通便、清肝除烦、抗炎，抗病原微生物、抗肿瘤、促进伤口愈合的功效。

【选取原料】大米100克●香蕉、芦荟各适量●白糖5克

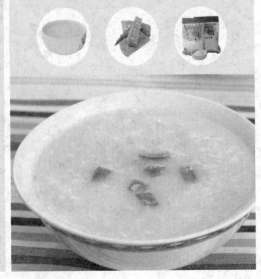

小儿麻疹

　　麻疹是一种由麻疹病毒引起的具有高度传染性的急性出疹性传染病，多发于冬春季，传染力极强，以体质娇嫩的婴幼儿为多见，本病治愈后可获终身免疫力。中医学认为，本病早期疹毒未透发，邪在肺卫，症状以表证为主，伴有咳嗽流涕，发热恶寒等症；到出疹期，疹毒外发，疹出高热，烦躁不宁；恢复时，疹毒渐尽，疹回热退，但会出现唇干舌燥、脉细等伤阴症状。由于麻疹的病理是由外邪引动疹毒外发，因此疹子出得越透，疹毒也就透得越净，是好的现象。

　　对于小儿麻疹患儿应早发现，及时隔离，及早治疗。因为对小儿麻疹患儿的良好护理有助于本病的恢复，并可减少并发症。给患儿护理时应勤翻身和擦洗皮肤，注意清洁口鼻，如果眼眵过多者，可用生理盐水或温开水轻轻擦洗，在出疹期应给予清淡易消化的食物，进入恢复期应及时适量添加营养丰富的食物。

保健食疗 五色大米粥

【秘方来源】民间方

【选取原料】绿豆、红豆、白豆、玉米、胡萝卜、大米、白糖各适量

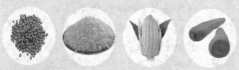

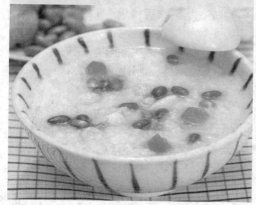

【制作方法】①大米、绿豆、红豆、白豆均泡发洗净；玉米洗净；胡萝卜洗净，切丁。②锅置火上，倒入清水，放入大米、绿豆、红豆、白豆，以大火煮开。③加玉米、胡萝卜同煮至浓稠状，加白糖拌匀即可。

【性味归经】绿豆味甘，性寒；入心、胃经。

【适用疗效】发汗透疹、祛湿益气。

【用法用量】温热服用，每日1次。

【药粥解说】绿豆有清热解毒、祛痘的作用。红豆有健脾止泻、利水消肿的功效。玉米有调中开胃、清湿热、利肝胆等功效。其合熬成粥，可健脾生津、祛湿益气。

保健食疗 香菜粥

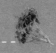

【秘方来源】《食粥养生与治病》

【选取原料】香菜20克●粳米50克●生姜、橘皮、食盐、味精适量

【制作方法】①香菜、生姜、橘皮切碎。②粳米煮粥。③粥将熟时，加入生姜、橘皮，吃时调入香菜。

【性味归经】香菜性温，味辛；归心、肺经。

【适用疗效】消食下气，发汗透疹。

【用法用量】温热服用，每日2次。

【食用禁忌】热毒壅盛所致的疹出不透者忌服食。

【药粥解说】香菜有发汗透疹、健脾开胃的功效。此粥味道香醇适口，对麻疹初期疹出不畅的患者，有透疹解表的功效。

保健食疗 银菊葛根粥

【秘方来源】《食疗百味》

【选取原料】金银花30克●杭菊花20克●葛根25克●粳米50克●冰糖适量

【制作方法】①金银花、杭菊花和葛根共煎，取汁去渣。②汁同粳米煮粥。③粥将熟时调入冰糖。

【性味归经】菊花性寒，味甘；归肺、肝经。

【适用疗效】清热解毒、佐以透疹。

【用法用量】温热服用，每日一两次。

【食用禁忌】适用麻疹初起期使用。

【药粥解说】银花有清热解毒的功效；菊花有散风热的功效；葛根有发表散邪、解肌退热、透发麻疹的功效，可治疗表邪外束、疹出不畅等症。三药合用，能清热解毒、发表透疹。

保健食疗 芦笋粥

【秘方来源】《粥谱》

【选取原料】芦笋30克●粳米50克

【制作方法】①煎芦笋，去渣取汁。②汁同粳米共煮粥。

【性味归经】芦笋性寒，味甘；归肺经。

【适用疗效】辛凉解表。

【用法用量】空腹食用，每日2次。

【食用禁忌】空腹食用。

【药粥解说】芦笋有清肺胃热、生津止渴、利小便的功效。经常食用，对心脏病、高血压、肝功能障碍等症有一定的疗效。粳米能提高人体免疫力，促进血液循环，预防高血压。芦笋汁与粳米合煮为粥，适用于小儿疹出不畅。

保健食疗 莲叶绿豆粥

【秘方来源】经验方

【选取原料】小米100克●绿豆50克●面芡20克●鲜莲叶2张●白糖适量

【制作方法】①取绿豆洗净熬煮。②莲叶、小米洗净后，一同入锅并加入白糖熬煮。③待粥将熟时，勾入面芡即可。

【性味归经】绿豆性寒，味甘；归心、胃经。

【疗　　效】有清热除湿之功效。

【用法用量】温热服用。

【食用禁忌】脾胃虚寒者忌服用。

【药粥解说】绿豆有清热解毒的作用。小米含有铁、维生素等营养成分。莲叶有去胃火、心火的功效。将莲叶、绿豆、小米熬为粥，能清热除湿。

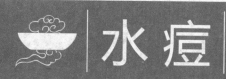

水痘

　　水痘是由水痘-带状疱疹病毒初次感染引起的急性传染病，且传染性很强，接触或飞沫均可传播，主要发生在婴幼儿，在冬春两季多发，容易在学校、幼儿园内引起流行。其潜伏期10～24天，起病较急，可有发热、头痛、咽痛、四肢酸痛、恶心、呕吐等症状。一般在发病后24小时出疹，皮疹首先发生在躯干，以后逐渐向头面部及四肢蔓延，整个病程为2周左右，临床上把水痘分为水痘轻证和水痘重证。该病为自限性疾病，病后可获得终身免疫，也可在多年后感染复发而出现带状疱疹。

　　小儿患有水痘后，在治疗上不要滥用抗生素和激素，可用抗病毒的药，如果伴有发热，可用退烧药。在护理上要防止抓破水疱和局部的皮肤，要给小孩剪短指甲，不能涂皮炎平等含有激素的软膏，如果水痘破溃可擦点紫药水防止感染。

保健食疗 香蕉菠萝薏苡仁粥

【秘方来源】经验方

【选取原料】香蕉、菠萝各适量●薏苡仁40克●大米60克●白糖12克

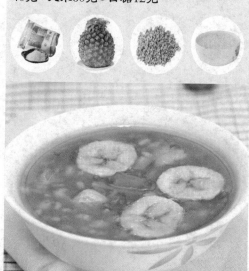

【制作方法】①大米、薏苡仁泡发洗净；菠萝去皮洗净，切块；香蕉去皮，切片。②锅置火上，注入清水，放入大米、薏苡仁用大火煮至米粒开花。③放入菠萝、香蕉，改小火煮至粥成，调入白糖入味，即可食用。

【性味归经】薏苡仁味甘淡，性凉；归脾、胃、肺经。

【适用疗效】健脾祛湿。

【用法用量】温热服用，每日1次。

【食用禁忌】孕妇忌用。

【药粥解说】薏苡仁具有健脾渗湿、清热排脓、除痹、利水的功能。香蕉有养阴润燥、生津止渴的功效。香蕉、菠萝、薏苡仁、大米合熬成粥，有健脾祛湿的功效，用于小儿水痘的治疗。

保健食疗 桃仁花生蛋粥

【秘方来源】经验方

【制作方法】①大米淘洗干净；鹌鹑蛋煮熟后去壳；核桃仁、花生米洗净。②锅置火上，注入清水，放入大米、花生米煮至五成熟。③再放入核桃仁煮至米粒开花，放入鹌鹑蛋，加白糖调匀，撒上葱花即可。

【性味归经】性味甘，温；归肾、肺、大肠经。

【适用疗效】清热除湿、散肿消毒。

【用法用量】温热服用，每日1次。

【药粥解说】核桃仁具有补气养血、润燥化痰、肿消毒等功效。花生有健脾益胃、益气养血、润肺止咳、通便滑肠的功效。其合熬成粥有清热除湿、散肿消毒的功效。

【选取原料】大米80克●核桃仁、花生米各10克●鹌鹑蛋2个●白糖、葱花适量

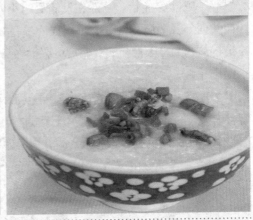

保健食疗 香甜苹果粥

【秘方来源】民间方

【制作方法】①大米淘洗干净，用清水浸泡；苹果洗净后切块；玉米粒洗净。②锅置火上，放入大米，加适量清水煮至八成熟。③放入苹果、玉米粒煮至米烂，放入冰糖熬融调匀，撒上葱花便可。

【性味归经】玉米性味甘平；入肝、胆、膀胱经。

【适用疗效】健脾去湿、用于水痘等症。

【用法用量】温热服用，每日1次。

【食用禁忌】不能过量食用。

【药粥解说】苹果有健脾养胃、润肺止咳、养心益气等效用。玉米粒有降血压、抗动脉硬化、延缓衰老等功效。大米有补中益气、健脾养胃功效。

【选取原料】大米100克●苹果30克●玉米粒20克●冰糖5克●葱花少许

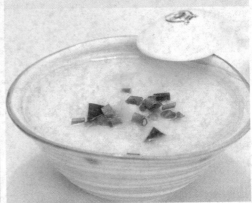

阳痿

阳痿是指青壮年男子，由于虚损、惊恐或湿热等原因，致使宗筋弛纵，引起阴茎萎软不举，或临房举而不坚的病症。阳痿的发病率占成年男子的50%左右，其原因可能是器质性病变或精神心理因素。一般来说，器质性病变引起的阳痿仅占10% ~ 15%，属于原发性阳痿，是阴茎在任何时候都不能勃起，可能是由生殖系统疾病、全身性疾病、药物因素、血管疾病等造成。由此可见，阳痿与勃起机制直接相关的神经、血管和内分泌疾病损伤均有联系。中医学认为，阳痿是由肾虚或是肾阳所致，应根据病因病机对症下药。

阳痿是可以预防的，平时要注意劳逸结合，过度的体力和脑力劳动，常会引起高级神经活动的功能障碍。平时要调整情绪，消除偶尔因房事失败而产生的恐惧心理，性生活应尽量放松，婚后房事也不宜过频。日常生活中还要力戒手淫和体外射精等不良习惯。

保健食疗 细辛枸杞粥

【秘方来源】民间方

【选取原料】细辛15克●枸杞子10克●大米50克●葱适量

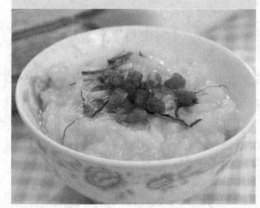

【制作方法】①大米洗净；细辛洗净；葱洗净切成葱花。②锅置火上，倒入清水，放入大米，煮至米粒开花，再加入枸杞子和细辛，转小火熬煮。③待粥煮至浓稠状，调入盐拌匀，撒上葱花。

【性味归经】枸杞子性平味甘；入肝、肾、肺经。

【疗　效】滋肾阳，补肾气。

【用法用量】温热服用，每日1次。

【药粥解说】细辛有解热、利尿、祛痰、镇痛的功效。枸杞子为茄科植物枸杞或宁夏枸杞的成熟果实，其常常被当作滋补调养和抗衰老的良药，能治疗虚劳津亏、腰膝酸痛、眩晕耳鸣、内热消渴、血虚萎黄、目昏不明等症。

保健食疗 猪脑粥 - - - - - - - - - -

【秘方来源】民间方

【制作方法】①大米淘净；猪脑用清水浸泡，洗净。将猪脑装入碗中，加入姜末、料酒，入锅中蒸熟。②锅中注水，下入大米，倒入蒸猪脑的原汤，熬至粥将成时，下入猪脑，再煮5分钟，调入盐、味精，撒上葱花。

【性味归经】猪脑性寒，味甘；归心、脑、肝、肾经。

【疗　　效】壮阳、补精血、益肝肾、暖腰膝。

【用法用量】温热服用，每日1次。

【药粥解说】猪脑含有丰富的矿物质，能补益虚劳、补骨髓。猪脑与大米合熬为粥，能益肝肾、补精血。适宜阳痿患者食用。

【选取原料】猪脑1个●大米100克●葱末、姜末、料酒、盐、味精各适量

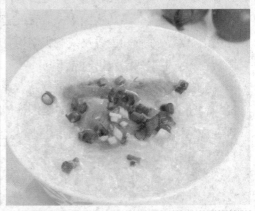

保健食疗 龙凤海鲜粥 - - - - -

【秘方来源】民间方

【制作方法】①蟹宰杀收拾干净、斩块，虾去头尾、脚，洗净开边，乳鸽宰杀洗净斩块，蚝仔洗净，葱切花，米淘洗干净备用。②砂锅中注水烧开，放入米煲成粥，加入蟹、乳鸽煮开，煲8分钟。③放入冬菜、姜丝、虾、蚝仔，撒上葱花、香菜末，加入调味料煮匀。

【性味归经】鸽子性温，味甘；入肺、肾经。

【适用疗效】壮阳、补精血。

【用法用量】温热服用，每日1次。

【药粥解说】蟹有补骨添髓、养筋接骨、滋肝阴的功效；乳鸽有滋补肝肾、补气血的功效；香菜有壮阳助兴功效。此粥有补气血、益精血的功效。

【选取原料】蟹2只●虾50克●乳鸽1只●蚝仔1只●冬菜●姜丝●香菜适量

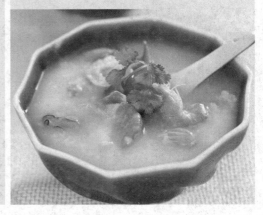

保健食疗 神仙粥

【秘方来源】《敦煌卷子》

【选取原料】山药、芡实、韭菜各30克●粳米50克

【制作方法】①山药、芡实捣碎。②韭菜切成细末。③三味与粳米同煮为粥。

【性味归经】山药性平，味甘；归脾、肺、肾经。

【适用疗效】益气强志，壮阳补虚。

【用法用量】空腹食用。

【食用禁忌】肝火旺者不宜服用。

【药粥解说】山药有健脾补虚、祛病健身的功效；芡实有补脾止泻的功效；韭菜有益肝、散滞导瘀的功效；其合熬为粥，能壮阳补肾，可治疗老年人腰膝冷痛、阳虚肾冷和泄泻等症。

保健食疗 巴戟粥

【秘方来源】民间方

【选取原料】羊肉50克●薏苡仁20克●巴戟天15克●大米50克

【制作方法】①巴戟天洗净，下入砂锅中，用水煎煮，去渣取汁。②羊肉洗净切成细粒；大米、薏苡仁淘洗干净备用。③羊肉、大米与薏苡仁一起放入锅中，加入药汁，熬煮成粥即可。

【性味归经】巴戟天性热，味甘辛；入肝、肾经。

【适用疗效】健脾和胃、补益脾肾。

【用法用量】温热服用，每日1次。

【食用禁忌】小便不利者忌服。

【药粥解说】巴戟有温补肾阳、祛除寒湿、强筋骨的功效。羊肉有补精血、益虚劳、补肾壮阳等功效。

保健食疗 肉苁蓉粥

【秘方来源】《本草纲目》

【选取原料】肉苁蓉15克●精羊肉100克●粳米50克●细盐少许●葱白2茎●生姜3片

【制作方法】①肉苁蓉煮烂去渣。②精羊肉切片加水煎数沸，待肉烂后再加水。③粥将熟时加入肉苁蓉汁及羊肉。④粥熟时加入细盐、生姜、葱白，稍煮。

【性味归经】肉苁蓉性温，味甘咸；入肾、大肠经。

【适用疗效】补肾助阳。

【用法用量】每日早晚温热服用。

【食用禁忌】夏季不宜服用。

【药粥解说】肉苁蓉粥能治疗慢性便秘，肾阳虚衰所致的遗精、早泄等症。

保健食疗 菟丝子粳米粥

【秘方来源】《粥谱》

【选取原料】菟丝子30～60克●粳米100克●白糖适量

【制作方法】①菟丝子洗净切碎，用水煎取汁去渣。②汁同米煮粥。③粥将熟时调入白糖。

【性味归经】菟丝子性平，味甘；入肝、肾经。

【适用疗效】养肝明目，补肾益精。

【用法用量】早晚服用。

【食用禁忌】需长期服用。

【药粥解说】菟丝子能滋补肝肾，是一味平补阴阳的良药，适用于肾阴虚或肾阳虚。菟丝子同粳米煮粥，能增强其补益脾胃的功效，适合肝肾脾胃不足的中老年人食用。

保健食疗 鹿角胶枸杞粥

【秘方来源】《本草纲目》

【选取原料】枸杞子30克●鹿角胶20克●粳米100克●生姜3片

【制作方法】①粳米、枸杞子和水共煮粥。②水沸后放入鹿角胶、生姜同煮为稀粥。

【性味归经】鹿角胶性温，味微甜；归肝、肾经。

【适用疗效】壮阳健肾，益精血。

【用法用量】每日2次空腹服用。

【食用禁忌】口干舌燥、发热者忌服。

【药粥解说】鹿角胶能补肾阳、生精血，适合肾阳不足、畏寒肢冷、月经过多者服用；枸杞子能滋肾补肝、抗衰老、抗动脉硬化。几味合为粥，有增强补脾养胃，补肾阳和益精血的功效。

保健食疗 雀儿药粥

【秘方来源】《太平圣惠方》

【选取原料】麻雀5只●菟丝子30克●覆盆子、枸杞子各15克●粳米100克●细盐、葱白和生姜各适量

【制作方法】①菟丝子、覆盆子、枸杞子共煎取汁去渣。②麻雀洗净用酒炒。③麻雀与粳米、汁共煮粥。④粥将熟时加入细盐、葱白和生姜。

【性味归经】麻雀性温，味甘；归肾，肝，膀胱经。

【适用疗效】益肝肾，补精血。

【用法用量】温热服用，每日2次。

【食用禁忌】发热者不宜服用。

【药粥解说】麻雀能壮阳益精、暖腰膝、缩小便；覆盆子有固摄肾气的功效。本药粥有益肝肾、补精血的功效。

保健食疗 淡菜韭菜粥

【秘方来源】民间方

【选取原料】淡菜、猪肉各50克●韭菜、白萝卜、糯米各100克●黄酒、胡椒粉、盐各适量

【制作方法】①萝卜切丝，猪肉切末；淡菜用热水浸软后放入碗中，加上黄酒、盐、白萝卜、猪肉，上笼至烂熟。②韭菜洗净切成段。③糯米入锅，加水，熬煮成粥时加入韭菜及蒸碗中的备料，再稍煮入味，撒上胡椒粉。

【性味归经】猪肉性甘味咸；入脾、胃、肾三经。

【适用疗效】益精血，补五脏。

【用法用量】温热服用，每日1次。

【食用禁忌】韭菜不能与牛肉同食。

【药粥解说】此粥可治疗阳痿等症。

保健食疗 羊肉锁阳大米粥

【秘方来源】民间方

【选取原料】羊肉、大米各50克●锁阳5克●料酒、生抽、姜末、味精、盐适量

【制作方法】①精羊肉洗净切片，用料酒、生抽腌渍；大米淘净泡好；锁阳洗净。②锅中注水，下入大米，大火煮开，下入羊肉、锁阳、姜末，转中火熬煮至米粒软散。③转小火熬煮成粥，调入盐、味精即成。

【性味归经】锁阳性温，味甘；入肝、肾、大肠经。

【适用疗效】固精止遗、补益肝肾。

【用法用量】温热服用，每日1次。

【食用禁忌】肝炎病人忌吃羊肉。

【药粥解说】此粥能强筋骨、补精血。

遗精

遗精是指无性交活动时的射精，是青少年常见的正常生理现象，约有80%未婚青年都有过这种现象。在睡眠做梦中发生遗精称为梦遗；在清醒状态下发生的遗精称为滑精。一般而言，性功能正常的成年男子每月有1～3次遗精属正常范围。但如果一周数次或一夜数次遗精，或一冲动精液就流出来，或已婚男子在正常性生活的情况下，仍然出现遗精，而且伴有精神萎靡不振，头晕眼花，失眠健忘，腰痛腿软等症，就为病理状态，是性功能障碍的一种表现。中医学认为，遗精主要有两方面的原因，一是肾虚封藏不固，二是精室受扰。

如果患有遗精，首先应意识到此症是一种生理现象，不要过分紧张。遗精时不要中途忍精，更不要用手捏住阴茎不使精液流出，以免败精贮留精宫，变生他病。遗精后不要受凉，更不要用冷水洗涤，以防寒邪乘虚而入，也不用烫水洗澡。

保健食疗 牛筋三蔬粥

【秘方来源】民间方

【选取原料】水发牛蹄筋、糯米各100克 ●胡萝卜、玉米粒、豌豆各20克

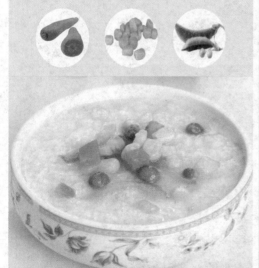

【制作方法】①胡萝卜洗净，切丁；糯米洗净；玉米粒、豌豆洗净；牛蹄筋洗净炖好切条。②糯米放入锅中，加适量清水，以旺火烧沸，下入牛蹄筋、玉米、豌豆、胡萝卜，转中火熬煮；改小火，熬煮至粥稠且冒气泡，调入盐、味精即可。

【性味归经】胡萝卜性平，味甘；入肝、肺、脾、胃经。

【适用疗效】补肾固摄，缩尿止遗。

【用法用量】温热服用，每日1次。

【药粥解说】牛蹄筋有强筋壮骨之功效。豌豆能益中气、止泻痢、利小便。胡萝卜能健脾消食、补肝明目、降气止咳。此粥能强筋壮骨、补肾止遗。

保健食疗 猪肚槟榔粥

【秘方来源】民间方

【制作方法】①大米淘净，浸泡半小时至发透；猪肚洗净切条；白术、槟榔洗净。②锅中注水，放入大米，旺火烧沸，下入猪肚、白术、槟榔、姜末，转中火熬煮。③待粥将成时，调入盐、鸡精，撒上葱花。

【性味归经】猪肚性微温，味甘；入脾、胃经。

【用法用量】温热服用，每日1次。

【药粥解说】猪肚有补虚损、健脾胃的功效。白术有健脾益气、燥湿利水功效。槟榔有杀虫、破积、下气、行水的功效。其合熬为粥，具有补脾益气的功效。

【选取原料】白术10克●槟榔10克●猪肚80克●大米120克

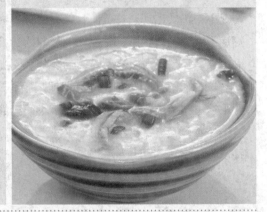

保健食疗 猪腰枸杞粥

【秘方来源】民间方

【制作方法】①猪腰洗净去腰臊，切花刀；白茅根洗净切段；枸杞洗净；大米泡好洗净。②大米放入锅中，加水，旺火煮沸，下入白茅根、枸杞子，中火熬煮。③米粒开花时放入猪腰，转小火，待猪腰变熟，加盐、鸡精，撒上葱花。

【性味归经】猪腰性平，味咸；归肾经。

【适用疗效】保肝护肾，固肾涩精。

【用法用量】早、晚餐食用。

【食用禁忌】高胆固醇者忌食。

【药粥解说】猪腰有补肾、强腰、益气的功效，可治疗肾虚所致的腰酸痛，肾虚遗精等症；枸杞子能治疗虚劳津亏、腰膝酸痛等症；白茅根有清热、利尿、凉血、止血的功效。此粥能固精止遗。

【选取原料】猪腰80克●枸杞子10克●白茅根15克●大米120克●盐、鸡精、葱花适量

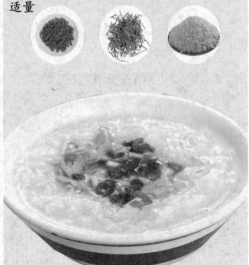

保健食疗 鸭肉菇杞粥

【秘方来源】民间方

【选取原料】鸭肉80克●冬菇30克●枸杞子10克●大米120克

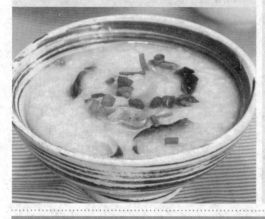

【制作方法】①大米淘净；冬菇洗净切片；枸杞子洗净；鸭肉洗净切块，用料酒、生抽腌制。②油锅烧热，放入鸭肉过油盛出；锅加清水，放入大米旺火煮沸，下入冬菇、枸杞子，转中火熬煮至米粒开花。③下入鸭肉，将粥熬煮至浓稠，调入盐、味精，撒上葱花。

【性味归经】鸭肉性平，味咸；入肺、胃、肾经。

【适用疗效】滋补肝肾。

【用法用量】温热服用，每日1次。

【食用禁忌】感冒患者不宜食用。

【药粥解说】鸭肉有滋补、养胃、补肾、除病热骨蒸、消水肿、止热痢、止咳化痰的功效。冬菇有补肝肾、健脾胃功效。此粥能滋补肝肾、涩精止遗。

保健食疗 枸杞鸽粥

【秘方来源】民间方

【选取原料】枸杞子50克●黄芪30克●乳鸽1只●大米80克盐、鸡精、胡椒粉、葱花适量

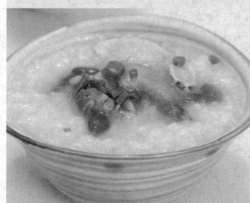

【制作方法】①枸杞子、黄芪洗净；大米淘净；鸽子洗净斩块，用料酒、生抽腌制，炖好。②大米放入锅中，加适量清水，旺火煮沸，下入枸杞子、黄芪；中火熬煮至米开花。③下入鸽肉熬煮成粥，调入盐、鸡精、胡椒粉，撒葱花。

【性味归经】枸杞子性平，味甘；入肝、肾、肺经。

【适用疗效】补益脾肾、固精止遗。

【用法用量】早、晚餐食用。

【食用禁忌】脾虚泄泻者忌食。

【药粥解说】鸽肉有滋肾益气、祛风解毒、补气虚、益精血、暖腰膝、利小便、补肾、生机活力的功效。黄芪有补气固表、利水退肿等功效。两味与鸽肉合熬为粥，能补益肝肾、涩精止遗。

保健食疗 山茱萸粥

【秘方来源】《粥谱》

【选取原料】山茱萸10克●粳米50克●白糖适量

【制作方法】①山茱萸洗净去核与粳米煮粥。②粥将成时调入适量白糖。

【性味归经】山茱萸性微温，味酸；入肝、肾二经。

【适用疗效】涩精止遗、补益肝肾。

【用法用量】每日2次服食。

【食用禁忌】山茱萸需去核，邪气未尽者忌用。

【药粥解说】山茱萸能滋补肝肾、收敛固涩；粳米能和中健脾。山茱萸粥中调入白糖，可以增强山茱萸滋补肝肾的功效，还能使粥酸甜可口，宜于服用。

保健食疗 山药芡实粥

【秘方来源】《寿世保元》

【选取原料】山药、芡实、粳米各30克●香油、食盐适量

【制作方法】①山药去皮切块，芡实打碎。②山药、芡实与粳米煮粥。③粥后加入香油、食盐。

【性味归经】山药性平，味甘；归脾、肺、肾经。

【适用疗效】固精止遗，除湿止带。

【用法用量】每晚温热服用。

【食用禁忌】湿热者不宜服用。

【药粥解说】山药能健脾益肾，涩精止遗；芡实是治疗涩精、止带、缩尿的良药；山药芡实粥不仅味美可口，还能共奏健脾固肾、收敛固涩的功效。

保健食疗 韭子粥

【秘方来源】《千金翼方》

【选取原料】韭菜子15克●粳米50克●细盐适量

【制作方法】①用文火将韭菜子炒熟。②韭菜子、粳米共煮粥。③粥煮熟时调入细盐。

【性味归经】韭菜子性甘，味辛；入肝、脾、肾、胃四经。

【适用疗效】补肾助阳，暖脾胃。

【用法用量】温热服用，每日2次。

【食用禁忌】阴虚内热者不宜食用。

【药粥解说】韭菜子有温补肾阳、固精止遗功效；粳米能补中益气、健脾和胃。此粥对治疗由肾阳虚弱所致的遗精、阳痿等病症有良好的效果。

保健食疗 绿豆樱桃粥

【秘方来源】民间方

【选取原料】绿豆50克●樱桃75克●大米200克●白糖少许

【制作方法】①绿豆泡洗；樱桃择洗干净，切成碎块。②大米洗净，与泡好的绿豆一同放入锅中，加适量水。③置旺火上煮至水沸后，转微火熬至黏稠，拌入樱桃、白糖。

【性味归经】绿豆性寒，味甘；入心、胃经。

【适用疗效】健脾补肾、固精止遗。

【用法用量】每日1次。

【食用禁忌】发热、哮喘不宜多食。

【药粥解说】樱桃对脾虚腹泻、肾虚腰疼、遗精有一定的疗效。

早泄

　　所谓早泄，是指在性交时阴茎未插入阴道或刚插入之后，立即出现射精现象，致使阴茎立即软缩，性生活不能继续进行下去。早泄是一种性功能障碍类疾病，但偶尔出现一次或数次射精过早不能认为是病态。早泄根据其发病的原因可以分为器质性早泄和功能性早泄两大类，真正由于器质性病变引起的早泄极为少见，绝大多数是属于功能性早泄。如果早泄长期得不到彻底的治疗，可能会导致阳痿。中医学认为，早泄与心、肝、肾三脏功能失调有关。

　　平时生活要有规律，积极参加体育锻炼，平时多跑步，多运动，以提高身心素质，增强意念控制能力。更应建立美满、健康、和谐的家庭环境，注意夫妻之间的相互体贴、配合，一旦出现早泄不可相互责备、埋怨，而应找出原因，共同配合治疗。

保健食疗 苁蓉羊肉粥

【秘方来源】《药性论》

【选取原料】肉苁蓉30克●羊肉200克●粳米、葱白、生姜、食盐各适量

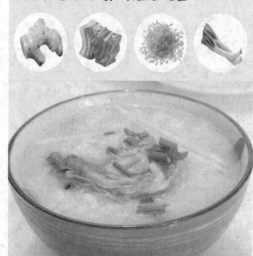

【制作方法】①煎煮肉苁蓉，取汁去渣。②粳米、羊肉同药汁共煮。③粥将熟时加入盐、生姜、葱白。

【性味归经】肉苁蓉性温，味甘酸咸；入肾、大肠、脾、肝、膀胱经。

【疗　　效】补肾助阳，温肾补虚，壮阳暖脾。

【用法用量】每日早晚温热服用，5～7天为一个疗程。

【食用禁忌】夏季不宜服用。

【药粥解说】肉苁蓉能补肾壮阳、填精益髓、润肠通便、延缓衰老。其与甘温能益气补虚、温中暖下的羊肉合煮为粥，能增强补肾益精的功效。

保健食疗 芡实茯苓粥

【秘方来源】《摘元方》

【选取原料】芡实15克●茯苓10克●大米100克

【制作方法】①芡实、茯苓捣碎。②加适量的水，将芡实、茯苓煎至软烂。③加入大米煮成粥。

【性味归经】茯苓性平；味甘；归心、肺、脾经。

【适用疗效】补脾益气。

【用法用量】每日食用多次。

【食用禁忌】需连续服用数日。

【药粥解说】芡实有补中、除暑疾、益精气等功效，能治疗遗精等病症；茯苓有健脾、安神、镇静、利尿，提升免疫力的功效。此粥有补脾益气的功效，适用于阳痿、早泄等症。

保健食疗 海米粥

【秘方来源】《本草纲目》

【选取原料】海米30克●粳米100克●盐、味精各适量

【制作方法】①浸泡海米。②海米与粳米共煮粥。③粥将熟时加入适量盐、味精。

【性味归经】海米性温味甘；归肝、肾经。

【适用疗效】补肾兴阳，强精益气。

【用法用量】早、晚餐服用。

【食用禁忌】阴虚火旺者不宜服用。

【药粥解说】海米有壮阳、补肾、益精的功效。海米与粳米为粥，可以壮阳补肾、补血通乳，适用于肾虚腰痛、早泄、阳痿等症。

保健食疗 羊骨粳米粥

【秘方来源】《养生食谱》

【选取原料】羊骨500克●粳米100克●姜、盐各适量

【制作方法】①羊骨洗净切碎，煎取浓汁。②汤同粳米煮粥。③粥熟时入姜、盐。

【性味归经】羊骨性温味甘；入脾、肾经。

【适用疗效】补肾壮阳。

【用法用量】早晚服用。

【食用禁忌】感冒发热期间不宜服用。

【药粥解说】羊骨有补肾壮骨、温中止泻的功效。粳米有健脾和胃的功效。姜有温胃散寒的功效。羊骨与粳米合煮为粥，可补肾壮阳，适用于早泄等症。

保健食疗 龙骨粥

【秘方来源】《千金翼方》

【选取原料】锻龙骨20克●粳米150克●红糖适量

【制作方法】①龙骨捣碎，煎煮1小时，去渣取汁。②龙骨汁、糯米、适量红糖和600克水共煮粥。

【性味归经】龙骨性平，味甘涩；归心、肝、肾经。

【适用疗效】镇心安神，收敛固涩。

【用法用量】早晚温热空腹服用。

【食用禁忌】有湿热、实邪者忌服。

【药粥解说】龙骨有镇心安神、敛汗固精、止血涩肠、生肌敛疮的功效；糯米有补虚、补血、健脾暖胃的功效。龙骨与糯米合煮为粥，可用于治疗遗精以及产后虚汗不止、自汗、崩漏等症。

慢性前列腺炎

　　慢性前列腺炎是成年男性泌尿系常见的疾病。它包括慢性细菌性前列腺炎和非细菌性前列腺炎两类，导致该病的病菌有大肠杆菌、葡萄球菌、克雷伯菌、链球菌、白喉杆菌等。该病多数是一种病原菌感染，少数为混合感染。慢性前列腺炎经常与尿道炎、精囊炎同时发作，其临床上主要表现为排尿不适或有灼热感，或有尿频、尿急、尿痛等症状，大便时尿道可能有白色分泌物滴出，同时还伴有腰腿部酸痛，小腹及会阴坠胀不适等症状。中医学认为，慢性前列腺炎多是因身体虚弱，肾气不足或者有嗜烟酒之习所致。

　　慢性前列腺炎是可以预防的，只要平时养成良好的生活习惯，如养成不憋尿的习惯，节制性生活，生活中遇到压力时应放松，洗温水澡，注意个人卫生等。

保健食疗 毛豆香菇山药粥

【秘方来源】民间方

【选取原料】毛豆、香菇各适量●山药30克●白米100克●白糖9克

【制作方法】①山药去皮洗净，切块；白米洗净；毛豆洗净；香菇洗净，切条。
②锅内注水，放入白米，用大火煮至米粒开花，放入山药、毛豆、香菇。
③改用小火煮粥至能闻见香味时，放入白糖调味，即可食用。

【性味归经】毛豆味甘、性平，入脾、大肠经。

【适用疗效】祛瘀毒，清湿热。

【用法用量】温热服用，每日1次。

【药粥解说】毛豆有健脾宽中、润燥消水、清热解毒、益气的功效。山药具有健脾、补肺、固肾、益精等多种功效。毛豆、香菇、山药、大米合熬成粥，有祛瘀毒、清湿热之功效。

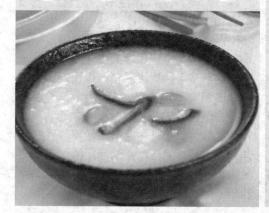

保健食疗 白花蛇舌草粥

【秘方来源】经验方

【选取原料】白花蛇舌草80克●薏苡仁50克●菱粉40克

【制作方法】①煎白花蛇舌草，去渣取汁。②加薏苡仁煮至其裂开。③加菱粉煮熟。

【性味归经】白花蛇舌草性寒，味甘淡；归胃、大肠、小肠经。

【适用疗效】清热解毒，健脾利水。

【用法用量】每日2次温热服用。

【食用禁忌】脾胃虚寒及阴疽者忌服。

【药粥解说】白花蛇舌草能清热解毒、利水通淋；薏苡仁能健脾渗湿、调和药性。三味药共用有利水通淋、防癌抗癌的功效，适用于前列腺癌的防治。

保健食疗 通草粥

【秘方来源】《养老奉亲书》

【选取原料】小麦250克●通草30克

【制作方法】①小麦去壳，通草研末。②小麦、通草末加适量水煮成粥。

【性味归经】通草性平，味甘淡；归肺、胃经。

【适用疗效】养心益肾，清热利尿。

【用法用量】分3次服用。

【食用禁忌】体弱的人不宜服用。

【药粥解说】通草有清热利尿、通气下乳的功效，小麦有养心、益肾、和血、健脾的功效。通草与小麦合煮为粥，能养心益肾、清热利尿，可用来治疗老年人前列腺肥大症。

保健食疗 西瓜解暑粥

【秘方来源】民间方

【选取原料】西瓜100克●糯米60克●红、绿樱桃罐头各适量●冰糖少量

【制作方法】①取糯米洗净熬煮。②加入洗净的西瓜，樱桃与糯米同煮。③加入冰糖煮沸即可。

【性味归经】西瓜性寒，味甘；归胃、膀胱经。

【适用疗效】清热解毒。

【用法用量】温热服用。

【食用禁忌】不宜过量服用。

【药粥解说】西瓜有开胃口、助消化、解渴生津、利尿、去暑疾、降血压、滋补身体的妙用。西瓜、樱桃、糯米合熬为粥，有清热解毒的功效。

保健食疗 淡竹叶粥

【秘方来源】《太平圣惠方》

【选取原料】淡竹叶15克●粳米50克●冰糖适量

【制作方法】①淡竹叶洗净，加水煎汤去渣。②汤与粳米煮粥。③调入冰糖。

【性味归经】淡竹叶性寒，味甘淡；归心、胃、小肠经。

【适用疗效】清热解毒，利尿通淋。

【用法用量】每日早晚温热服用。

【食用禁忌】脾胃虚弱者应少量服用。

【药粥解说】淡竹叶为禾本科多年生草本植物淡竹叶的叶子，有清热除烦，利小便的功效。其与补中益气、健脾养脏的粳米合煮为粥，可以用来治疗口疮尿赤、前列腺增生症的湿热下注、小便淋漓涩痛、排出不畅、小腹满胀、口苦心烦等症。

肥胖

　　肥胖是由于先天禀赋因素、过食少劳以及久卧久坐等引起的以气虚痰湿偏盛为主，并伴有头晕乏力、少动气短、神疲懒言等症状的一类病症。早在汉代以前，《素问》中载有"久卧伤气、久坐伤肉"，那时人们就认识到肥胖容易引起消渴、中风、胸痹心痛等病症，甚至会影响到人的寿命。当今社会，饮食过于精细、饮食不规律等问题容易引起肥胖，严重影响了人们的正常生活及身体健康。中医学认为，肥胖的病位主要在脾与肌肉，但与肾气虚衰关系密切，可兼见心肺气虚及肝胆疏泄失调；实以痰浊膏脂为主，兼有水湿、淤血、气滞等。其按病症可以分为胃热滞脾、脾虚不运、痰浊内盛、脾肾阳虚、气滞血瘀等类型，应针对不同类型加以治疗。应充分摄取钙质和帮助缓解便秘的纤维质，摄取促进脂肪和糖代谢的B族维生素。不要摄取让身体寒冷的食物，少摄入盐。

保健食疗 莱菔子大米粥

【秘方来源】民间方

【选取原料】大米100克●莱菔子5克●陈皮5克●白糖适量

【制作方法】①陈皮切成小块。②煮大米至米粒开花。③放入莱菔子、陈皮，粥煮成后调入白糖。

【性味归经】莱菔子性辛，味甘；入脾、胃、肺经。

【适用疗效】排毒瘦身。

【用法用量】温热服用，每日1次。

【食用禁忌】气虚无食积，痰带者要慎用。

【药粥解说】莱菔子能消食除胀、降气化痰。可用来治疗饮食停滞、脘腹胀痛、大便秘结等症。陈皮有理气健脾、调中、燥湿、化痰的功效。经常食用此粥，有排毒瘦身的功效。

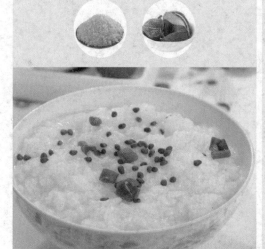

绿豆莲子百合粥

【保健食疗】

【秘方来源】经验方

【制作方法】①大米、绿豆均泡发洗净；莲子去芯洗净；红枣、百合均洗净切片；葱洗净切花。②锅置火上，倒入清水，放入大米、绿豆、莲子一同煮开。③加入红枣、百合同煮至浓稠状，调入白糖，撒上葱花。

【性味归经】莲子性平，味甘；入脾、肾、心经。

【适用疗效】排毒瘦身。

【用法用量】每日服用1次。

【食用禁忌】素体虚寒者不宜多食。

【药粥解说】绿豆能清热解毒、消暑除烦、利水消肿；百合能润肺、清火、安神；莲子能强心安神、滋养补虚、止遗涩精。几味合熬为粥，能清热解毒，排毒瘦身。

【选取原料】绿豆40克●大米50克●莲子、百合、红枣、葱、白糖各适量

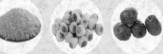

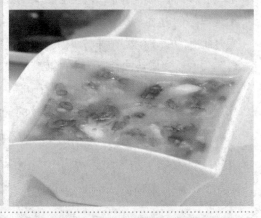

玉米须荷叶葱花粥

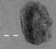

【保健食疗】

【秘方来源】经验方

【制作方法】①荷叶熬汁。②大米煮至浓稠时加入荷叶汁、玉米须同煮片刻，调入盐拌匀，撒上葱花。

【性味归经】荷叶性平，味苦，入心、肝、脾经。

【疗　　效】解暑热、减肥胖。

【用法用量】每日2次，可早晚服用。

【食用禁忌】空腹食用。

【药粥解说】玉米须有利尿、平肝、利胆的功效；荷叶清香升散，有消暑利湿、健脾升阳、散瘀止血的功效。中国自古以来就把荷叶奉为瘦身的良药，因为荷花的根和叶有单纯利尿、通便的作用。二味与大米合煮为粥，能减肥。

【选取原料】玉米须、鲜荷叶各适量●大米80克●葱花、盐各适量

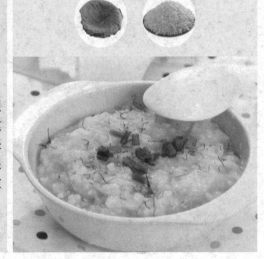

保健食疗 燕麦枸杞粥

【秘方来源】经验方

【选取原料】燕麦片50克●枸杞子10克●大米100克●白糖适量

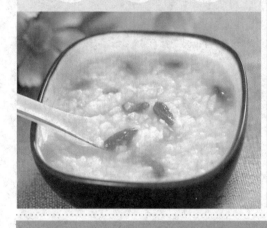

【制作方法】①枸杞子、燕麦片泡发后，洗净。②燕麦片、大米、枸杞子一起入锅，加水煮半小时至成粥。调入白糖，煮至糖溶化即可。

【性味归经】枸杞子性平味甘；入肝、肾、肺经。

【适用疗效】益气补血，减肥塑身。

【用法用量】早晚餐服用。

【食用禁忌】燕麦不能过量食用。

【药粥解说】燕麦中含有丰富的维生素、叶酸，可以改善血液循环，缓解生活与工作带来的压力；此外还含有钙、磷、铁等矿物质，有预防骨质疏松、促进伤口愈合、防止贫血的功效。燕麦片属低热食品，食后易产生饱腹感，长期食用具有减肥的功效。

保健食疗 绿茶乌梅粥

【秘方来源】经验方

【选取原料】绿茶5克●乌梅5克●大米80克●青菜、姜、红糖、盐适量

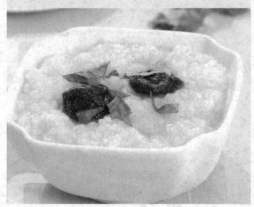

【制作方法】①大米泡发，洗净后捞出；生姜去皮，洗净切丝，与绿茶一同加水煮，取汁待用；青菜洗净，切碎。②锅置火上，加入清水，倒入姜汁茶，放入大米，大火煮开。③加入乌梅肉同煮至浓稠，放入青菜煮片刻，调入盐、红糖拌匀。

【性味归经】乌梅性味酸涩、平，入肝、脾、肺、大肠经。

【适用疗效】排毒养颜，瘦身。

【用法用量】温热服用，每日1次。

【食用禁忌】湿热型菌痢患者忌用。

【药粥解说】乌梅有止泻痢、止咳的功效。绿茶有提神清心、清热解暑、消食化痰、去腻减肥、清心除烦等功效。此粥能排毒养颜，生津止渴，减肥塑身。

保健食疗 麻仁葡萄粥

【秘方来源】民间方

【制作方法】①大米泡发半小时；青菜切丝。②大米煮开。③加入麻仁、葡萄干同煮至米开花，放入青菜煮至浓稠状，调入盐。

【性味归经】麻仁性平，味甘；入脾、胃、大肠经。

【适用疗效】润燥通肠，补益滋润。

【用法用量】温热服用，每日1次。

【药粥解说】麻仁具有润燥滑肠、利水通淋、活血祛风的功效；主治肠燥便秘、水肿、脚气、热淋、皮肤风痹、月经不调、疮癣、丹毒。麻仁与葡萄共熬为粥能补中益气，滋润五脏，治大肠热，便秘，长期服用，能减肥塑身。

【选取原料】麻仁10克●葡萄干20克●青菜30克●大米100克●盐适量

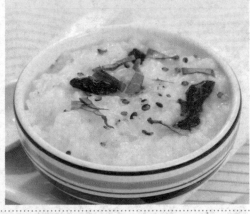

保健食疗 枸杞茉莉花粥

【秘方来源】民间方

【制作方法】①大米浸泡半小时；茉莉花、枸杞子均洗净。②锅内加入适量清水，放入大米，煮开。③加入枸杞子同煮片刻，再小火煮至浓稠状，撒上茉莉花，调入盐即可。

【性味归经】枸杞子性味甘平，入肝、肾、肺经。

【疗　　效】清肝明目，生津止渴，降脂减肥。

【用法用量】每日服用2次。

【食用禁忌】感冒发热者不宜服用。

【药粥解说】枸杞子有滋肾补肝、养血明目的功效；茉莉花有减肥、预防蛀牙和肠道疾病等功效。枸杞子与茉莉花同煮为粥，能排毒瘦身。

【选取原料】茉莉花、枸杞子、盐各适量●青菜10克●大米80克

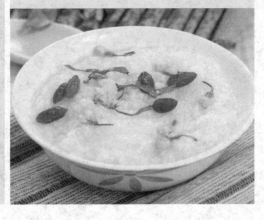

保健食疗 银耳山楂粥

【秘方来源】经验方

【选取原料】银耳30克●山楂20克●大米80克●白糖3克

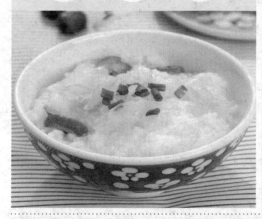

【制作方法】①大米洗净备用；银耳泡发洗净切碎；山楂洗净切片。②锅置火上，放入大米，倒入适量清水煮至米粒开。③放入银耳、山楂同煮片刻，待粥至浓稠状时，调入白糖。

【性味归经】山楂味酸、甘；入脾、胃、肝经。

【适用疗效】降脂减肥。

【用法用量】温热服用，每日1次。

【食用禁忌】风寒咳嗽者慎食。

【药粥解说】银耳有滋阴润燥、益气养胃、增强抵抗力、护肝的功效，可用来治疗因肺胃阴虚所致的干渴、便秘等症；山楂可治疗肥胖症、维生素C缺乏病、病毒性肝炎等症。银耳、山楂与补脾和胃的大米共熬为粥，降脂减肥。

保健食疗 冬瓜银杏高汤粥

【秘方来源】经验方

【选取原料】冬瓜25克●银杏20克●姜末少许●大米100克●高汤半碗●盐、胡椒粉、葱花各适量

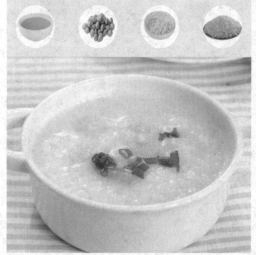

【制作方法】①银杏去壳、皮，洗净；冬瓜去皮洗净泡发；葱洗净切花。②锅置火上，注入水后，放入大米、银杏，用旺火煮至米粒完全开花。③放入冬瓜、姜末，倒入高汤，改用文火煮至粥成，调入盐、胡椒粉入味，撒上葱花。

【性味归经】冬瓜味甘淡；入肺、大肠、小肠、膀胱经。

【适用疗效】降低血脂，排毒瘦身。

【用法用量】温热服用，每日2次。

【食用禁忌】脾胃虚弱、肾脏虚寒、久病滑泄及阳虚肢冷者忌食。

【药粥解说】银杏果能延缓衰老、美容养颜。冬瓜有降血压、保护肾脏、减肥降脂、美容养颜、消热祛暑的功效。经常食用此粥能排毒养颜，减肥塑身。

保健食疗 五色冰糖粥

【秘方来源】经验方

【制作方法】①大米泡发洗净；玉米粒、胡萝卜丁、青豆洗净；香菇丁泡发洗净。②锅置火上，注水后，放入大米、玉米粒，用大火煮至米粒绽开。③放入香菇丁、青豆、胡萝卜丁，煮至粥成，调入冰糖煮至融化。

【选取原料】嫩玉米粒、香菇丁、青豆、胡萝卜、冰糖各适量●大米80克

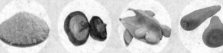

【性味归经】青豆性平，味甘；入脾、大肠经。

【适用疗效】健脾宽中，润燥消水，排毒瘦身。

【用法用量】每日服用1次。

【食用禁忌】患有严重肝病者忌服。

【药粥解说】胡萝卜有益肝明目、利膈宽肠、健脾除疳的功效。玉米能刺激胃肠蠕动、加速粪便排泄。此粥色泽诱人，香甜可口，长期食用能减肥塑身。

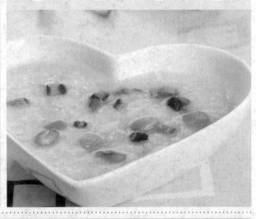

保健食疗 南瓜粥

【秘方来源】经验方

【制作方法】①南瓜去皮、瓤，洗净切条状；大米洗净备用。②大米、南瓜与水大火煮开。③转小火煮至南瓜熟透、米粒软烂，调入白糖。

【选取原料】南瓜50克●大米15克●白砂糖20克

【性味归经】南瓜性温味甘；入脾、胃经。

【适用疗效】降低血糖，减肥养颜。

【用法用量】早晚餐温热服用。

【食用禁忌】不宜与羊肉、虾同食。

【药粥解说】南瓜中含有维生素A、微量元素钴和果胶，有解毒、保护胃黏膜、助消化、防治糖尿病、降低血糖、消除致癌物质、促进生长发育、减肥养颜等功效。其与大米煮粥，其香甜可口、营养丰富、长期服用，能降低血糖，减肥养颜。

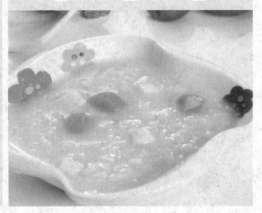

保健食疗 白菜玉米粥

【秘方来源】经验方

【选取原料】白菜100克●玉米糁50克●芝麻、盐、味精适量

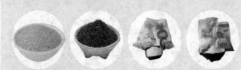

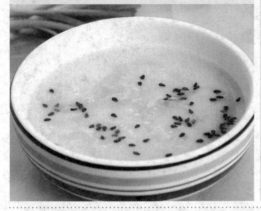

【制作方法】①大白菜洗净切丝；芝麻洗净。②锅置火上，注入清水烧沸后，边搅拌边倒入玉米糁。③放入大白菜、芝麻，用小火煮至粥成，调入盐、味精即可。

【性味归经】芝麻性平，味甘；入脾、肺、大肠经。

【适用疗效】通常润便，降脂减肥。

【用法用量】早晚餐服用。

【食用禁忌】气虚胃寒者不宜多食。

【药粥解说】芝麻能改善血液循环，促进新陈代谢。白菜能润肠、排毒。玉米有调中开胃、益肺宁心、清湿热、利肝胆、延缓衰老等功效。白菜、芝麻、玉米合熬为粥，其香味扑鼻，长期食用能排毒养颜、润肠通便、减肥塑身。

保健食疗 香蕉玉米粥

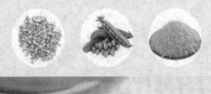

【秘方来源】经验方

【选取原料】香蕉、玉米粒、豌豆、冰糖各适量●大米80克

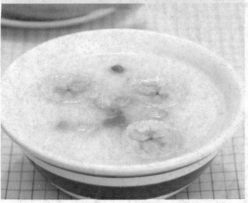

【制作方法】①大米泡发洗净；香蕉去皮，切片；玉米粒、豌豆洗净。②锅置火上，注入清水，放入大米，用大火煮至米粒开。③放入香蕉、玉米粒、豌豆、冰糖，用小火煮至粥成。

【性味归经】玉米性平，味甘；入肝、胆、膀胱经。

【适用疗效】排毒瘦身，润肠通便。

【用法用量】早晚餐服用。

【食用禁忌】脾胃虚寒者慎食。

【药粥解说】香蕉有"快乐水果"之称，有止烦渴、润肺肠等功效。玉米能调中开胃、益肺宁心。豌豆有润肤、补中益气、利小便的功效。冰糖有补中益气，和胃润肺的功效。此粥香甜可口，有润肠通便、排毒养颜的功效。

保健食疗 哈密瓜玉米粥

【秘方来源】经验方

【制作方法】①大米洗净；哈密瓜去皮，切块；玉米粒、枸杞子洗净；葱洗净切花。②锅置火上，注入清水，放入大米、枸杞子、玉米，用大火煮至米粒绽开后，放入哈密瓜块同煮。③放入冰糖煮至粥成后，撒上葱花。

【性味归经】枸杞子性平味甘；入肝、肾、肺经。

【适用疗效】清热止渴，降脂减肥。

【用法用量】早晚餐服用。

【食用禁忌】脾胃虚寒者慎食。

【药粥解说】哈密瓜有"瓜中之王"的美称，有利小便、止渴、除烦热、防暑气等功效。枸杞子有滋补肝肾、益精明目、抗衰老、美容的功效，可用来治疗烦热、盗汗、视力疲劳等症。

【选取原料】哈密瓜、嫩玉米粒、枸杞子、葱花各适量●大米80克

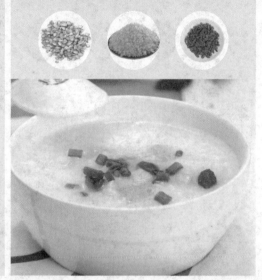

保健食疗 玉米红豆薏苡仁粥

【秘方来源】经验方

【制作方法】①大米、薏苡仁、红豆均泡发洗净；玉米粒洗净。②锅置火上，倒入适量清水，放入大米、薏苡仁、红豆，以大火煮至开花。③加入玉米粒煮至浓稠，调入盐拌匀即可。

【性味归经】红豆性平味甘；入心、小肠经。

【适用疗效】利水消肿，降脂减肥。

【用法用量】温热服用，每日1次。

【食用禁忌】遗尿、糖尿病患者忌食。

【药粥解说】红豆有补血、利尿、消肿、清心养神、健脾益肾、强化体力、增强抵抗力等功效，对瘦腿有很好的疗效。薏苡仁能治疗湿痹、水肿等症。薏苡仁、红豆、玉米合熬为粥，其清淡可口，有减肥的功效。

【选取原料】薏苡仁40克●大米60克●玉米粒、红豆各30克●盐适量

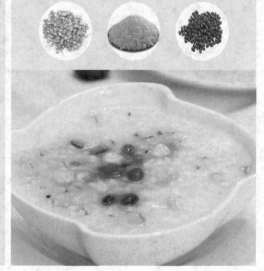

保健食疗 萝卜橄榄粥

【秘方来源】经验方

【选取原料】糯米100克●猪肉80克●白萝卜、胡萝卜各50克●橄榄20克●盐、味精、葱花各适量

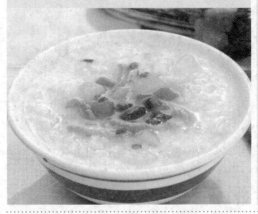

【制作方法】①白萝卜、胡萝卜均洗净，切丁；猪肉洗净切丝；橄榄冲净；糯米淘净。②锅中注水，下入糯米和橄榄煮开，改中火，放入胡萝卜、白萝卜煮至粥稠。③下入猪肉熬制成粥，调入盐、味精，撒上葱花。

【性味归经】橄榄性平，味甘；入肺、胃经。

【适用疗效】明目增视，润肠通便。

【用法用量】温热服用，每日1次。

【食用禁忌】脾胃虚弱者忌服。

【药粥解说】胡萝卜有"小人参"之称，能降糖降脂、清肺利咽。白萝卜能下气消食，除痰润肺，利大小便。糯米有健脾暖胃的功效。此粥营养丰富，能行气止痛，适合痰浊内盛肥胖者服用。

保健食疗 胡萝卜菠菜粥

【秘方来源】经验方

【选取原料】大米100克●菠菜50克●胡萝卜50克●盐、味精适量

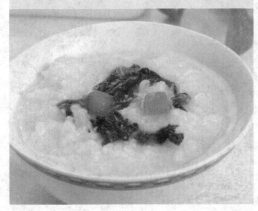

【制作方法】①大米泡发洗净；菠菜洗净；胡萝卜洗净切丁。②锅置火上，放入适量清水后，放入大米，用大火煮至米粒开。③放入菠菜、胡萝卜丁，改用小火煮至粥成，调入盐、味精。

【性味归经】胡萝卜性平，味甘；入肝、肺、脾、胃经。

【适用疗效】排毒瘦身，益肝明目。

【用法用量】温热服用，每日1次。

【食用禁忌】胡萝卜不宜过量食用。

【药粥解说】菠菜含有蛋白质、脂肪、碳水化合物、维生素、铁、钾等营养成分，有养血、止血、平肝、润燥的功效；胡萝卜有益肝明目、利膈宽肠功效。菠菜、胡萝卜合熬为粥，能降糖降脂，减肥塑身。

保健食疗 芹菜红枣粥

【秘方来源】经验方

【制作方法】①芹菜洗净，取梗切成小段；红枣去核洗净；大米泡发洗净。②锅置火上，注入水后，放入大米、红枣，用旺火煮至米粒开花。③放入芹菜梗，改用小火煮至粥浓稠时，调入盐、味精。

【性味归经】芹菜性甘味凉，入肺、胃、肝经。

【适用疗效】健脾益胃，清热解毒。

【用法用量】早晚餐温热服用。

【食用禁忌】芹菜不能与黄瓜同吃。

【药粥解说】芹菜能增强人体抵抗力、清热解毒、祛病强身。甘凉清胃的芹菜、补中益气的红枣与温补调中的大米共熬为粥，能健脾益胃、清热止渴、降脂减肥，适用于痰热型肥胖症者服用。

【选取原料】芹菜、红枣各20克●大米100克●盐、味精适量

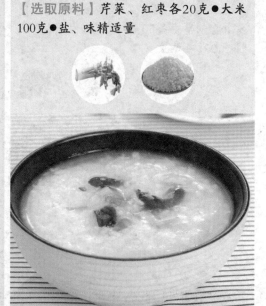

保健食疗 香菇鸡肉包菜粥

【秘方来源】经验方

【制作方法】①鸡脯肉洗净切丝，料酒腌渍；包菜洗净切丝；香菇泡发，切成小片；大米淘净并浸泡半小时，捞出沥干水分。②锅中加适量清水，放入大米，大火烧沸，放入香菇、鸡肉、包菜，转中火熬煮。③小火将粥熬好，调入盐，撒上葱花即可。

【性味归经】鸡肉性平味甘；入脾、胃经。

【适用疗效】排毒瘦身。

【用法用量】温热服用，每日1次。

【食用禁忌】胆囊炎者不宜服用。

【药粥解说】鸡肉有补虚填精、健脾胃、强筋骨的功效。香菇有提高免疫力、降血压的功效。其合熬为粥，经常食用能健脾和胃、排毒瘦身。

【选取原料】大米80克●鸡脯肉150克●包菜50克●香菇70克●盐、葱花适量

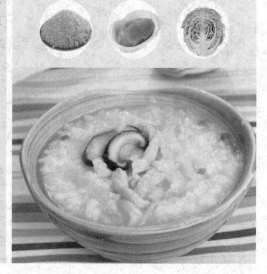

保健食疗 白菜紫菜猪肉粥

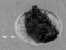

【秘方来源】经验方

【选取原料】猪肉50克●大米100克●紫菜、白菜、海米各适量●盐、味精适量

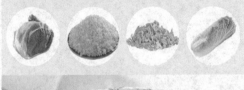

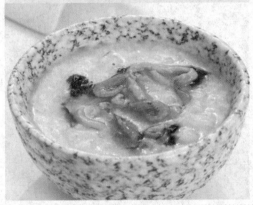

【制作方法】①猪肉洗净切丝；白菜心洗净切丝；紫菜泡发洗净；海米洗净；大米洗净泡好。②锅中放水，大米入锅，旺火煮开，改中火，下入猪肉、海米，煮至海米熟。③改小火，放入白菜心、紫菜，慢熬成粥，调入盐、味精。

【性味归经】猪肉性平味甘咸；入脾、胃、肾三经。

【适用疗效】排毒瘦身，补肾壮阳。

【用法用量】温热服用，每日1次。

【食用禁忌】气虚胃寒者不宜多食。

【药粥解说】白菜有润肠、促进排毒的功效。紫菜有化痰软坚、清热利水、补肾养心的功效。猪肉有补虚强身，滋阴润燥、丰肌泽肤的功效。

保健食疗 薏苡仁瘦肉冬瓜粥

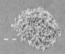

【秘方来源】经验方

【选取原料】薏苡仁80克●瘦猪肉、冬瓜各适量●葱花、盐、绍酒适量

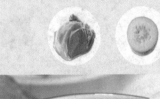

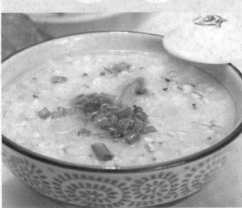

【制作方法】①薏苡仁泡发洗净；冬瓜去皮洗净，切丁；瘦猪肉洗净切丝；葱洗净切花。②锅置火上，倒入清水，放入薏苡仁，以大火煮至开花。③加入冬瓜煮至浓稠状，下入猪肉丝煮至熟后，调入盐、绍酒拌匀，撒上葱花。

【性味归经】猪肉性平味甘咸；入脾、胃、肾三经。

【适用疗效】排毒瘦身，明目增视。

【用法用量】温热服用，每日1次。

【食用禁忌】孕妇忌食。

【药粥解说】薏苡仁能利水消肿、健脾去湿、清热排脓；猪肉能补肾、滋阴润燥；其合熬为粥，能利水消肿，排毒瘦身。

玉米鸡蛋猪肉粥

【秘方来源】民间方

【制作方法】①猪肉切片，用料酒、盐腌渍片刻；玉米糁浸泡6小时备用；鸡蛋打入碗中搅匀。②玉米煮粥，粥将成时下入猪肉片，煮至猪肉变熟。③淋入蛋液，加盐、鸡精调味，撒上葱花。

【性味归经】猪肉性平味甘咸，入脾、胃、肾三经。

【适用疗效】润肠通便，排毒养颜。

【用法用量】温热服用，每日1次。

【食用禁忌】鸡蛋不能与红糖同食。

【药粥解说】玉米有刺激胃肠蠕动、加速粪便排泄的功效；猪肉有补肾养血、滋阴润燥的功效；鸡蛋有健脑益智、改善记忆力的功效。三者合熬为粥，有润肠通便、排毒瘦身的功效。

【选取原料】玉米糁、猪肉、鸡蛋、盐、鸡精、葱花、料酒各适量

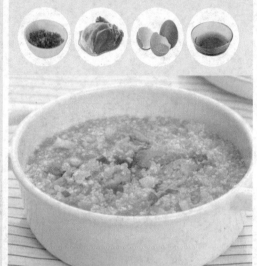

鸡丁玉米粥

【秘方来源】经验方

【制作方法】①将母鸡肉洗净，切丁，用料酒腌制；大米、玉米洗净，泡好。②锅中倒入鸡高汤，放入大米和玉米，旺火烧沸，下入腌好的鸡肉，转中火熬煮。③慢火将粥熬出香味，调入盐，淋香油，撒入葱花。

【性味归经】玉米性平味甘；入肝、胆、膀胱经。

【适用疗效】排毒瘦身。

【用法用量】温热服用，每日1次。

【食用禁忌】脾胃虚寒者慎食。

【药粥解说】玉米能调中开胃、益肺宁心、清湿热、利肝胆。香油有"永葆青春的营养源"的美誉，有补血、润肠、生津、美发的功效。几味合熬为粥，能健脾和胃、排毒瘦身。

【选取原料】大米80克●母鸡肉200克●玉米50克●盐、料酒、香油、葱花各适量

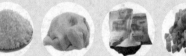

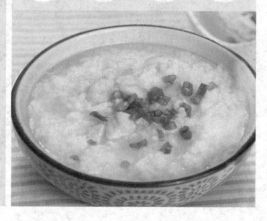

保健食疗 茯苓粳米粥

【秘方来源】《本草纲目》

【选取原料】茯苓20克 ● 粳米100克 ● 味素、盐、胡椒粉各适量

【制作方法】①粳米加水煮粥。②粥将熟时加入茯苓、味素、食盐和胡椒粉。

【性味归经】茯苓性平，味甘；入心、脾、肾三经。

【适用疗效】健脾安神，利水消肿。

【用法用量】每日早晚温热服用。

【药粥解说】茯苓抗癌、抗衰、固精、保肾等药食保健功能，其有保护肝脏、降低血糖、利水渗湿、健脾和胃、宁心安神的功效，适用于单纯性肥胖、老年性水肿、脾虚泄泻、小便不利、水肿等。

保健食疗 红豆燕麦粥

【秘方来源】经验方

【选取原料】红豆、燕麦片50克 ● 糖15克

【制作方法】①红豆洗净，泡水约4小时。②泡软的红豆、燕麦片放入锅中，加入适量的水后用中火煮开后，转小火，煮至熟透。③调入适量的糖。

【性味归经】红豆性平，味甘酸；入心、小肠经。

【适用疗效】消热解毒，降脂减肥。

【用法用量】早晚餐服用。

【食用禁忌】红豆不宜与羊肉同食。

【药粥解说】燕麦能促使胆固醇排泄，防治糖尿病，通便导泻，对于习惯性便秘有很好的帮助；长期食用具有减肥的功效。

保健食疗 冬瓜子乌龙粥

【秘方来源】经验方

【选取原料】冬瓜子仁20克 ● 干荷叶、乌龙茶各5克

【制作方法】①冬瓜子仁洗净，放入锅内加水煮至熟。②干荷叶及乌龙茶用粗纱布包好，放入煮冬瓜子仁的锅中，再熬煮7～8分钟，取出纱布包即可。

【性味归经】冬瓜性味甘平，入肝经。

【适用疗效】消脂减肥，美容美颜。

【用法用量】温热服用，每日1次。

【食用禁忌】新茶放置半月以后再用。

【药粥解说】乌龙茶有减肥降压、预防癌症的功效，促进脂肪燃烧，尤其是减少腹部脂肪的堆积。

保健食疗 田七蒜粥

【秘方来源】经验方

【选取原料】大蒜30克 ● 田七片10克 ● 小米100克 ● 盐适量

【制作方法】①大蒜去皮后放入沸水中煮1分钟，捞出，切片备用。②取小米，放入蒜水中熬煮，粥将熟时把蒜片、田七片放入锅中续煮成粥，熄火前调入盐。

【性味归经】田七味甘，微苦、性温；入肝、胃经。

【适用疗效】活血化瘀，降脂减肥。

【用法用量】温热服用，每日1次。

【食用禁忌】温热服用。

【药粥解说】田七入药历史悠久，作用奇特，被历代医家视为药中之宝。此粥可活血化瘀、减血脂、防斑瘦身。

保健食疗 冬瓜粥

【秘方来源】《粥谱》

【选取原料】新鲜连皮冬瓜100克●粳米100克

【制作方法】①冬瓜洗净，切成小块。②冬瓜块同粳米煮为稀粥。

【性味归经】冬瓜性微寒，味甘；归肺、肾经。

【适用疗效】利尿消肿，降脂减肥。

【用法用量】随意服用。

【食用禁忌】阴虚及久病者忌食。

【药粥解说】冬瓜有止烦渴、利小便的功效。其与益精强志、补中益气的粳米熬粥，不仅有保健作用，还有治疗的功效。此粥能养胃肠，是痰热型肥胖者的膳食，也可治疗暑热烦闷、口干作渴、肺热咳嗽等症。

保健食疗 包菜芦荟粥

【秘方来源】经验方

【选取原料】大米100克●芦荟、包菜各20克●枸杞子、盐少许

【制作方法】①大米泡发洗净；芦荟洗净切片；包菜洗净切丝；枸杞子洗净。②锅置火上，注水后，放入大米用大火煮至米粒开，放入芦荟、包菜、枸杞子。③用小火煮至粥成，调入盐。

【性味归经】芦荟性味苦寒；入肺、大肠经。

【适用疗效】润肠通便，降脂减肥。

【用法用量】早晚餐温热服用。

【食用禁忌】孕妇忌用。

【药粥解说】芦荟可治疗热结便秘、烦躁惊痫、小儿疳积等症。此粥能延缓衰老，聪耳明目，润肠通便。

保健食疗 樱桃冬瓜粥

【秘方来源】经验方

【选取原料】樱桃100克●冬瓜80克●大米50克●蜂蜜适量

【制作方法】①樱桃去蒂洗净；大米淘洗干净备用。②锅内加适量水，放入大米煮粥，煮至七成熟时加入樱桃。③煮至粥熟，加入冬瓜片稍煮，调入蜂蜜。

【性味归经】樱桃性温味甘；入心、胃经。

【适用疗效】美容养颜，利水消肿。

【用法用量】温热服用，每日1次。

【食用禁忌】糖尿病患者忌食。

【药粥解说】长期食用此粥，能排毒养颜，利尿消肿，降脂减肥，适用于痰热型肥胖症。

保健食疗 海带淮山粥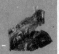

【秘方来源】经验方

【选取原料】水发海带300克●淮山100克●大米50克●白糖适量

【制作方法】①淮山去皮洗净，切成碎末。②水发海带洗净放入清水锅中，用小火煮至熟烂捞出，切成碎末。③锅中加适量清水，大米熬煮粥，待粥将成时加入淮山末、海带末，调入白糖即可。

【性味归经】淮山性味甘平；入脾、肺、肾经。

【适用疗效】降血压，消脂减肥。

【用法用量】温热服用，每日1次。

【食用禁忌】大便燥结者忌服。

【药粥解说】海带几乎不含脂肪和热量。此粥能降压降脂，减肥健美。

保健食疗 荷叶白萝卜粥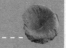

【秘方来源】经验方

【选取原料】荷叶1张●白萝卜100克●大米150克●盐适量

【制作方法】①大米淘洗后放入锅中加适量水煲煮。②荷叶洗净切成方块，白萝卜洗净去皮，切成丁状。③待米煲至10分钟时，加入荷叶及白萝卜，再用小火煮30分钟，加盐即可。

【性味归经】荷叶性平味苦；入心、肝、脾经。

【适用疗效】清热解毒，消食。

【用法用量】温热食用，每日1次。

【食用禁忌】体瘦、气血虚弱者慎食。

【药粥解说】荷叶有清热解毒、止血的功效。其与能下气消食、利大小便的白萝卜合煮为粥，能清热消食、减肥。

保健食疗 淮山胡萝卜粥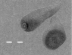

【秘方来源】经验方

【选取原料】胡萝卜80克●淮山50克●大米100克

【制作方法】①淮山洗净切成薄片。②胡萝卜洗净去皮，切成薄片；大米淘洗干净。③大米、胡萝卜、淮山同放锅内，加水，以大火烧沸，再用小火炖煮35分钟即可。

【性味归经】胡萝卜性平味甘；入肝、肺、脾、胃经。

【适用疗效】排毒瘦身，开胃消食。

【用法用量】温热服用，每日1次。

【食用禁忌】淮山宜去皮食用。

【药粥解说】此粥营养丰富，有益肾气、补脾胃、排毒瘦身的功效。

保健食疗 花生仁淮山粥

【秘方来源】经验方

【选取原料】淮山30克●花生仁50克●玉米、大米各100克

【制作方法】①花生仁去除带芽头者，洗净备用；玉米剥粒洗净。②淮山择洗干净切成薄片，与玉米、大米同入砂锅③加花生仁及适量清水，待花生仁熟透、玉米粒熟即成。

【性味归经】花生仁性平，味甘；入脾、肺经。

【适用疗效】健脾养胃，润肠通便。

【用法用量】温热服用，每日1次。

【食用禁忌】胆囊炎患者忌食。

【药粥解说】花生仁有健脾和胃、润肺化痰的功效，淮山有补中益气、保健养颜的功效。此粥适合单纯性肥胖者食用。

保健食疗 白菜丝猪小肠粥

【秘方来源】经验方

【选取原料】白菜、猪小肠各100克●大米45克●姜丝、葱花、盐各3克●鸡精粉1克●香油5毫升

【制作方法】①白菜洗净去叶，切丝，猪小肠洗净切段。②砂锅里放入清水、大米熬煮成粥。③粥将成时放入猪小肠、姜丝、白菜丝，调入盐、鸡精粉、撒上葱花，淋入香油即可。

【性味归经】白菜性味甘平；入胃、大肠经。

【适用疗效】排毒瘦身，润肠通便。

【用法用量】温热服用，每日1次。

【食用禁忌】胃寒者与腹泻者忌服。

【药粥解说】此粥能够润肠通便，减肥瘦身。

保健食疗 鹌鹑红豆粥

【秘方来源】经验方

【选取原料】净鹌鹑、大米各100克●猪瘦肉、红豆各50克●姜丝、盐、味精、麻油适量

【制作方法】①鹌鹑洗净切成小块；猪瘦肉洗净剁成蓉。②红豆、大米分别洗净，锅中加水烧开后，加入鹌鹑块、猪肉蓉和姜丝，熬煮成粥。③调入盐、味精、麻油，调匀即可。

【性味归经】红豆性平,味甘；入心、小肠经。

【适用疗效】益气血，祛湿消肿。

【用法用量】温热服用，每日1次。

【食用禁忌】鹌鹑肉不宜与蘑菇同食。

【药粥解说】此粥能补五脏、益气血、祛湿消肿，适合肥胖患者食用。

保健食疗 土豆鹌鹑蛋粥

【秘方来源】经验方

【选取原料】土豆150克●鹌鹑蛋4个●大米100克

【制作方法】①土豆去皮，洗净切成小块。②大米淘洗干净备用。③锅内加适量水，放入大米煮粥，五成熟时加入土豆块，再煮至粥熟，打入鹌鹑蛋，搅匀即可。

【性味归经】土豆性温，味甘平；入胃、大肠经。

【适用疗效】消脂减肥。

【用法用量】温热服用，每日1次。

【食用禁忌】土豆发青不宜食用。

【药粥解说】土豆是低热能、高蛋白、含有多种维生素和微量元素的食品，是理想的减肥品。

保健食疗 玉米鲫鱼粥

【秘方来源】经验方

【选取原料】鲫鱼1条●玉米100克●葱白、生姜末、盐、黄酒、香醋、味精、麻油适量

【制作方法】①玉米剥粒，淘洗干净待用。②鲫鱼洗净。③锅中放入清水、鲫鱼、黄酒、葱白、生姜末、香醋、盐，将鱼肉煮烂，去渣留汁，加入玉米煮成粥，调入味精、麻油即可。

【性味归经】鲫鱼性温，味甘；入脾、胃、大肠经。

【适用疗效】利尿消肿，降糖减肥。

【用法用量】温热服用，每日1次。

【食用禁忌】鲫鱼不能与鸡肉同食。

【药粥解说】经常食用能降糖消脂。

保健食疗 鲤鱼白菜粥

【秘方来源】经验方

【选取原料】鲤鱼1条●白菜300克●大米、盐、味精、黄酒、葱花、生姜末各适量

【制作方法】①鲤鱼洗净后洗净；白菜洗净切丝。②锅置火上，加水，放入鲤鱼，加葱花、生姜末、黄酒、盐，煮至鱼肉极烂后，去渣留汁。③鱼汤中倒入大米和白菜丝，熬煮成粥，调入味精。

【性味归经】鲤鱼性味，甘平；入脾、胃、肝、肺经。

【适用疗效】排毒瘦身，开胃消食。

【用法用量】温热服用，每日1次。

【食用禁忌】鲤鱼不能与紫苏叶同食。

【药粥解说】白菜含有丰富的粗纤维，有润肠、排毒、预防肠癌的功效。

美发乌发

在人的一生中以15～30岁时头发生长得最快，随着年龄的增长，生长速度逐渐减慢，且随着皮肤的老化，萎缩，毛囊数目逐渐减少。但如果一个人正值中青年而脱发明显增多，毛发的脱落与新生不能维持动态平衡，头发日渐稀少、干枯，这就可能是身体发出不健康的信号了，需要积极地进行调理，只有身体调理到正常状态，头发才会乌黑亮泽。爱美是人之常情，当今美发是一种时尚潮流，但秀发如云，乌黑亮泽，才能使人呈现一种健康时尚的美。

美发乌发应多吃些补益肝肾、填补精髓、养血益气的食物，如大麦、黑大豆、花生、芡实、海藻等。黑芝麻有防止头发脱落的功效。

保健食疗 木瓜芝麻粥

【秘方来源】经验方

【选取原料】木瓜20克●熟芝麻少许●大米80克●盐2克●葱少许

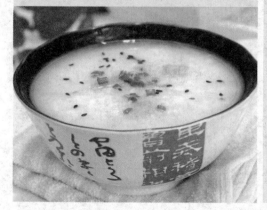

【制作方法】①大米泡发洗净；木瓜去皮洗净切小块；葱洗净切成葱花。②锅置火上，注入水，加入大米，煮至熟后，加入木瓜同煮。③用小火煮至粥呈浓稠状时，调入盐入味，撒上葱花、熟芝麻即可。

【性味归经】芝麻性平，味甘；入肝、肾、肺、脾经。

【适用疗效】滋养肝肾。

【用法用量】温热服用，每日1次。

【药粥解说】芝麻有滋养肝肾、养血润燥、通乳、养发等功效。木瓜是润肤、美颜的美容圣品。木瓜、芝麻、大米合熬成粥，具有滋养肝肾、明目润燥的功效。

保健食疗 芝麻花生杏仁粥

【秘方来源】民间方

【制作方法】①大米洗净；黑芝麻、花生米、南杏仁均洗净；葱洗净切成葱花。②锅置火上，倒入清水，放入大米、花生仁、南杏仁一同煮开。③加入黑芝麻同煮至浓稠状，调入白糖拌匀，撒上葱花即可。

【性味归经】芝麻性平，味甘；入肝、肾、肺、脾经。

【适用疗效】有润肠、乌发之功效。

【用法用量】温热服用，每日1次。

【食用禁忌】不能过量食用。

【药粥解说】芝麻能补肝，益肾，乌发，美颜，强身体，抗衰老。杏仁中镁、钙含量丰富，其内的脂肪油与挥发油，更可滋润肌肤，改善皮肤血液状态，使头发具有光泽。

【选取原料】黑芝麻10克●花生仁、南杏仁各30克●大米、白糖、葱各适量

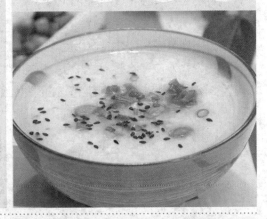

保健食疗 芝麻牛奶粥

【秘方来源】经验方。

【制作方法】①大米泡发洗净。②锅置火上，倒入清水，放入大米，煮至米粒开花。③注入牛奶，加入熟黑芝麻同煮至浓稠状，调入白糖拌匀即可。

【性味归经】芝麻性平，味甘；入肝、肾、肺、脾经。

【疗　　效】补肝肾、益精血。

【用法用量】温热服用，每日1次。

【药粥解说】芝麻有滋养肝肾、养血润燥、减肥塑身、补血、润肠、生津、通乳、养发等功效。牛奶具有补虚损，益肺胃，生津润肠之功效。芝麻、牛奶、大米合熬成粥有补肝肾、益精血的功效。

【选取原料】熟黑芝麻、纯牛奶各适量●大米80克●白糖3克

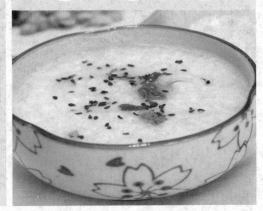

保健食疗 南瓜银耳粥

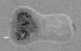

【秘方来源】经验方

【选取原料】南瓜20克●银耳40克●大米60克●白糖5克●葱少许

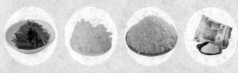

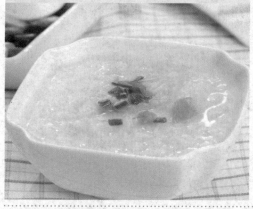

【制作方法】①大米洗净；南瓜去皮洗净切小块；银耳泡发洗净，撕成小朵。②锅置火上，注入清水，放入大米、南瓜煮至米粒开后，再放入银耳。③用小火熬煮成粥时，调入白糖，撒上葱花即可。

【性味归经】南瓜性温，味甘；入脾、胃经。

【适用疗效】美发乌发

【用法用量】温热服用，每日1次。

【食用禁忌】不能过量食用。

【药粥解说】南瓜有补中益气、清热解毒的功效。银耳能提高肝脏解毒能力，保护肝脏，有补脾开胃、益气清肠、安眠健胃、补脑、养阴清热、润燥的功效。其合熬为粥有美发乌发的功效。

保健食疗 芋头芝麻粥

【秘方来源】经验方

【选取原料】大米60克●鲜芋头20克●黑芝麻、玉米糁各适量●白糖5克

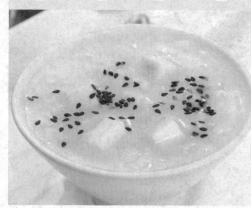

【制作方法】①大米洗净，泡发半小时后，捞起沥干水分；芋头去皮洗净，切成小块。②锅置火上，注入清水，放入大米、玉米糁、芋头用大火煮至熟。③再放入黑芝麻，改用小火煮至粥成，调入白糖即可食用。

【性味归经】芝麻性平，味甘；归肝、肾、大肠经。

【适用疗效】有润肠、乌发之功效。

【用法用量】温热服用，每日1次。

【食用禁忌】不能过量食用。

【药粥解说】芋头有益胃、宽肠、通便散结、补中益肝肾、添精益髓等功效。芝麻有补肝益肾、强身的作用，还有润燥滑肠、美发的作用。

保健食疗 猪骨芝麻粥

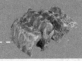

【秘方来源】民间方

【选取原料】大米80克●猪骨150克●熟芝麻10克●醋、盐、味精、葱花各适量

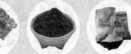

【制作方法】①大米淘净；猪骨洗净，剁成块，入沸水中汆烫去除血水后，捞出。②锅中注水，下入猪骨和大米，大火煮沸，滴入醋，转中火熬煮至米粒开花。③改文火熬煮至粥浓稠，加盐、味精调味，撒上熟芝麻、葱花即可。

【性味归经】猪骨性温，味甘、咸；入脾、胃经。

【适用疗效】有润肠、乌发之功效。

【用法用量】温热服用，每日1次。

【食用禁忌】不能过量食用。

【药粥解说】猪骨能补阴益髓、清热，可用来治疗下痢、疮疡等症。芝麻富含蛋白质、维生素等营养成分，有润肠、益肾、乌发、美颜的功效。常食此粥，有美发的功效。

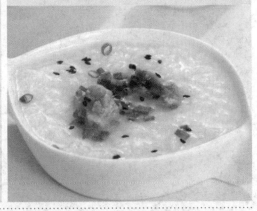

保健食疗 山楂玉米粥

【秘方来源】民间方

【选取原料】大米100克●山楂片20克●胡萝卜丁、玉米粒各少许●砂糖5克

【制作方法】①大米淘洗干净；胡萝卜丁、玉米粒洗净备用；山楂片洗净并切成细丝。②锅置火上，注入清水，放入大米煮至八成熟。③再放入胡萝卜丁、玉米粒、山楂丝煮至粥将成，放入砂糖调匀便可。

【性味归经】山楂性温，味甘酸；归脾、胃、肺、肝经。

【适用疗效】有润肠、乌发之功效。

【用法用量】温热服用，每日1次。

【食用禁忌】不能过量食用。

【药粥解说】山楂能软化血管、降血脂、降血压、降胆固醇。玉米含有胡萝卜素、B族维生素及丰富的钙、铁、铜、锌等营养成分，有开胃益智、宁心活血、调理中气等功效。其合熬为粥，有润肠、乌发的功效。

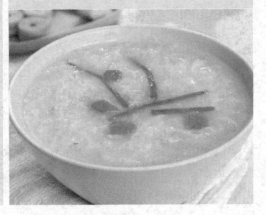

延年益寿

遗传学家说，人的寿命可达120多岁，但目前很多人的寿命还远远达不到这个数字，从平均寿命看，日本人79岁，澳大利亚、希腊、加拿大和瑞典人78岁，德国和美国人76岁，中国人74.83岁，而尼日利亚和索马里人只有47岁。

随着经济的发展，人们的物质生活水平得以提高，但环境污染等诸多问题严重影响了人们的身体健康。现在很多病越来越年轻化，这就要求我们在平时的生活中注意保健养身，根据自己的身体体质和年龄来调整自己的饮食习惯和生活习惯。如平时多运动，哪怕每天只运动8分钟，也能延长生命。在运动中，生长激素能得到释放。而人过而立之年，这种激素的分泌通常会大大减少。不要永远压制怒火，压抑自己消极情绪是有害的，从不发泄心中郁闷，使人容易得病，甚至引起癌症。

 ## 淡菜粥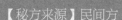

【秘方来源】民间方

【选取原料】淡菜150克●竹笋、大米、盐、鸡精、鲜汤、白胡椒粉各适量

【制作方法】①淡菜洗净，再用温水泡透，捞出沥干水分；竹笋切片；大米淘洗干净。②锅内加鲜汤，加入淡菜、竹笋、白胡椒粉烧开煮15分钟。③下入大米，改小火熬成粥，调入盐、鸡精即可。

【性味归经】淡菜性温味咸；入肝、肾经。

【适用疗效】润肠通便、养血益肝。

【用法用量】温热服用，每日1次。

【食用禁忌】消化不良者不宜食用。

【药粥解说】竹笋有促进胃肠蠕动的功效，能治疗便秘、预防肠癌；淡菜具有补肝肾、益精血的功效，可用于治疗虚劳羸瘦、眩晕、盗汗、腰痛等症。此粥能补肾益血、延年益寿。

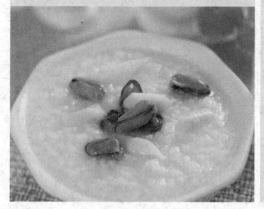

保健食疗 复方鱼腥草粥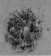

【秘方来源】民间方

【制作方法】①将鱼腥草、金银花、生石膏、竹茹分别洗净。②以上药材下入砂锅中,加300毫升清水,以大火煎煮,至药汁约剩100毫升。③下入大米及适量清水,共煮为粥,再加冰糖稍煮。

【性味归经】鱼腥草味辛,性微寒;入肺经。

【适用疗效】降血脂,延年益寿。

【用法用量】温热服用,每日1次。

【食用禁忌】虚寒性体质者忌服。

【药粥解说】鱼腥草有增强机体免疫功能、抗感染、抗病毒、利尿、镇痛、镇静、止血和抗癌等功效。金银花有宣散风热、还清解血毒的功效。竹茹有涤痰开郁、清热止呕、安神除烦的功效。

【选取原料】鱼腥草、金银花、生石膏、竹茹各10克●大米、冰糖各适量

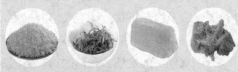

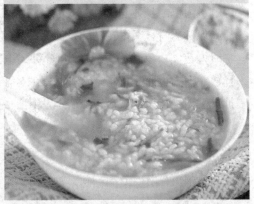

保健食疗 豆芽玉米粒粥

【秘方来源】民间方

【制作方法】①玉米粒洗净;黄豆芽洗净,摘去根部;大米洗净,泡发半小时。②锅置火上,倒入清水,放入大米、玉米粒用旺火煮至米粒开花。③放入黄豆芽,改用小火煮至粥成,调入盐、香油搅匀。

【性味归经】豆芽味甘性凉;入脾、膀胱经。

【适用疗效】健脾开胃、延年益寿。

【用法用量】早、晚餐温热服用。

【食用禁忌】不能与猪肝同食。

【药粥解说】黄豆芽有消疲劳、美肌肤、防老化、利尿解毒的功效;玉米有调中开胃,益肺宁心,清湿热,利肝胆,延缓衰老的功效,可预防心脏病、癌症。常食用此粥,有延年益寿的功效。

【选取原料】黄豆芽、玉米粒各20克●大米100克●盐、香油适量。

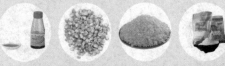

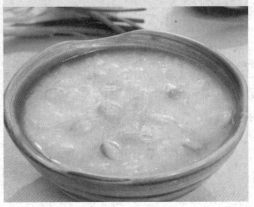

银耳枸杞粥

【保健食疗】

【秘方来源】民间方

【选取原料】银耳适量●枸杞子15克●粳米50克●白糖适量

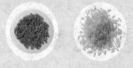

【制作方法】①银耳泡发，洗净，摘成小朵备用；枸杞子用温水泡发至回软。②米煮成稀粥。③放入银耳、枸杞子同煮至粥熟，调入白糖拌匀。

【性味归经】银耳味甘，入心、肺、肾、胃经。

【适用疗效】滋阴润肺、益气健胃。

【用法用量】温热服用，每日1次。

【食用禁忌】枸杞子不宜过量。

【药粥解说】银耳有"强精、补肾、润肺、生津、止咳、清热、养胃、补气、和血、强心、壮身、补脑、提神"之功效。它适用于一切老弱妇孺和病后体虚者，还具有扶正强壮作用，并常用于治疗老年慢性气管炎等病症，对高血压、动脉硬化等患者，尤为适宜。

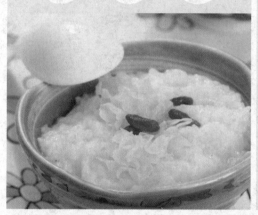

人参枸杞粥

【保健食疗】

【秘方来源】民间方

【选取原料】人参5克●枸杞子15克●大米100克●冰糖10克

【制作方法】①人参切小块；枸杞子泡发洗净；大米泡发。②大米、玉米粒用旺火煮至米粒完全绽开。③放入人参、枸杞子熟制成粥，调入冰糖。

【性味归经】人参味甘，入脾、肺经。

【适用疗效】健脾益肺，抗衰老。

【用法用量】温热服用，每日1次。

【食用禁忌】实证、热证而正气不虚者慎用。

【药粥解说】人参有补元气、升血压、改善心肌缺血、健脾益肺、抗氧化的功效；枸杞子有补肝益肾的功效。二味与大米合煮为粥，能补血养颜、滋补强身。长期食用，能够延年益寿。

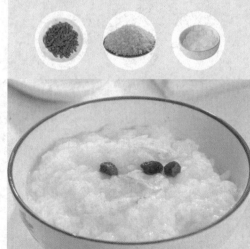

保健食疗 生菜肉丸粥 ----

【秘方来源】民间方

【制作方法】①生菜洗净，切丝；香菇洗净，对切；大米淘净，泡好；猪肉丸子洗净，切小块。②锅中放入适量水，下入大米大火烧开，放香菇、猪肉丸子、姜末，煮至肉丸变熟。③改小火，放入生菜，待粥熬好，加盐、味精、胡椒粉调味，撒上葱花即可。

【选取原料】生菜30克●猪肉丸子80克●香菇、大米、生菜、盐、味精、胡椒粉、葱、姜末各适量

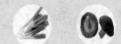

【性味归经】生菜性凉味甘；入膀胱经。

【适用疗效】清热解毒、宁心安神。

【用法用量】温热服用，每日1次。

【食用禁忌】尿频、胃寒者应少食。

【药粥解说】生菜有清热安神、清肝利胆、养胃的功效。猪肉有补肾养血，滋阴润燥的功效，适用于肾虚体弱者。猪肉丸与生菜合熬为粥，能养血益肝、养阴清热、延年益寿。

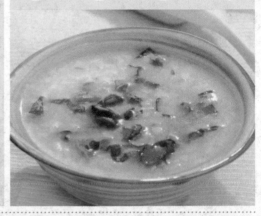

保健食疗 梅肉山楂青菜粥 ----

【秘方来源】民间方

【制作方法】①大米洗净，用清水浸泡；山楂洗净；青菜洗净后切丝。②锅置火上，注入清水，放入大米煮至七成熟。③放入山楂、乌梅煮至粥将成时，放入冰糖、青菜稍煮。

【选取原料】乌梅、山楂各20克●青菜10克●大米100克●冰糖适量

【性味归经】山楂性味酸、甘，性微温；入脾、胃、肝经。

【适用疗效】润肠通便、延年益寿。

【用法用量】温热服用，每日1次。

【食用禁忌】糖尿病患者忌食。

【药粥解说】乌梅能治疗皮肤瘙痒、胃酸缺乏、慢性肾炎等症。山楂是我国人民喜爱的一种果品，其营养丰富，几乎含有水果的所有营养成分，有健胃、强心、助消化、降血脂、降血压、散瘀血、驱绦虫、防癌抗癌的功效。

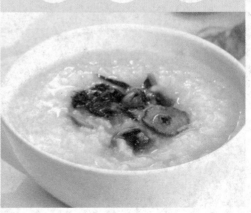

保健食疗 生滚花蟹粥

【秘方来源】民间方

【选取原料】花蟹1只●大米50克●葱、姜、盐、味精、胡椒粉、料酒各适量

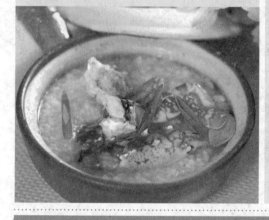

【制作方法】①花蟹宰杀，洗净斩件，用盐、料酒稍腌；大米淘洗干净；葱切花；姜切丝。②锅中注水烧开，放入大米煮至软烂，加入蟹件、姜丝煮开。③调入盐、味精、胡椒粉煮至入味，撒上葱花。

【性味归经】螃蟹性寒、味咸；入肝、胃经。

【适用疗效】强筋健骨、延年益寿。

【用法用量】温热服用，每日1次。

【食用禁忌】伤风者不宜食用。

【药粥解说】螃蟹有清热散结、通脉滋阴、补肝肾、生精髓、壮筋骨的功效；生姜为芳香性健胃药，有发汗、止呕、解毒等作用。此粥能补骨添髓、养筋活血、延年益寿。

保健食疗 螃蟹豆腐粥

【秘方来源】民间方

【选取原料】螃蟹、豆腐、白米饭、盐、味精、香油、胡椒粉、葱各适量

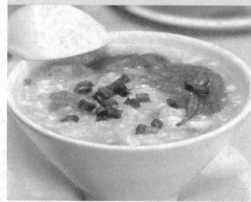

【制作方法】①螃蟹洗净后蒸熟；豆腐洗净，沥干水分后研碎。②锅置火上，放入清水，烧沸后倒入白米饭，煮至七成熟。③放入蟹肉、豆腐熬煮至粥将成，加盐、味精、香油、胡椒粉调匀，撒上葱花。

【性味归经】螃蟹性寒、味咸；归肝、胃经。

【适用疗效】强筋健骨、延年益寿。

【用法用量】温热服用，每日1次。

【药粥解说】螃蟹有清热解毒、补骨添髓、养筋接骨、活血祛痰、利湿退黄、利肢节、滋肝阴、充胃液的功效。豆腐能补脾益胃、清热润燥、利小便、解热毒。长期食用能强筋健骨、延年益寿。

保健食疗 香菇双蛋粥

【秘方来源】民间方

【制作方法】①大米淘洗干净，用清水浸泡半小时；鸡蛋煮熟后切丁；皮蛋去壳，洗净切丁；香菇择洗干净，切末；海米洗净。②锅置火上，注入清水，放入大米煮至五分熟。③放入皮蛋、鸡蛋、香菇末、海米煮至米粒开花，加入盐、胡椒粉调匀，撒上葱花。

【性味归经】香菇性味甘平；归肝、胃经。

【适用疗效】延缓衰老、提高免疫力。

【用法用量】温热服用，每日1次。

【食用禁忌】胃炎患者忌食。

【药粥解说】香菇能提高机体免疫力、延缓衰老、防癌抗癌、降血压、降血脂。海米能补肾壮阳、理气开胃、保护心血管系统，防止动脉硬化。

【选取原料】香菇、海米少许●皮蛋、鸡蛋各1个●大米100克●盐、胡椒粉适量

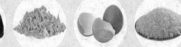
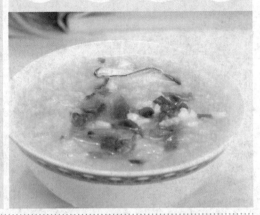

保健食疗 香菇鸡翅大米粥

【秘方来源】民间方

【制作方法】①香菇泡发切块；大米洗净后泡水半小时；鸡翅洗净切块；葱切花。②待大米放入锅中，加适量水，大火煮开，加入鸡翅、香菇同煮。③粥成浓稠状时，调入调料，撒上葱花。

【性味归经】鸡翅性温、味甘；归脾、胃经。

【适用疗效】强腰健胃、延年益寿。

【用法用量】温热服用，每日1次。

【药粥解说】香菇有降血压、降血脂、降胆固醇、延缓衰老、防癌抗癌的功效，可治疗糖尿病、肺结核、传染性肝炎、消化不良、神经炎、便秘等症。鸡翅含有丰富的胶原蛋白，能保持皮肤光泽。

【选取原料】香菇15克●鸡翅200克●大米60克●葱10克●盐6克●胡椒粉3克

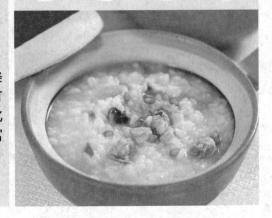

保健食疗 桂圆藕片粥

【秘方来源】民间方

【选取原料】藕、大米各100克●桂圆50克●白糖适量

【制作方法】①将桂圆肉清洗干净，藕洗净切成薄片。②大米洗净放锅内，然后放入桂圆、藕、大米，加水煮开，米、藕熟烂时调入白糖。

【性味归经】桂圆性平，味甘；入心、肝、脾、肾经。

【适用疗效】养肝补血。

【用法用量】温热服用，每日1次。

【食用禁忌】月经过多者忌食。

【药粥解说】桂圆有开胃益脾、养血安神、壮阳益气、补虚长智的功效。藕有消瘀清热、除烦解渴、养胃滋阴、益血、止泻、止血、化痰的功效。

保健食疗 六味地黄粥

【秘方来源】民间方

【选取原料】熟地、淮山各15克●山茱萸、牡丹皮、茯苓、泽泻各10克●大米100克●冰糖适量

【制作方法】①各药分别洗净，一起入锅，加水煎煮半小时，去渣取浓汁。②大米淘净，下入锅中，大火烧开，转用小火慢熬成粥。③下入煲好的药汁和冰糖，熬融即可。

【性味归经】茯苓性平，味甘；入心、脾、肾经。

【适用疗效】补精益髓、益寿延年。

【用法用量】温热服用，每日1次。

【药粥解说】六味共熬粥可补精益髓，延年益寿。

保健食疗 天门冬粥

【秘方来源】《饮食辨录》

【选取原料】天门冬20克●粳米100克●冰糖适量

【制作方法】①天门冬水煎，去渣取汁。②汁同粳米煮粥。③粥将熟时调入少许冰糖。

【性味归经】天门冬性平，味苦；归肺、肾经。

【适用疗效】滋阴润肺、延年益寿。

【用法用量】空腹服用，3～5天为1个疗程，隔3日再服。

【食用禁忌】外感风寒者不宜食用。

【药粥解说】天门冬能补肾，可用来治疗阴虚发热、咳嗽咯血、消渴、便秘等。天门冬与粳米合煮为粥，有滋阴除烦、生津止汗、延年益寿的功效。

保健食疗 何首乌粥

【秘方来源】《太平圣惠方》

【选取原料】制何首乌30克●粳米50克●大枣5枚●冰糖适量

【制作方法】①煎制何首乌，去渣取汁。②药汁同粳米、大枣煮粥。③粥熟后调入冰糖。

【性味归经】制首乌性微温、味甘、涩；归肝、肾经。

【适用疗效】养肝补血、固精补肾。

【用法用量】每日早晚餐温热服用。

【食用禁忌】腹泻或大便溏泄的人忌食。

【药粥解说】制首乌有补肝肾、益精血、乌须发、强筋骨的功效。老年人常服此粥，可以防治心血管系统疾病。

保健食疗 莪术粥

【秘方来源】民间方

【选取原料】鱼腥草30克●知母、莪术各15克●三棱9克●大米100克

【制作方法】①所有的药材用纱布包好备用。②纱布入锅中，加适量水煎煮，取汁备用。③药汁与洗净的大米一同煮成粥。

【性味归经】莪术性温，味辛、苦；入肝、脾经。

【适用疗效】抗癌止痛、延年益寿。

【用法用量】温热服用，每日1次。

【食用禁忌】孕妇禁用。

【药粥解说】鱼腥草有增进机体免疫功能；莪术有行气破血、消积止痛的作用。此粥有行气破血、抗癌止痛的功效。

保健食疗 海参芦荟粥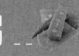

【秘方来源】经验方

【选取原料】芦荟5克●海参15克●枸杞子10克●大米50克●芹菜、盐、味精、香油各适量

【制作方法】①大米淘洗；海参泡发后洗净切小块；芦荟去皮，洗净后切小块。②锅置火上，放入大米，加适量清水煮至八成熟。③放入海参、芦荟、枸杞子煮至米粒开花，调入盐、味精、香油，撒入芹菜。

【性味归经】芦荟性味苦，寒；入肺、大肠经。

【适用疗效】补肾益精、延年益寿。

【用法用量】温热服用，每日1次。

【食用禁忌】感冒者忌食。

【药粥解说】此粥有延年益寿的功效。

保健食疗 罗汉果糙米粥

【秘方来源】经验方

【选取原料】罗汉果2个●糙米180克●盐3克

【制作方法】①罗汉果、糙米均洗净。②锅中加适量清水煮开，加入糙米以小火煮至极烂。③加入罗汉果继续煮5分钟，最后调入盐即可。

【性味归经】罗汉果性凉、味甘；入肺、脾经。

【疗　　效】润肠通便、利水消肿、延年益寿。

【用法用量】温热服用，每日1次。

【食用禁忌】不宜过量食用。

【药粥解说】此粥清淡可口，有润肠通便、清除肠道多余油脂的功效，经常食用有延年益寿的功效。

保健食疗 珠玉二宝粥

【秘方来源】《医学衷中参西录》

【选取原料】山药、薏苡仁各50克●柿霜饼20克

【制作方法】①山药、薏苡仁两味捣成粗粒，煮至烂熟。②柿霜饼切碎，调入粥中即可。

【性味归经】山药性平味甘；归脾、肺、肾经。

【适用疗效】补健脾养胃、延年益寿。

【用法用量】随意服用。

【食用禁忌】大便闭结者忌用。

【药粥解说】山药能补脾益肺，适合脾胃虚弱的老年人服用。薏苡仁能健脾祛湿；柿霜饼能润肺生津、止咳化痰。三味合煮为粥，能清补脾肺，甘润益阴，延年益寿。

保健食疗 补虚正气粥

【秘方来源】《圣济总录》

【选取原料】炙黄芪30克●人参3克●粳米100克●白糖适量

【制作方法】①将黄芪、人参煎煮，煎出浓汁后将汁取出，再加冷水煎煮并取汁。②将两次的药汁合并后再分两份，早晚各用一份，同粳米煮粥。③粥成时调入白糖。

【性味归经】黄芪性微温味甘；归脾、肺经。

【疗　　效】疗虚损，补正气。

【用法用量】每日1次。

【食用禁忌】服药期间忌食萝卜。

【药粥解说】黄芪有补气长阳的功效；人参有大补元气的功效。本方将二味合用，同粳米煮粥，加强了补气的功效。

保健食疗 西米猕猴桃粥

【秘方来源】民间方

【选取原料】猕猴桃2个●西米50克●白糖适量

【制作方法】①猕猴桃冲洗干净，去皮，取瓤切粒。②西米用温水浸泡发好。③锅内放入清水，旺火烧开，加入猕猴桃、西米，先用大火煮沸。④改用小火略煮，最后加入白糖调味。

【性味归经】猕猴桃味甘、酸，性寒；入脾、胃经。

【适用疗效】清热止渴、防癌抗癌。

【用法用量】温热服用，每日1次。

【食用禁忌】脾胃虚寒者忌食。

【药粥解说】西米有健脾、补肺、化痰的功效。猕猴桃与西米合熬为粥，香甜可口，能解热、止渴、通淋、抗癌。

保健食疗 杧果山楂粥

【秘方来源】民间方

【选取原料】杧果100克●山楂片50克●糯米100克●红糖4克

【制作方法】①糯米泡2小时，备用。②山楂片切碎，与糯米一起熬煮成粥。③杧果去皮，果肉切成块状，放进粥里轻轻搅拌，撒上适量红糖调味。

【性味归经】杧果味甘、酸；入肺、脾、胃经。

【适用疗效】健胃消食、抗衰老。

【用法用量】温热服用，每日1次。

【食用禁忌】感冒、风湿病患者忌食。

【药粥解说】杧果能保护视力、延缓细胞衰老、预防老年痴呆。山楂能消食健胃，行气散瘀，可治疗心腹刺痛、疝气疼痛、高脂血症。

保健食疗 火龙果粥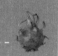

【秘方来源】民间方

【选取原料】火龙果350克●大米、小米各100克●番茄50克●冰糖20克

【制作方法】①火龙果去皮切成小丁；大米、小米分别淘洗干净；番茄去皮切成小丁。②锅内加清水，下小米烧开后，下大米、冰糖，改用小火熬成粥。③食用时撒上火龙果、番茄丁即可。

【性味归经】火龙果味甘淡、性凉；入肺、胃、大肠经。

【适用疗效】健胃消食、延年益寿。

【用法用量】每日服用1次。

【食用禁忌】不宜过量食用。

【药粥解说】火龙果能预防大肠癌；番茄可治疗烦热口渴、食欲缺乏、胃热口苦等症。此粥香甜可口，能健胃消食。

保健食疗 玉米红豆粥

【秘方来源】民间方

【选取原料】玉米、红豆、豌豆各适量●大米90克●盐3克

【制作方法】①玉米、豌豆洗净；红豆、大米泡发洗净。②锅内加适量清水，放入大米、玉米、豌豆、红豆煮至米开。③用小火煮至粥成，调入盐即可。

【性味归经】玉米性平，味甘；归脾，肺经。

【适用疗效】防治便秘、清肠。

【用法用量】温热服用，每日1次。

【食用禁忌】不宜过量食用。

【药粥解说】玉米有开胃益智、宁心活血、调理中气、降低血脂、防癌抗癌的功效。常食此粥能延年益寿。

保健食疗 山药小米粥

【秘方来源】经验方

【选取原料】猪肉、山药各50克●红枣20克●人参10克●盐适量

【制作方法】①猪肉洗净后切片；山药洗净后切块；红枣洗净泡软，去核；小米洗净。②人参放入锅内，加水煎煮，取出汁待用。③将猪瘦肉、山药、红枣、小米放入砂锅内，加适量清水共煮粥。④粥将熟时，掺入人参水，加盐调味。

【性味归经】人参性温，味甘；入脾、肺经。

【适用疗效】滋补强身、益寿延年。

【用法用量】温热服用，每日1次。

【食用禁忌】实证者忌食。

【药粥解说】常食此粥能滋补强身、延年益寿。

保健食疗 鹅肉茄子粥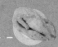

【秘方来源】民间方

【选取原料】鹅肉60克●茄子150克●大米、姜丝、盐、味精、香油各适量

【制作方法】①鹅肉洗净切丝；茄子洗净切块；大米淘洗干净。②锅内加适量清水，放入鹅肉丝、大米、姜丝共煮粥，五成熟时放入茄子块。③煮至粥熟，调入盐、味精即可。

【性味归经】茄子性寒，味甘；归胃、肠经。

【适用疗效】防癌抗癌、利尿消肿。

【用法用量】温热服用，每日1次。

【食用禁忌】高血压患者忌食。

【药粥解说】鹅肉与茄子合熬为粥，能清热解毒、滋阴补肾、防癌抗癌。

保健食疗 灵芝老鸭粥

【秘方来源】民间方

【选取原料】灵芝20克●鸭肉200克●大米、姜丝、麻油、盐、味精各适量

【制作方法】①灵芝研成细末；鸭肉洗净切块。②大米淘净，下入锅内，加水1000毫升，大火烧开后，加入鸭肉和姜丝，转用小火慢熬成粥，放入灵芝末、盐、味精，淋入麻油即可。

【性味归经】灵芝性平，味甘；入心、肝、脾经。

【适用疗效】延年益寿。

【用法用量】温热服用，每日1次。

【食用禁忌】阳虚脾弱者忌食。

【药粥解说】灵芝能促进新陈代谢，增强皮肤的修护功能。此粥能滋阴补血、延缓衰老。

明目增视

　　眼睛是心灵之窗，每天我们都通过它来看这个美丽的世界。但每天的学习、工作、生活中不良的用眼习惯、用眼过度、不在意眼部卫生等都会影响我们的视力。眼睛疲劳的一般症状是视物稍久则模糊，有的甚至无法写作或阅读，眼睛干涩、头昏痛，严重时可出现恶心、呕吐等。另外，视疲劳还导致成年人发生近视或提前花眼，白内障、青光眼、视网膜剥离等眼疾也会伴随着用眼过度而来。

　　保护眼睛、防止视力伤害、减缓眼疲劳，除了光线适宜、保证休息和做眼保健操、保持正确的坐姿外，还要给眼睛补充营养。现代医学研究表明，维生素与眼疾的发生、视力的好坏有着非常密切的关系。所以，眼疲劳者要注意饮食和营养的平衡，平时多吃些粗粮、杂粮、红绿蔬菜、薯类、豆类、水果等含有维生素、蛋白质和纤维素的食物。

 ## 猪肝南瓜粥

【秘方来源】民间方

【选取原料】猪肝、南瓜、大米、盐、料酒、味精、香油、葱花各适量

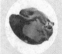

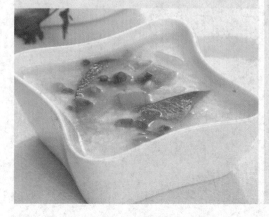

【制作方法】①南瓜洗净，去皮切块；猪肝洗净切片；大米淘净泡好。②锅中注水，下入大米、南瓜块，转中火熬煮。③粥将熟时，下入猪肝片，加盐、料酒、味精，猪肝熟透时淋入香油，撒上葱花即可。

【性味归经】南瓜性温味甘；入脾、胃经。

【适用疗效】补中益气、补肝明目。

【用法用量】温热服用，每日1次。

【食用禁忌】高血压患者忌食。

【药粥解说】猪肝可改善贫血、头晕、目眩、视力模糊、两目干涩、夜盲及目赤等症；南瓜有补中益气、清热解毒的功效。猪肝与南瓜合熬为粥，能补肝明目、补益脾胃。

保健食疗 猪肝青豆粥

【秘方来源】民间方

【制作方法】①青豆去壳，洗净；猪肝洗净，切片；大米淘净泡好；枸杞子洗净。②陈大米入锅、加水，旺火烧沸，下入青豆、枸杞子，转中火熬至米粒开花。③下入猪肝，慢熬成粥，调入盐、鸡精，淋香油，撒上葱花即可。

【选取原料】猪肝100克●青豆60克●陈大米80克●枸杞子20克●盐、鸡精、香油、葱花适量

【性味归经】青豆性平，味甘；入脾、大肠经。

【适用疗效】养肝明目。

【用法用量】温热服用，每日1次。

【食用禁忌】患有高血压、冠心病、肥胖症及血脂高的人忌食。

【药粥解说】青豆有健脾宽中、润燥消水的功效。猪肝是天然的补血妙品，可用于改善视力模糊、两目干涩、夜盲及目赤等症。

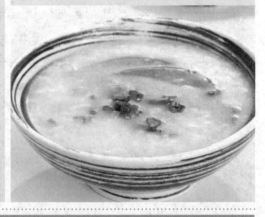

保健食疗 猪肝菠菜粥

【秘方来源】民间方

【制作方法】①菠菜洗净，切碎；猪肝洗净，切片；大米淘净。②大米下入锅中，加适量清水，旺火烧沸，转中火熬至米粒开。③下入猪肝，慢熬成粥，最后下入菠菜拌匀，调入盐、鸡精，撒上葱花即可。

【选取原料】猪肝100克●菠菜50克●大米80克●盐、鸡精、葱花各适量

【性味归经】菠菜性凉，味辛甘；入肠、胃经。

【适用疗效】养肝明目。

【用法用量】温热服用，每日1次。

【食用禁忌】患有高血压、冠心病、肥胖症及血脂高的人忌食。

【药粥解说】菠菜能润燥滑肠、清热除烦、促进生长发育、增强抗病能力。猪肝是天然的补血妙品，可用于改善贫血、视力模糊、两目干涩、夜盲等症。

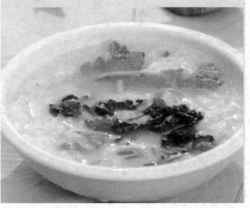

保健食疗 枸杞羊肉粥

【秘方来源】《饮膳正要》

【选取原料】枸杞叶250克●羊肾1个●羊肉100克●葱白、粳米、细盐各适量

【制作方法】①羊肾剖洗干净，去内膜，切细条。②羊肉洗净，切碎。③枸杞叶煎汁去渣。④汁同羊肾、羊肉、葱白、粳米一起煮粥。⑤粥成后调入盐。

【性味归经】枸杞叶性凉，味苦甘；入心、肺、脾、肾经。

【适用疗效】补肾气，祛风明目。

【用法用量】每日温热服用1~2次。

【食用禁忌】少吃辛辣或刺激性食物。

【药粥解说】枸杞叶有清热止渴、祛风明目的功效；羊肉有助元阳、补精血、疗肺虚的功效。

保健食疗 杞实粥

【秘方来源】《眼科秘诀》

【选取原料】芡实20克●枸杞子10克●粳米100克

【制作方法】①芡实、枸杞子、粳米各自用开水泡透，去水，放置一夜。②水烧开，下芡实煮四五沸，然后下枸杞子煮四沸，再下大米，共煮粥。

【性味归经】芡实性平，味甘涩；入脾、胃、肝三经。

【适用疗效】延年益寿、聪耳明目。

【用法用量】空腹食用。

【药粥解说】芡实有补脾益肾的功效；枸杞子有滋肾补肝、养血明目的功效。二味与粳米合为粥，能养肝护目，可以治疗肝肾不足之症。

保健食疗 荠菜粥

【秘方来源】《本草纲目》

【选取原料】粳米50克●荠菜100克

【制作方法】①荠菜洗净，切碎。②加粳米同煮成稀粥。

【性味归经】荠菜性味甘凉；入肝，脾，肺经。

【适用疗效】清热明目、利肝和中。

【用法用量】温热服用，每日2次。

【食用禁忌】荠菜不宜久煮，孕妇忌食。

【药粥解说】荠菜有清热止血、清肝明目、利尿消肿的功效，可用来治疗由肝火上炎所致的目赤、目痛、水肿、肺胃出血及血友病、老年水肿、慢性肾炎等症。

保健食疗 夜来香花粥

【秘方来源】经验方

【选取原料】鲜夜来香花10克●粳米50克

【制作方法】①粳米加水煮粥。②粥将熟时放入夜来香花。

【性味归经】夜来香味淡苦；归肝、脾、胃经。

【适用疗效】增肝明目，清热消肿。

【用法用量】温热服用。

【食用禁忌】体虚寒者慎服。

【药粥解说】夜来香能强筋壮骨、祛风除湿；粳米能益精强志、补中益气、健脾养胃。用夜来香花与粳米煮粥，其有清热解毒、增肝明目、清心除烦、降血脂等功效，可治疗风湿性关节炎、高血脂、更年期综合征等症。

保健食疗 石斛清热甜粥

【秘方来源】民间方

【选取原料】西洋参、枸杞子各5克●麦冬、石斛各10克●大米70克●冰糖50克

【制作方法】①西洋参磨成粉状；麦冬、石斛分别洗净，放入棉布袋中包起；枸杞子洗净后用水泡软备用。②大米、枸杞子、药材包一起熬煮成粥。③成粥后加入西洋参粉、冰糖，稍煮即可。

【性味归经】西洋参性温味甘；入心、肺、肾经。

【适用疗效】聪耳明目、生津润肺。

【用法用量】每日1次。

【食用禁忌】温热服用。

【药粥解说】长期食用此粥能明目增视，延年益寿。

保健食疗 银杞鸡肝粥

【秘方来源】民间方

【选取原料】银耳15克●枸杞子、茉莉花各10克●鸡肝80克●大米100克●姜丝、麻油、盐、味精各适量

【制作方法】①银耳水发后去蒂、撕碎；枸杞子、茉莉花洗净沥干；鸡肝洗净切片。②锅中放入大米、水，烧开后，加入银耳、枸杞子、茉莉花、鸡肝和姜丝，粥将成时调入盐、味精，淋入麻油即可。

【性味归经】银耳性平味甘；入心、肺、肾、胃经。

【适用疗效】滋阴益肾、清肝明目。

【用法用量】温热服用，每日1次。

【食用禁忌】变质的银耳忌食。

【药粥解说】长期食用此粥能养肝明目、滋阴益肾。

保健食疗 鲜淮山猪肝粥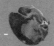

【秘方来源】民间方

【选取原料】猪肝200克●鲜淮山30克●大米250克●盐少许

【制作方法】①猪肝洗净切碎后放入锅中，加适量的水。②大米洗净后放锅中，鲜淮山洗净后切粒放入锅中。③锅置火上，大火煮至沸，再用小火煮至粥稠，出锅时调入盐。

【性味归经】淮山性平，味甘；入脾、肺、肾经。

【适用疗效】养血明目、延年益寿。

【用法用量】温热服用，每日1次。

【食用禁忌】高血压患者忌食。

【药粥解说】猪肝是理想的补血佳品之一，其能明目、补肝养血。淮山与猪肝合熬为粥，能养血益肝、明目增视。

保健食疗 菊花决明粥

【秘方来源】民间方

【选取原料】菊花、决明子各10克●糙米100克●冰糖适量

【制作方法】①菊花洗净；决明子加水煮滚后，转小火煎煮，取汁备用。②糙米洗净入锅，加入药汁以大火煮滚，转小火熬煮成粥。③加入冰糖稍煮即可

【性味归经】菊花性甘，味苦；入肺、肝经。

【适用疗效】清肝明目、降压通肠。

【用法用量】温热服用，每日1次。

【食用禁忌】大便腹泻者忌食。

【药粥解说】菊花有清凉镇静的功效。决明子有清肝火、祛风湿、益肾明目的功效。二味与糙米合熬为粥，能有明目增视之效。

气虚

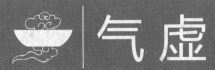

　　气是人体最基本的物质，由肾中的精气、脾胃吸收运化水谷之气和肺吸入的空气几部分结合而成。气虚包括元气、宗气、卫气的虚损，以及气的推动、温煦、防御、固摄和气化功能的减退，从而导致机体的某些功能活动低下或衰退，抗病能力下降等衰弱的现象。气虚多是由先天禀赋不足或后天失养，或劳伤过度而耗损，或久病不复，或肺脾肾等脏腑功能减退，气的生化不足等所致。气虚的病理反应可涉及全身各个方面，如气虚则卫外无力、肌表不固，而易汗出；气虚则四肢肌肉失养，周身倦怠乏力；气虚则清阳不升、清窍失养而精神委顿，头昏耳鸣；气虚则无力以率血行，则脉象虚弱无力或微细；气血则水液代谢失调，水液不化，甚则水邪泛滥而成水肿。其主要表现为疲乏无力、腰膝酸软、语声低懒微言、胸闷气短、精神不振、头晕目眩、失眠健忘、食欲缺乏等症。

保健食疗 提气养生粥

【秘方来源】民间方

【选取原料】黄芪、麦冬、红枣、枸杞子、燕麦片、胡萝卜、大米、鸡肉、鲜白果、花椰菜、盐各适量

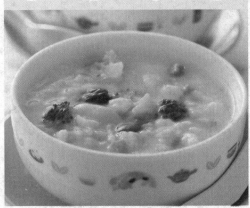

【制作方法】①黄芪、麦冬洗净，用纱布袋包起；红枣、枸杞子分别洗净备用；大米、燕麦片淘洗净。②鸡胸肉切小丁；花椰菜洗净后切小朵；胡萝卜切丁。③将药材包、红枣、大米、燕麦片和水1500毫升一起放入锅中，煮熟后挑出药材包，再加入胡萝卜丁、花椰菜、鲜白果、鸡丁、枸杞子，煮熟后加入盐调味。

【性味归经】黄芪性味甘、性微温；入脾、肺经。

【适用疗效】补益强身、增强体质。

【用法用量】温热服用，每日1次。

【食用禁忌】需温热食用。

【药粥解说】此粥能健脾和胃、生津止渴、健脾益气。

保健食疗 鹌鹑猪肉玉米粥

【秘方来源】经验方

【制作方法】①猪肉洗净，切片；大米、玉米淘净，泡好；鹌鹑洗净切块，用料酒、生抽腌制，入锅煲好。②锅中放大米、玉米，加适量清水，旺火烧沸，下入猪肉、姜丝，转中火熬煮至米粒软散。③下入鹌鹑，慢火将粥熬出香味，调入盐、鸡精调味，撒入葱花即可。

【选取原料】鹌鹑（人工养殖）、猪肉、玉米、大米、料酒、生抽、鸡精、姜丝、盐、葱花各适量

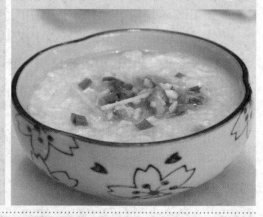

【性味归经】鹌鹑性甘、平、无毒；入大肠、心、肝、脾、肺、肾经。

【适用疗效】补中益气、养血安神。

【用法用量】温热服用，每日1次。

【药粥解说】鹌鹑有益中补气、强筋骨、耐寒暑、消结热、利水消肿的作用。猪肉具有补虚强身、滋阴润燥、丰肌泽肤的作用。此粥具有补中益气的功效。

保健食疗 鹌鹑花生三豆粥

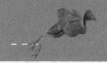

【秘方来源】民间方

【制作方法】①鹌鹑洗净，切块；其余原材料全部淘净，泡好。②油锅烧热，放入鹌鹑，烹入料酒翻炒，捞出；锅中注水，下入泡好的原材料，大火煮沸。③下入鹌鹑，转中火熬煮至粥成，食用时加糖调味即可。

【选取原料】鹌鹑（人工养殖）、花生仁、红豆、绿豆、赤小豆、麦仁、料酒、糖各适量

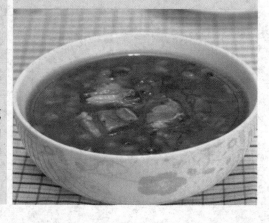

【性味归经】花生性平，味甘；入脾、肺经。

【适用疗效】滋养气血、益气健脾。

【用法用量】温热服用，每日1次。

【药粥解说】鹌鹑有益中补气、强筋骨、耐寒暑、消结热、利水消肿的作用。花生有健脾益胃、益气养血、润肺止咳的功效。此粥具有滋养气血、益气健脾的功效。

保健食疗 松子雪花粥

【秘方来源】民间方

【选取原料】松子50克●红枣、柏子仁各适量●鸡蛋1个●冰糖适量

【制作方法】①柏子仁用棉花袋包起，备用。②糯米洗净，和松子、红枣、柏子仁、1500毫升水一起放入锅中，熬煮成粥。③取出柏子仁后，加入冰糖拌匀，再将蛋白淋入，搅拌均匀即可。

【性味归经】柏子仁性平，味甘；入心、肾、大肠经。

【适用疗效】补元气、生津安神。

【用法用量】温热服用，每日1次。

【药粥解说】松子、柏子仁、红枣与糯米合煮为粥，长期食用，能补益元气。

保健食疗 人参粥

【秘方来源】《食鉴本草》

【选取原料】人参3克●粳米100克●冰糖适量

【制作方法】①人参切片。②与粳米一起加水煮粥。③粥将熟时调入冰糖。

【性味归经】人参味甘，微苦，性微湿；归脾、肺经。

【适用疗效】益脾肺，补元气。

【用法用量】每日早晚2次服用。

【食用禁忌】忌食萝卜。

【药粥解说】人参有"神草"之称。它不仅能大补元气，还能补脾益肺；粳米能健脾和胃；冰糖能补中益气，调味。三者合煮为粥，能生津止渴、安神定志，适用于气虚欲脱、面色苍白、气短汗出汗、多梦、心悸怔忡等症。

保健食疗 人参茯苓粥

【秘方来源】《圣济总录》

【选取原料】人参5克●白茯苓15克●生姜3克●粳米100克

【制作方法】①人参、生姜切成薄片，白茯苓捣碎，浸泡30分钟，煎取药汁，重复2次。②合并2次药汁，分早晚2次同粳米煮粥。

【性味归经】人参性温，味甘而微苦；归脾、肺经。

【适用疗效】健脾益胃、益气补虚。

【用法用量】每日早晚餐空腹温热服用。

【食用禁忌】急性病期间不宜服用。

【药粥解说】人参、茯苓、粳米、生姜合煮粥，对脾胃虚寒、泛吐清水、胃部隐隐冷痛有疗效。

保健食疗 银鱼粥

【秘方来源】《草本便方》

【选取原料】银鱼干10克●糯米50克●生姜、猪油、食盐各适量

【制作方法】①银鱼干、糯米、老生姜合煮成粥。②加入少量猪油、食盐。

【性味归经】银鱼味甘，性平；归脾，胃经。

【适用疗效】健脾补虚、益肺。

【用法用量】每日2次服用。

【食用禁忌】中满气滞或脾虚湿盛者不宜服用。

【药粥解说】银鱼干有益脾、肺的功效，是补益虚损的良药。糯米甘平而质柔黏，能养脾胃、润肺。将糯米与银鱼干合煮为粥，有补虚健脾、益气的功效。

保健食疗 黄芪粥

【秘方来源】《食医心鉴》

【选取原料】黄芪30克●粳米50克●陈皮末1克

【制作方法】①水煮黄芪，去渣取汁。②汁同粳米煮粥。③粥熟后加入陈皮末，稍沸即可。

【性味归经】黄芪性味甘，性微温；入脾、肺经。

【适用疗效】健脾益肾、补益元气。

【用法用量】每日早晚温热服用。

【食用禁忌】急性病期间不宜服用。

【药粥解说】黄芪有益气健脾的功效。黄芪与粳米同煮粥，可以作为慢性肝炎患者的辅助膳食。中老年人长期服用黄芪粥，能缓解水肿，还能强心、护肝、补肺、益肾。

保健食疗 栗子粥

【秘方来源】《本草纲目》

【选取原料】板栗10个●粳米或糯米60克

【制作方法】①栗子去外皮和内皮，风干，磨成粉。②粳米加水煮沸。③加入栗子粉，用文火煮成粥。

【性味归经】栗子味甘咸，性温；归脾、胃、肾经。

【适用疗效】益气补虚。

【用法用量】每日早晚适量服食，3～5天为1个疗程。

【食用禁忌】不宜多食。

【药粥解说】栗子有补肾强腰、益脾胃、止泻的功效。栗子与粳米合为粥，有健脾温肾、益气补虚、壮腰膝、抗衰老等功效。

保健食疗 浮小麦粥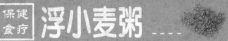

【秘方来源】《卫生宝鉴》

【选取原料】浮小麦50克●粳米100克

【制作方法】①粳米煮至半熟时将浮小麦粉用凉水调和拌入粳米汤内。②煮至成粥。

【性味归经】浮小麦性凉，味甘而咸；归心经。

【适用疗效】除热、敛汗、补气。

【用法用量】早晚餐服用。

【食用禁忌】胃酸过多者慎食。

【药粥解说】浮小麦粉有益气除热，止盗汗自汗等功效。浮小麦粉与补益脾肺、补中益气、健脾养胃的粳米合煮为粥，有益脾胃、止虚寒的功效，适合体虚自汗、盗汗、烦热者长期服用。

保健食疗 五味补虚正气粥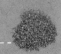

【秘方来源】民间方

【选取原料】黄芪、荞麦各30克●人参10克●五味子6克●大米90克●白糖适量

【制作方法】①黄芪、人参切片，与五味子、荞麦一同入砂锅煎沸。②煎出浓汁后将汁取出，再在药锅中加入冷水如上法再煎，并取汁。③将两次药汁合并后分成两份，早晚各1份，放入大米加水煮粥，粥成后调入白糖。

【性味归经】人参性平，味甘；入脾、肺、心经。

【适用疗效】补元气、固表止汗。

【用法用量】温热服用，每日1次。

【食用禁忌】荞麦不能与猪肝同食。

【药粥解说】此粥能大补元气、补虚。

血虚

血虚又称营血不足证或血液亏虚证，为体内血液不足、肢体脏腑百脉失去濡养而出现全身多种衰弱证候的总称。失血过多，新血不及生成补充；脾胃虚弱，饮食营养不足，化生血液的功能减弱或化源不足而致血液化生障碍；久病不愈，慢性消耗等因素，均可导致血虚。全身各脏腑、经络等组织器官都依赖于血的濡养，因此人血虚时就会出现面色不华、头目眩晕、心悸怔忡、神疲乏力、形体瘦怯、手足麻木、两目干涩、视物昏花等症。气血的生成一方面是靠营养物质的摄入，另一方面是靠脾胃的运化功能，如果脾虚，就不能化生气血，这是导致血虚的重要原因，所以健脾有利于血虚的改善。中医学认为，"脾为后天之本，气血生化之源"。用现代医学语言解释为："脾"具有对饮食中营养物质进行消化吸收的功能，而营养物质能为机体血液的生成提供必需的物质基础。因此，脾虚在血虚证的发生中占有相当重要的地位。

保健食疗 红米粥

【秘方来源】民间方

【选取原料】红豆80克●红枣10枚●红米、盐、味精、花椒粒、姜末各适量

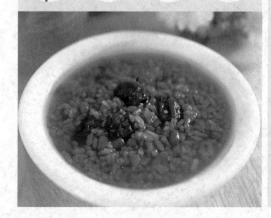

【制作方法】①红米、红豆、红枣洗净，用清水泡软。②红米、红豆入锅中，加适量清水煮粥。③红枣去核，待粥沸时加入，用小火再煮半小时后调入盐、花椒粒、味精、姜末，稍煮即可。

【性味归经】红豆性平味甘；入心、小肠经。

【适用疗效】补血益血。

【用法用量】每日温热服用2次。

【食用禁忌】尿多之人忌食。

【药粥解说】红豆有利小便、止吐的功效；红米有补血、预防贫血、预防结肠癌的功效；红枣有补虚益气、养血安神、健脾和胃的功效。几味合熬成粥，长期食用，能强身健体，抗老防衰。

保健食疗 双莲粥

【秘方来源】民间方

【制作方法】①红米洗净，糯米洗净后泡水2小时以上，莲子冲水洗净，莲藕洗净后去皮、切片。②锅中放入红米、糯米、莲藕及适量水，用大火煮至米软。③放入莲子煮半小时，调入红糖即可。

【选取原料】莲子20克●糯米100克●红米50克●莲藕50克●红糖适量

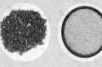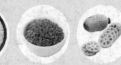

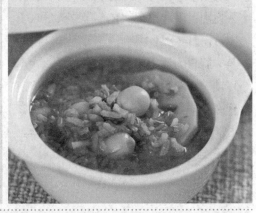

【性味归经】红米味甘，性温；归肝、脾、大肠经。

【适用疗效】健脾胃、补血益肝。

【用法用量】温热服用，每日1次。

【食用禁忌】不宜空腹服用。

【药粥解说】莲子有防癌抗癌、降血压、强心安神、滋养补虚、止遗涩精、补脾止泻、益肾、养心的功效。红米有活血化瘀、健脾消食的功效。糯米营养丰富，是温补强壮的食品，有补中益气、健脾养胃的功效。

保健食疗 红枣乌鸡腿粥

【秘方来源】经验方

【制作方法】①乌骨鸡腿洗净，剁成块，再下入油锅中炒至熟后，盛出；红枣洗净，去核；大米淘净，泡好。②砂锅中加入适量清水，放入大米，大火煮沸，放入红枣，转中火熬煮。③下入乌骨鸡腿，待粥熬出香味且粥浓稠时，加盐、胡椒粉调味，撒入葱花即可。

【选取原料】乌骨鸡腿150克●红枣、大米、盐、胡椒粉、葱花各适量

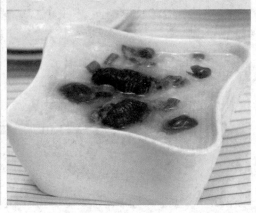

【性味归经】红枣性味甘温；入脾、胃经。

【适用疗效】补血养血、固精益肾。

【用法用量】每日晚餐服用。

【食用禁忌】不宜久食。

【药粥解说】乌鸡含有较高滋补价值的黑色素，有滋阴、补血、添精的功效。长期食用，可以养血补血、固精益肾。

保健食疗 三豆山药粥

【秘方来源】经验方

【选取原料】大米100克●山药30克●黄豆、红芸豆、豌豆各适量●白糖10克

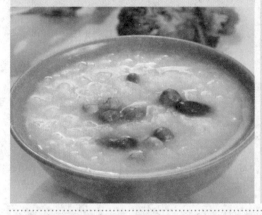

【制作方法】①大米泡发洗净；山药去皮洗净，切块；黄豆、红芸豆、豌豆洗净。②锅内注水，放入大米，用大火煮至米粒绽开，放入黄豆、红芸豆、豌豆同煮。③改用小火煮至粥成、闻见香味时，放入白糖调味即成。

【性味归经】山药性味甘平，归脾、肺、肾经。

【适用疗效】补益脾胃。

【用法用量】温热服用，每日1次。

【食用禁忌】温热服用。

【药粥解说】黄豆宽中、下气、利大肠、消水肿毒，具有补脾益气、消热解毒的功效，是食疗佳品。山药、黄豆、红芸豆、大米合熬成粥，具有补益脾胃、养血补血的功效。

保健食疗 草鱼猪肝干贝粥

【秘方来源】经验方

【选取原料】白粥、鲜草鱼肉、猪肝、水发干贝、盐、高汤、枸杞子、葱花各适量

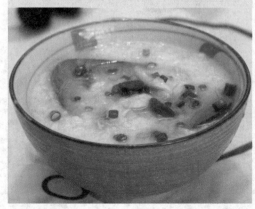

【制作方法】①草鱼肉洗净后切块；猪肝洗净后切片；干贝用温水泡发后撕成细丝。②油锅烧热，倒入猪肝炒至变色后盛出。③锅置火上，注入高汤，放入鱼肉煮熟后倒入猪肝、枸杞子、干贝、白粥略煮，加盐调味，撒入葱花便可。

【性味归经】猪肝性温，味甘苦；归肝经。

【适用疗效】养血明目、滋阴补肝。

【用法用量】每日晚餐服用。

【食用禁忌】胆固醇高者不宜食用。

【药粥解说】猪肝鲜嫩可口，同时也是最理想的补血佳品之一。干贝有滋阴补肾的功效。草鱼能温中补虚，其与大米合熬为粥，不仅美味可口，还能养血明目。

保健食疗 鱼胶糯米粥

【秘方来源】《三因极一病症方论》

【选取原料】鱼胶30克●糯米50克●油、盐、味精各少许

【制作方法】①鱼胶烤酥，研为细末。②糯米炒熟，研为粉末。③鱼胶末、糯米末放入开水锅内，搅成糊状，调入油、盐、味精即可。

【性味归经】鱼胶性平，味甘；入肾经。

【适用疗效】补中益气、养血。

【用法用量】每日服用3次。

【食用禁忌】痰多胸闷、食欲缺乏者忌食。

【药粥解说】糯米能补中益气、健脾止泻；鱼胶能补肾益精、滋养筋骨。两者合熬为粥，不仅可以补脾，还能补肾、益精血。

保健食疗 桂圆肉粥

【秘方来源】《慈山参人》

【选取原料】桂圆肉、粳米各100克

【制作方法】桂圆肉、大枣、大米加适量的清水煮粥。

【性味归经】龙眼肉性平，味甘；归心、脾经。

【适用疗效】养心安神、健脾补血。

【用法用量】每日早晚温热服用。

【食用禁忌】湿滞停饮者忌食。

【药粥解说】桂圆肉的营养价值极高，是养心益智、健脾补血的良药，适用于由心血不足所致的心悸、失眠、健忘等症，且其对中老年人有保护血管的功效，能防止血管硬化。桂圆肉与大枣、粳米同食，能安神定惊，减轻小儿夜啼症。

保健食疗 韭菜西葫芦粥

【秘方来源】民间方

【选取原料】韭菜、大米各100克●西葫芦150克●生姜、盐、味精适量

【制作方法】①韭菜洗净，切成小段；西葫芦洗净，切成小块；生姜洗净后切丝；大米淘洗干净，备用。②锅内加适量水，放入大米煮粥，八成熟时，放入西葫芦、韭菜、生姜。③煮至粥熟，调入盐、味精即可。

【性味归经】韭菜性甘，味辛；入肝、肾经。

【适用疗效】健脾补血。

【用法用量】温热服用，每日1次。

【食用禁忌】隔夜的熟韭菜不能食用。

【药粥解说】韭菜有温肾助阳、益脾健胃、行气理血的功效。

保健食疗 黑豆糯米粥

【秘方来源】《粥谱》

【选取原料】黑豆100克●红枣30克●糯米150克●红糖少许

【制作方法】①黑豆、糯米浸泡，入开水煮10分钟。②红枣去核，加入粥中煮至米烂豆熟。③调入适量红糖。

【性味归经】黑豆性平，味甘；入脾、胃经。

【适用疗效】祛风解毒、补血益血。

【用法用量】温热服用。

【食用禁忌】肾功能不全者不宜久服。

【药粥解说】黑豆能调中下气、滋阴补肾、活血美肤，经常食用能防治肾虚体弱、腰痛膝软、防老衰老、美容养颜、增强精力。糯米能暖脾胃、补中益气。红枣能安神。

保健食疗 党参小米粥

【秘方来源】民间方
【选取原料】党参25克●升麻5克●小米100克
【制作方法】①煎党参、升麻去渣取汁。②汁同小米煮粥。
【性味归经】党参性平，味甘；归肺、脾经。
【适用疗效】补血养血。
【用法用量】温热服用，每日2次。
【药粥解说】党参有益气生津、养血的功效，能治疗由中气不足而致的体虚倦怠、气血两伤的气短口渴、气血双亏的面色萎黄等症。小米有防止反胃、滋阴养血的功效。

保健食疗 海米菠菜粥

【秘方来源】民间方
【选取原料】大米100克●菠菜、小海米各20克●盐适量
【制作方法】①大米洗净，海米泡水，菠菜洗净氽烫后切段。②锅内加适量水煮沸，放入大米、海米一起熬煮成粥。③粥熟后再放菠菜，调入盐即可。
【性味归经】菠菜性凉，味甘辛；入肠、胃经。
【适用疗效】润肠通便、养血益肝。
【用法用量】温热服用，每日1次。
【食用禁忌】过敏性皮炎者忌食。
【药粥解说】虾营养丰富，含蛋白质、钾、碘、镁、磷等矿物质及维生素等成分。菠菜有通肠导便、防治痔疮、增强抵抗力的功效。

保健食疗 鱼干花芋粥

【秘方来源】民间方
【选取原料】熟鱼干50克●芋头、大米各100克●花生油、盐、葱、蒜、姜末、味精、料酒、胡椒粉、麻油各适量
【制作方法】①锅置火上，下花生油烧至八成热，倒入芋头炸成金黄色，捞起待用。②锅中投入蒜头、姜末、葱煸炒后，放入大米、清水，烧沸后加入熟鱼干煮10分钟，再加入芋头、盐、味精、料酒、胡椒粉，稍煮，淋入麻油即可。
【性味归经】芋头性平，味甘；入脾、肺、肾经。
【适用疗效】养血益肝。
【用法用量】温热服用，每日1次。
【药粥解说】此粥有养血益肝的功效。

保健食疗 百合粥

【秘方来源】民间方
【选取原料】百合30克●糯米50克●冰糖适量
【制作方法】①百合剥皮后去须、切碎。②与糯米同煮粥。③米烂汤稠时调入冰糖即可。
【性味归经】百合性平，味甘；归心、肺经。
【适用疗效】润肺止咳、补血养血。
【用法用量】温热服用，20天为1个疗程。
【食用禁忌】脾胃虚寒所致的脘腹冷痛，泄泻及风寒外感咳嗽忌食。
【药粥解说】百合能滋阴清热、养血补血、养心安神、润肺止咳。糯米有补虚、补血、健脾胃的作用。其合熬为粥，能补血养血、润肺止咳。

保健食疗 仙人粥

【秘方来源】《遵生八笺》

【选取原料】制何首乌50克●粳米100克●大枣5枚●红糖适量

【制作方法】①制何首乌煎取浓汁，去渣。②药汁同粳米、大枣一同煮粥。③粥将熟时调入红糖。

【性味归经】何首乌性微温，味苦、涩；归肝、肾经。

【适用疗效】补血养肝、固精益肾。

【用法用量】每日1～2次。

【食用禁忌】大便溏者忌食，忌吃葱、蒜，忌用铁锅。

【药粥解说】何首乌能预防老年人心血管疾病，强化神经、降脂、提高机体耐寒力，其配以大枣，能有补肝益脾、固精益肾、补血乌发等功效。

保健食疗 兔肝粥

【秘方来源】《普济方》

【选取原料】大米150克●兔肝2只●盐适量

【制作方法】①大米与兔肝一起放入沸水锅中煮。②再沸时改用小火熬成粥。③食用时放入盐。

【性味归经】兔肝性寒，味甘、苦、咸；归肝经。

【适用疗效】养血，滋阴补肝。

【用法用量】每日晚餐服用。

【食用禁忌】脾胃虚寒、便溏腹胀者要慎食。

【药粥解说】兔肝有养血明目、滋阴补肝的功效，可治疗由肝阴不足引起的眩晕、两目昏花、眼睛疼痛等症，可作为夜盲症、维生素A缺乏者的食疗品。

保健食疗 羊肝粥

【秘方来源】《本草纲目》

【选取原料】羊肝50克●白米100克

【制作方法】①羊肝切碎。②大米煮粥。③粥将熟时放入羊肝，煮熟调匀。

【性味归经】羊肝性凉，味甘、苦；入肝经。

【适用疗效】养血明目。

【用法用量】每日早晚空腹温热服用。

【食用禁忌】肝火旺、目赤火眼者忌食。

【药粥解说】羊肝含有蛋白质、磷、铁、维生素A等营养成分，有补肝、益血、明目的功效，可治疗肝虚所致目暗昏花、雀目以及血虚萎黄、虚劳羸瘦等症。羊肝与大米合熬的粥能补血明目。

保健食疗 乳粥

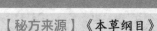

【秘方来源】《本草纲目》

【选取原料】牛奶100毫升●粳米50克●酥油、白糖适量

【制作方法】①粳米煮粥。②牛奶另熬，煮沸后兑入粥中，放入酥油及白糖。

【性味归经】牛奶性平、味甘；归肺、胃经。

【适用疗效】补血、健脾胃。

【用法用量】每日早餐服用。

【食用禁忌】不宜与酸味食物同食。

【药粥解说】牛奶含有丰富的蛋白质、脂肪、糖类及矿物质钙、磷、铁、镁、钾和维生素等，其与大米煮粥，不仅有健脾养胃的功效，还有养血补血、增强补益的功效。

气血双虚

　　气血两虚一般出现在贫血、白细胞减少症、血小板减少症、大出血后、妇女月经过多者等。其既有气虚之象，又有血虚之症的证候。气血失和或气血虚衰以致气血相互为用的功能减退，对经脉、筋肉、皮肤的濡养作用减弱，从而产生肢体筋肉等运动失常或感觉异常的病理状态。气血的生成，一方面是靠营养物质的摄入，另一方面是靠脾胃的运化功能，如果脾虚，则不能化成气血，这是导致气血两虚的重要原因。它的临床表现有肢体麻木，运动不便，肌肤干燥、瘙痒、欠温，甚则肌肤甲错等症。既有短气乏力、不耐疲劳、倦怠之气虚证，又有头晕心悸、面色苍白、失眠健忘等血虚的表现。主要临床表现为面色淡白或萎黄，头晕目眩，少气懒言，神疲乏力，或有自汗，心悸，舌质淡嫩，脉细弱。

 红枣当归乌鸡粥

【秘方来源】经验方

【选取原料】大米、乌鸡肉、当归、青菜、红枣、料酒、生抽、盐各适量

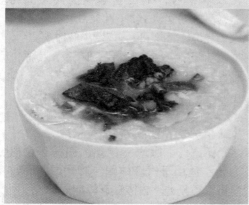

【制作方法】①大米淘净；乌鸡肉洗净，剁成块，加入料酒、生抽、盐腌渍片刻；青菜洗净切碎；当归、红枣洗净。②锅中加适量清水，下入大米大火煮沸，下入乌鸡肉、当归、红枣，转中火熬煮至将成。③再下入青菜熬煮成粥，下入盐调味即可。

【性味归经】红枣性温，味甘；入脾、胃经。

【适用疗效】养血安神，补中益气。

【用法用量】温热服用，每日1次。

【食用禁忌】患有严重皮肤疾病者不宜食用。

【药粥解说】当归有补血活血、润燥滑肠的功效。乌鸡有滋阴、补肾、养血的作用。此粥有养血安神的功效。

参枣粥

【秘方来源】《醒园录》
【选取原料】党参15克●糯米100克、大枣10枚●白糖适量
【制作方法】①党参煎煮去渣取汁。②糯米、大枣煮至将熟，加入药汁煮熟。③调入白糖。
【性味归经】党参性平，味甘；入脾、肺经。
【适用疗效】补中益气、养血安神。
【用法用量】早晚空腹温热服用。
【食用禁忌】脾胃湿困者忌食。
【药粥解说】党参有补中益气、养血生津的功效；大枣有养血安神、缓和药性的功效；糯米有补脾益气的功效；白糖有润肺生津、补益中气的功效。此粥能有补脾益气、养血安神的功效。

脊肉粥

【秘方来源】《养生食鉴》
【选取原料】猪脊肉、粳米各100克●香油、盐、胡椒粉、川椒粉各少许
【制作方法】①猪脊肉切成小块，放锅内用香油炒一下。②锅中加水与粳米煮粥。③粥将熟时加入盐、胡椒粉、川椒粉，稍煮即可。
【性味归经】猪脊肉性平，味甘；入脾、胃、肾经。
【适用疗效】补气血、补中益气。
【用法用量】随意服用。
【食用禁忌】感冒风邪不尽者忌食。
【药粥解说】四味合煮粥，适用于体质虚弱、消瘦及营养不良者。

海参粥

【秘方来源】《老老恒言》
【选取原料】海参、粳米适量即可
【制作方法】①海参切片煮烂。②海参片与米煮成稀粥。
【性味归经】海参性温，味咸；入肾经。
【适用疗效】补血养颜、补肾益精。
【用法用量】每日早晨空腹食用。
【食用禁忌】阴虚有内热者慎食。
【药粥解说】海参是海产八珍之一，是仅亚于人参的海产珍品，其有滋阴补血、健阳、润燥、调经、养胎等功效，可用来治疗肾阳不足、精血亏损、体质虚弱、性功能减退引起的遗精、腰膝腿软、尿频等症及劳累过度、精血暗耗、容貌憔悴、面色不华或面色暗淡等症。

黑米党参粥

【秘方来源】民间方
【选取原料】党参15克●白茯苓15克●生姜5克●黑米100克●冰糖适量
【制作方法】①党参、生姜、茯苓切片后洗净；黑米洗净；冰糖研碎。②用料同放入锅内，加适量水锅置武火上烧沸，再改用文火熬2小时即成。③锅置武火上烧沸，再改用文火熬2小时即成。
【性味归经】党参性平，味甘；入脾、肺经。
【适用疗效】补中益气、健脾养胃。
【用法用量】温热服用，每日1次。
【食用禁忌】湿热、胃热者忌食。
【药粥解说】黑米、党参、白茯苓合熬为粥，适用于气虚体弱、脾胃虚弱而致全身倦怠无力、食欲缺乏等症。

阴虚

　　阴虚，同阳虚相对，是指体内津液精血等阴液亏少，滋润、濡养等作用减退所表现的虚热证候。属虚证、热证的性质。其临床表现为五心灼热，形体消瘦，口燥咽干，小便短黄，大便干结，舌红少津少苔，脉细数等症。阴虚多由热病之后，或杂病日久，伤耗阴液，或因五志过极、房事不节、过服补阳之品等，使阴液暗耗而成。阴液亏少，阳热之气相对偏旺而生内热，表现为一派虚热、干燥不润、虚火躁扰不宁的证候。

　　阴虚的人应该多吃一些滋补肾阴的食物，滋阴潜阳为法，平常应吃些糯米、绿豆、藕、马兰头、大白菜、黑木耳、银耳、豆腐、甘蔗、梨、西瓜、黄瓜、百合、山药、乌贼等这些性味多甘寒偏凉的食物，有滋补机体阴气的功效，也可适当地配一些补阴的药膳进行调养。

保健食疗 地黄粥

【秘方来源】《食医心鉴》

【选取原料】生地黄10克●粳米50克●红糖适量

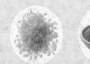

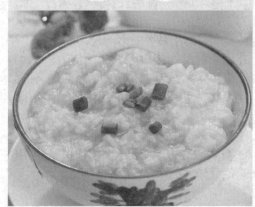

【制作方法】①生地黄加水煎煮，去渣取汁。②粳米与水熬煮粥。③粥将熟时加入地黄汁。④食用时调入红糖即可。

【性味归经】生地黄性寒，味甘、苦；归心、肝、肺经。

【适用疗效】润肺、滋阴养血。

【用法用量】空腹食用。

【食用禁忌】食少痰多、脾虚泄泻者慎食。

【药粥解说】生地黄有清热凉血、养阴生津、通血脉、益气等功效，可用来治疗由肾阴不足引起的心悸不安、魂魄不定及阴虚内热等症。常食地黄粥，能乌须黑发，增强体质。

保健食疗 猪肾粥

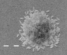

【秘方来源】《本草纲目》

【选取原料】猪肾1对●粳米100克●葱白5克●生姜、盐各适量

【制作方法】①猪肾去膜及腰筋，洗净切碎。②与粳米合煮为粥。③粥熟时放入葱白、生姜和盐。

【性味归经】猪肾性平，味咸；入肝、肾经。

【适用疗效】益气和中。

【用法用量】早餐空腹食用。

【食用禁忌】性功能亢进者慎食。

【药粥解说】猪肾有温肾益气、行气利水的功效。其与粳米煮粥服食，能健脾温肾、脾肾双补，对于老年体弱、肾气虚衰者，颇有补益的功效。常服此粥，能保健延寿。

保健食疗 桑葚粥

【秘方来源】《粥谱》

【选取原料】桑葚20克●粳米100克●冰糖少许

【制作方法】①桑葚浸泡后洗净与粳米同煮粥。②粥熟后加入冰糖稍煮。

【性味归经】桑葚性凉，味甘；入肝、肾经。

【适用疗效】滋阴益血、益气和中。

【用法用量】每日1～2次。

【食用禁忌】肾阳虚者及脾虚便溏者不宜服用。

【药粥解说】桑葚含有多种活性成分，有生津止渴、滋阴补血、补肝益肾、固精安胎、乌须黑发、聪耳明目、调整机体免疫的功效。桑葚与糯米煮粥，有补益肝肾、养血明目，是补益的药粥。

保健食疗 猪骨头粥

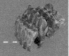

【秘方来源】经验方

【选取原料】猪骨头100克●粳米100克●盐、味精各少许

【制作方法】①猪骨头斩成小块，腿胫需砸破，放入水中煮烂，熬出骨汁。②骨汁与粳米同煮。③米熟后调味即可。

【性味归经】猪骨性寒，味甘；归脾、肾经。

【适用疗效】补阴益髓。

【用法用量】每日早晚温热服用。

【食用禁忌】煮猪骨时不能加凉水和过早放盐。

【药粥解说】猪骨与骨髓一起熬的汤，不仅味道鲜美，而且营养价值高，其营养也容易被人体消化吸收。此粥能补阴益髓，增血液，清热。

保健食疗 石斛粥

【秘方来源】《食疗百味》

【选取原料】鲜石斛30克●粳米50克●冰糖适量

【制作方法】①煎煮石斛，去渣取汁。②汁同粳米、冰糖、水共煮。③粥稠即可。

【性味归经】石斛性微寒，味甘；归胃、肾经。

【适用疗效】益胃生津、滋阴清热。

【用法用量】温热服用。

【食用禁忌】感冒或热病感染时不宜用，体内有湿浊内阻而见腹胀、舌苔厚腻者忌食。

【药粥解说】石斛有养胃阴、生津液、滋肾阴的功效，其与粳米煮为粥，可用来治疗热病伤津、虚热不退等症。

阳虚

阳虚是指阳气虚衰的病理现象，通常多指气虚或命门火衰，因气与命门均属阳，故名。阳气有温暖肢体、脏腑的作用，如果阳虚则机体功能减退，容易出现虚寒的征象。常见的有胃阳虚、脾阳虚、肾阳虚几类。阳虚的临床表现为经常畏冷，四肢不温，口淡不渴，或渴喜热饮，可有自汗，小便清长或尿少水肿，大便溏薄，面色白，舌淡胖，苔白滑，脉沉迟无力并可兼有神疲、乏力、气短等气虚症候。阳虚多由病程日久，或久居寒凉之处，阳热之气逐渐耗伤，或因气虚而进一步发展，或因年高而命门之火不足，或因过服苦寒清凉之品，以致脏腑机能减退，机体失却阳气的温煦，不能抵御阴寒之气，而寒从内生，于是形成畏冷肢凉等症。

阳虚体质宜吃温肾壮阳的食物，如羊肉、猪肚、鸡肉、带鱼、黄鳝、虾等，还可选用适合自己的药膳来调养。

保健食疗 羊肉鹌蛋粥

【秘方来源】经验方

【选取原料】鹌鹑蛋、大米、羊肉、葱白、姜末、盐、味精、葱花、麻油各适量

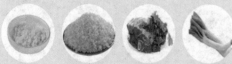

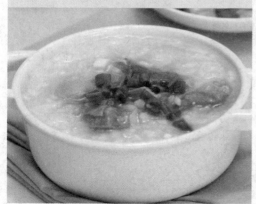

【制作方法】①鹌鹑蛋煮熟，去壳切碎；羊肉洗净切片，入开水汆烫，捞出；大米淘净。②锅中注水，下入大米烧开后下入羊肉、姜末，转中火熬煮至米粒开花。③下入葱白和鹌鹑蛋，转小火，熬煮成粥，加盐、味精调味，淋入麻油，撒入葱花即可。

【性味归经】羊肉性热，味甘；归脾、胃、肾经。

【适用疗效】健脾温肾。

【用法用量】温热服用，每日1次。

【食用禁忌】热证者忌食用。

【药粥解说】羊肉有补肾填髓、益阴壮阳的功效；鹌鹑蛋有补益气血、强身健脑、丰肌泽肤等功效。此粥对脾肾阳虚极有补益。

保健食疗 **狗肉枸杞粥** -----

【秘方来源】经验方

【制作方法】①狗肉洗净切块，用料酒、生抽腌渍，入锅炒至干身；大米淘净；枸杞子洗净。②大米入锅，加适量清水，旺火煮沸，下入姜末、枸杞子，转中火熬煮。③下入狗肉，转小火熬煮粥浓稠，调入盐、味精调味，淋入香油，撒入葱花即可。

【选取原料】狗肉、枸杞子、大米、盐、料酒、味精、姜末、葱花、香油各适量

【性味归经】枸杞子性平，味甘；归肝、肾、肺经。

【适用疗效】健脾温肾。

【用法用量】温热服用，每日1次。

【食用禁忌】早晚温热服食。

【药粥解说】枸杞子有滋肾润肺、补肝明目的作用；狗肉因营养丰富、滋补力强，所以有填精益髓的功效。狗肉、枸杞子、大米合熬为粥，有温肾助阳的功效。

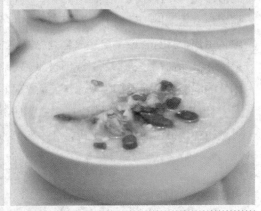

保健食疗 **狗肉花生粥** -----

【秘方来源】经验方

【制作方法】①大米淘净；花生仁洗净；胡萝卜洗净后切丁；狗肉洗净，切块。②锅烧热，放入狗肉，入料酒翻炒，加入高汤，下入大米以旺火煮沸，下入花生仁、姜末转中火熬煮。③下入胡萝卜，以慢火熬煮粥香，入盐，撒入葱花即可。

【选取原料】狗肉、大米、花生仁、胡萝卜、料酒、姜末、盐、葱花各适量

  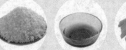

【性味归经】狗肉性味咸、温；入脾、胃、肾经。

【适用疗效】温肾助阳、补中益气。

【用法用量】早晚温热服用。

【食用禁忌】外感发热者忌食。

【药粥解说】狗肉是温补脾肾、去寒助阳的滋补佳品。狗肉、大米、花生合煮的粥，能减其燥热之性。此粥可用于治疗脾肾阳虚、胸腹胀满等症。

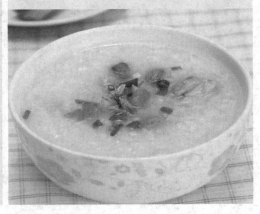

保健食疗 鹿角粥

【秘方来源】《瘤仙活人方》

【选取原料】鹿角粉10克●粳米50克

【制作方法】①米加水煮粥。②粥熟后调入鹿角粉、食盐，稍煮即可。

【性味归经】鹿角粉性温味咸；归脾、肾经。

【疗　　效】益气力、补肾阳。

【用法用量】每日2次食用，10天为1个疗程。

【食用禁忌】夏季不宜选用。

【药粥解说】鹿角粉有温肾助阳、补益精血的功效，其药性缓和，是慢性虚损者长期服用的佳品。其与粳米煮粥服食，可用来治疗阳虚精亏、腰膝酸痛、精神疲乏、骨软行迟、妇女崩漏等症。

保健食疗 羊脊骨粥

【秘方来源】《太平圣惠方》

【选取原料】羊连尾脊骨1条●菟丝子3克●肉苁蓉30克●粳米100克●葱、姜、盐、料酒适量

【制作方法】①肉苁蓉刮去粗皮，菟丝子捣成碎末。②羊脊骨砸碎煎取药汁1升，加粳米、肉苁蓉煮粥。③粥将熟时，加入葱末等调料，粥熟后，加入菟丝子末搅匀。

【性味归经】菟丝子味辛甘、性平；归肝、肾、脾经。

【适用疗效】益阴补髓、补肾阳。

【用法用量】需空腹食用。

【食用禁忌】大便燥结者宜去菟丝子。

【药粥解说】几味入米为粥，其甘美养胃，能温阳益精。

保健食疗 胡桃粥

【秘方来源】《海上方》

【选取原料】胡桃肉30克●粳米100克

【制作方法】①胡桃肉研膏滤汁。②锅中加适量清水，放入粳米，大火煮开后，改为文火熬煮。③粥将熟加入胡桃汁，稍煮即可。

【性味归经】胡桃性温，味甘；归肾、肺、大肠经。

【适用疗效】补脾益肾。

【用法用量】每日1~2次。

【食用禁忌】需空腹食用。

【药粥解说】胡桃肉营养丰富，有强身补脑、益肾、驻颜益容，延年益寿的功效，其与健脾开胃的粳米煮粥，常服用能补脾益肾。

保健食疗 山药羊肉粥

【秘方来源】《饮膳正要》

【选取原料】山药、粳米各100克●羊肉25克

【制作方法】①羊肉、山药切块，用文火煮烂。②加粳米熬煮成粥即可。

【性味归经】山药性平，味甘；归脾、肺、肾经。

【适用疗效】健脾温肾。

【用法用量】早晚温热服用。

【食用禁忌】实证、热证泄泻者忌食。

【药粥解说】羊肉有补肾填髓、益阴壮阳的功效；山药有健脾、补肺、固肾的功效；糯米有补中益气的功效。山药与羊肉合煮为粥，能健脾温肾、培本固元，是理想的滋补佳肴，对由脾肾阳虚所致的泄泻有良好的疗效。